科学出版社“十四五”普通高等教育本科规划教材

儿科学 TBL

主　编　万朝敏　母得志　高晓琳

副主编　乔莉娜　王一斌　孙小妹

编　者　（按姓氏笔画排序）

万朝敏　王　川　王　涛　王一斌　王丽媛　邓建军

甘　靖　卢　游　卢国艳　母得志　朱　渝　乔莉娜

刘　颖　孙小妹　李晋蓉　杨　雪　杨晓燕　张　莉

林　超　罗双红　罗黎力　周开宇　钟　琳　袁传杰

高　珊　高晓琳　郭　琴　郭　慧　温　杨　蔡浅云

廖　琼

秘　书　李秋菊

科学出版社

北　京

内 容 简 介

本教材紧密围绕医学人才培养目标，结合儿科学 TBL 教学的实际情况和经验，由华西第二医院儿科从事多年儿科学高等医学教学工作的教师精心编写而成，凝聚了一线儿科学教师的辛勤劳动。本教材分为 3 篇，共 26 章。第一篇介绍了 TBL 教学法；第二篇为儿科学 TBL 案例及思考题，以儿童保健、儿科常见病和多发病为案例，并围绕病历资料给出思考题；第三篇为儿科常用基本药物及其注意事项。文末给出了第二篇中思考题的参考答案及详解。教材着重培养医学生自主学习、团队协作、语言表达和查阅文献等多方面的能力，在获取知识技能、提升临床思维能力的同时，以期提高学生的医学综合素质。

本书供临床、法医、基础、预防、医学技术、口腔医学等专业学生使用，并可作为规培生和临床儿科医生的参考书。

图书在版编目（CIP）数据

儿科学 TBL / 万朝敏，母得志，高晓琳主编．—北京：科学出版社，2022.8

科学出版社“十四五”普通高等教育本科规划教材

ISBN 978-7-03-072689-6

Ⅰ．①儿…　Ⅱ．①万…　②母…　③高…　Ⅲ．①儿科学－高等学校－教材　Ⅳ．① R272

中国版本图书馆 CIP 数据核字（2022）第 114035 号

责任编辑：周　园 / 责任校对：宁辉彩

责任印制：张　伟 / 封面设计：陈　敬

科学出版社 出版

北京东黄城根北街 16 号

邮政编码：100717

http://www.sciencep.com

固安县铭成印刷有限公司 印刷

科学出版社发行　各地新华书店经销

*

2022 年 8 月第　一　版　开本：787×1092　1/16

2023 年11月第二次印刷　印张：13

字数：394 000

定价：65.00 元

前　言

四川大学华西第二医院具有百年的悠久历史，源于1896年成立的仁济女医院，依托百年华西医学的沉淀和浓厚的华西文化，经过杜顺德、张君儒、唐泽媛、廖清奎、刘正乐、钱幼琼、姚裕家等几代儿科前辈的共同努力，在医疗、教学、科研和人才培养等方面取得了显著成绩。目前，华西第二医院儿科学是国家重点学科、国家级精品资源共享课和国家杰出青年科学基金获得单位，是国家住院医师规范化培训重点专业基地；拥有创新团队和教育部重点实验室；多次荣获国家级、省部级教学成果奖。华西第二医院儿科学师资力量雄厚，是我国儿科高级人才培养的摇篮之一，承担临床医学（五年制、七年制、八年制）、医学技术、医学检验、康复、法医、基础医学、预防医学、临床药学等多个专业的理论及实践教学任务，同时还承担培养儿科学硕士、博士及博士后等高级人才的任务，对我国儿科学医学教育的发展做出了重要贡献。

《儿科学TBL》是根据儿科学本科TBL教学的实际情况，由华西第二医院儿科从事多年儿科学高等医学教学工作的教师精心编写而成，凝聚了一线儿科学教师的心血，是他们辛勤劳动的结晶。本教材着重培养医学生在获取知识技能、提升临床思维能力的同时，提高团队合作精神、沟通技巧和解决问题的综合素质。期望通过本教材的出版，促进儿科学TBL教学成果的交流与推广，进一步提升教师教学水平与能力，推动儿科学精品资源共享课的教学发展。

感谢对本教材付出辛苦劳动的各位编者。感谢关心支持和帮助本教材的各位领导和老师。感谢国家级精品资源共享课项目、金康安医药基金等项目的支持。

万朝敏

2021年12月于成都

目　录

第 1 篇　关于 TBL

第 2 篇　儿科学 TBL 案例及思考题

第3篇　儿科常用基本药物及其注意事项

第 1 篇　关于 TBL

第 1 章　TBL 的起源与现状

第 1 节　TBL 的起源

教育工作者很早就认识到在医学教学过程中的严峻的现实，即能够牢记各个专业知识点及其相互之间的所有细微差别，与快速应用之间的差距。例如，在传统医学教育中，学生在不同的时间和环境中接触到这两种不同的知识。通常，在医学教育初期以讲座、课堂讲授为基础的课程中讲述疾病各自的特点与疾病之间的差别，在医学教育的后期，即临床实习轮转中，床旁讲授如何快速诊断及鉴别诊断。因此，教育工作者尝试了多种方法，使学生能够更紧密地将内容和概念获取与其应用联系起来，如基于问题的学习（problem-based learning，PBL）、案例演示。

20 世纪 70 年代末，俄克拉荷马大学的 Larry Michaelsen 教授负责该校商业管理的课程，最大化地应用课堂时间深入地和学生们进行案例讨论。然而在课程调整之后，Larry Michaelsen 的课程注册人数从 40 人上升到 120 人。在这样的大课堂中，要完成像以前一样的讨论几乎是不可能的，大部分教师更倾向于选择讲授。学生们在课堂上感到无助和焦虑，过分依赖于优等生的帮助，甚至可以在没有充分课前准备的情况下来上课。通过不断改进和调整以及在其他同事的帮助下，Larry Michaelsen 研发了一种新的教学方法，就是我们目前所知道的以团队为基础的学习法（team-based learning，TBL）。

TBL 是一种积极的学习方法，旨在帮助学生学习在团队中发挥作用的同时实现课程目标。像 PBL 一样，可让学生立即深入地了解他们在实践中会遇到的各种问题。这种方法中，一些课堂时间用于确保学生掌握课程内容，但学习的重点是概念应用，学生学习内容和应用程序的过程是专门设计的，以便学生小组发展成为自我管理的学习团队。

随着时间的推移和广泛的实践，包括预习评估、固定团队、同行评价以及任务应用在内的四大要素已经发展成为一个协同系统。而这每个要素的出现都来源于实践。

首先，Larry Michaelsen 尝试着通过要求学生课前阅读一些指定材料来激发他们的积极性。同时，因为他的专业强调团队沟通技巧的重要性，所以他选择让学生先单独考试，再对小组进行同样的测试。这样的做法或许可以让学生深刻认识到个体经验与群体经验之间的差异。学生们都给了彼此充分的时间去阐述自己的观点，而没有独占鳌头的现象。他们深入地分析内容背景，从不同的角度去思考、区分相对应的含义、后果和影响。同时他们互相讨论个人考试的答案，总结分析作答的理由。重要的是，他们也在这个过程中形成了具有凝聚力的基本社会单位，从小组转换到了团队。这一过程取得了这样意想不到的效果，这种鼓励学生提前预习的测验，被称为预习评估过程（readiness assurance process，RAP），包括个人准备保证性测试（individual readiness assurance test，iRAT）和其后的团队准备保证性测试（team readiness assurance test，tRAT）。随后在做了一些其他的调整后，预习评估这一过程成了 TBL 教学法的四大要素之首。

接下来，Larry Michaelsen 让学生们在整个学期都固定在一个小组中，这样可以使彼此之间的关系继续深化，互相认识之后能够在团队预习评估测试中以自己的方式更好得出正确答案，固定团队最终成为 TBL 的第二支柱。

其次，Larry Michaelsen 决定引入一个新的评估机制，让团队中的学生参与评价队友们的表现，并实实在在地影响彼此的最终成绩。这种做法被称为同行评价，通过不断调整和适应，最终成为TBL 的第三个组成部分。

最后，Larry Michaelsen 布置任务，强迫学生模拟在未来的工作环境下应用现有的资料做出某些决定，并且建立了很多关于如何有效地设计应用型任务的方法，任务应用成了 TBL 的第四个组成部分。

总结起来，单个 TBL“模块”的学生体验有三个关键阶段：课前分配给学生个人的作业、iRAT 和 tRAT、基于决策的团队应用练习。在第一阶段，学生将获得学习目标和作业，并在课前单独完成。在第二阶段，学生首先对指定的阅读材料进行 iRAT 测试。在 iRAT 之后，学生们立即重复相同的测试，与他们的团队合作，以达成一致的答案。iRAT 的目的是确保学生有足够的知识基础来解决第三阶段中提出的高阶问题。分级 iRAT 为准备的学生提供个人责任；tRAT 使团队成员参与并完善其团队流程，以最大限度地提高团队得分。tRAT 的一个关键特征是对答案的即时反馈，这通过使用特殊的即时反馈评估技术卡片来实现。在 tRAT 部分结束时，讲师根据需要对项目进行澄清。从哲学的角度来看，第三阶段是任务型教学过程中最重要的部分，在这一阶段中，学生们要进行高阶的应用练习。这些通常是需要团队通过应用课程概念做出决策的案例或其他现实场景，应用练习应使用“4S”原则进行结构化。

目前，TBL 早已走出了企业管理的课堂，已经广泛应用于几乎每个学科。单个讲师既可以提供内容专业知识，也可以监督整个班级的学习。

第 2 节　TBL 的国内外现状

TBL 是一种特殊形式的小组学习，具有明确的目标和程序。学生团队参与有意义的、以问题为中心的任务。该方法的前提是团队凝聚力。研究人员将任务型学习与小组学习和 TBL 进行了比较，区别在于“4S”原则的应用：组建异质团队，强调学生责任感，提供有意义的团队作业，重点解决现实世界的问题，以及向学生提供反馈。因此，TBL 并非只是简单的工作小组，它有其特有的运作反馈节奏。TBL 的评价体系、团队形式、反馈机制和任务设计等从根本上扭转了以往的教学格局，过去教师集中精力在讲授理论、概念和相关词汇来帮助学生理解和应用课本材料。而 TBL 发展学生的批判性思维能力，并且可以通过将多个小团体合并到一个大团体环境中，将小团体和大团体学习结合起来。

目前这种方法已被全世界绝大多数的国家和地区认可，已经广泛应用于各个学科的各个方面，包括哲学、心理学、社会学、经济学、语言文学、医学等。例如，1998 年尚没有一所医学院使用TBL。而现如今，全世界有 100 多所医学院在某种程度上使用了这种方法。

近年来，医学教育中关于 TBL 的研究数量急剧增加。这表明，人们越来越有兴趣将医学教育从严格记忆教学材料转向积极学习和批判性思维。虽然影响课程决策的因素可能很多，但互联网上可用信息的空前增加及便利性的特点可能会降低严格记忆的价值，在课程中为加强知识应用而不是重述知识的活动留出空间。目前关于医学专业的团队学习主要集中在教师和学生的经验、态度以及学术成果上。

总的来说，教学双方都对 TBL 持积极态度。TBL 产生的学术成果与传统教学相当或更好。例如，大多数研究关注学生对方法的态度，发现学生喜欢任务型教学，尤其是与课堂教学相比。这些研究在很大程度上依赖于课程评估和其他自我报告的学生学习测量结果。然而，需提醒注意的是，教学技术的价值不能仅仅用学生的满意度来衡量。

与其他学科有所不同的是，国内外大多数医学教育为了建立一个良好 TBL 教学系统都是使用所谓的逆向设计方法。也就是说，教师在设计教学模块的时候需要从终点开始逆向进行教学设计，从而让学生知道要怎样才能到达终点。在我国的医学教育领域中，TBL 已在骨科、中医学、口腔科、局部解剖、神经科、内科、外科、免疫学、生物化学实验学、医学影像学、重症医学、急诊医学、护理学、耳鼻喉科、妇产科、儿科等广泛应用。应用方式包括实习教学和课堂教学，甚至可以将 TBL 应用于某一个患者的病案讨论及教学查房中，也取得了良好的效果。它帮助学生更好地带着问题去向患者及家属询问病史，做针对性记录，并且在全面体格检查的基础上，进行重点查体，迅速筛选出有用信息，做出初步的诊断和鉴别诊断。

尽管在过去的数十年中，TBL 备受瞩目，但仍然需要大量的研究来完善这一教学方法。到目前为止，TBL 的研究都依赖于传统的学业成绩作为衡量标准，如考试成绩和课程评估。与其他教学方法一样，TBL 应该被视为多种因素的复杂交互作用过程，其中只有一些因素是可以控制的。

第 3 节　TBL 与儿科学教育

随着医学技术的发展，医学学科分工越来越精细，专业化程度越来越高。

儿科作为一门独立的学科，是全面研究小儿时期身心发育、保健以及疾病防治的综合医学科学，并非内科的缩小版。其诊治的对象处于生长发育期，所以，儿科学研究包括从胎儿到青春期儿童的生长发育规律、身心健康水平和疾病的防治。目前有儿童保健、新生儿学、呼吸、心血管、血液、肾脏、神经、内分泌与代谢、免疫感染与消化、急救以及小儿外科等专业，都需要儿科医生不断探索儿科医学理论，在实践的基础上降低发病率、死亡率，增强儿童体质，提高儿童保健和疾病防治水平。

儿科学有其独特的特点，如疾病谱不一样、疾病进展快、社会因素影响多等。我国目前儿科医生的紧缺程度会随着国家三孩政策的开放进一步加重。目前我国儿科学教育采用更多的仍然是传统模式的大课讲授形式，也就是 lecture-based learning（LBL）。而也有不少医学院校，如北京大学医学部、中山大学中山医学院等，已经开始将 PBL 教学法和 TBL 教学法广泛应用于儿科学教学中。

绝大多数课堂教学主要依靠教师，通过幻灯片、图片、影像学资料等讲授基础理论、临床知识等给学生，而学生处于被动接受地位。授人以鱼不如授人以渔，教学的过程不仅是传授知识，而且应能启发学生科学的思维方式，训练学生解决问题的能力。临床见习是医学生学习过程中非常重要的一环，学生在接受了基础理论教育后开始接触临床实践。而传统的教学方法使得学生无法很好地消化大课教授的重点和难点，甚至混淆了相关知识点，也就谈不上综合分析理解儿科学相关知识的特点了。

应用 TBL 可使儿科学教师从过去的讲授中解脱出来，用更多的时间和精力聆听与整合，合理地把控学生对相关知识的理解和应用，发展学生的批判性思维能力和资源整合分析能力。将 TBL 引入儿科临床实习中可激发学生主动学习的能力，注重理论知识的理解和实际应用结合，提高课堂效率。TBL 的引入，对作为教师的儿科医生提出了更高的要求。教师需要明确学习目标是什么、怎样达到该目标、如何促进学生学习以及如何评价这些学习效果等这几个方面的问题，结合临床实际情况系统化精心地设计 TBL 模式，巧妙穿插预习评估、固定团队、同行评价以及任务应用的四大要素。

（杨　雪　高晓琳）

第 2 章　TBL 的理论基础

第 1 节　TBL 的定义

TBL 是 team-based learning 英文的首字母缩写，按原义翻译就是以团队为基础的教学。TBL

采用的教学策略是围绕一个个专题进行循证的合作学习，即：以学生为中心的教学模式，是通过将一个班级数量的学生分组，以小组为单位、教师引导的方式，基于问题解决的学习。TBL 的教学过程分为 6 个步骤：课前预习准备，iRAT，tRAT，立即反馈和订正，以解决临床问题为导向的活动，以及结束。课前预习准备耗时 1 ～ 2 小时，主要为学生阅读或在线学习文献，从而掌握课上所需的背景知识。iRAT 和 tRAT 均为课堂相关内容的 10 道单选题，分别耗时 15 分钟和 20 分钟，主要为促使学生课前主动学习，因此称为保证性测试。iRAT 和 tRAT 的不同在于，个人单独完成测试后，再由团队一起协商、讨论决定团队的答案。iRAT 保证学生能对课程内容的基本概念和理论进行预习，而 tRAT 则促进大家通过讨论对相应的问题进行深入的思考和思维的相互碰撞。紧接着是教师及时的反馈及答案澄清，这一部分通过教师提前准备的幻灯片，采用相关的文献解答前一阶段的问题，为前一阶段的 iRAT 和 tRAT 做一个小结，这个部分耗时约 25 分钟。随后是临床问题解决的活动，耗时约 1 小时，主要是给予相关话题一个真实的临床小病历，然后鼓励以团队为单位针对真实的临床问题来进行讨论，并做出临床决策。这是一个模拟临床实际工作场景的活动，允许所有学生深入地讨论临床问题，加深理论与实践的结合。最后一个部分是总结，教师花费 5 分钟左右时间，将课程的学习情况向学生进行反馈，订正一些错误的理解或回答学生的问题，并留下一些相关的问题给学生以进行课后思考。

TBL 将学习的学生组织成小组团队，以团队为基础进行学习。在 TBL 课程学习过程中，首先要恰当地分组，形成一个适合的团队。将不同的学生交叉分组，使每个团队中均包括性格外向和内向的，学习主动的和不主动的，以确保团队能组织起来完成学习项目。每次学习围绕一个专题，通过这些主动性的学习，发挥团队合作精神和集体荣誉感，促使学生从被动学习变为主动学习，并形成团队中各自的角色，承担相应的责任。随着学习深入，团队的能力以及个人的能力均明显进步。TBL 设计的理念就是超越传统教学简单涵盖教学内容的方式，主要的目标设定为确保学生能有机会运用课程中应当学习的概念去实践如何真正解决问题。因此 TBL 能确保学生既能掌握理论知识，又有实践过程。TBL 教学过程的结构化格式如图 2-1 所示。这种有序的形式提供了通过一系列步骤应用和构建概念知识的机会。

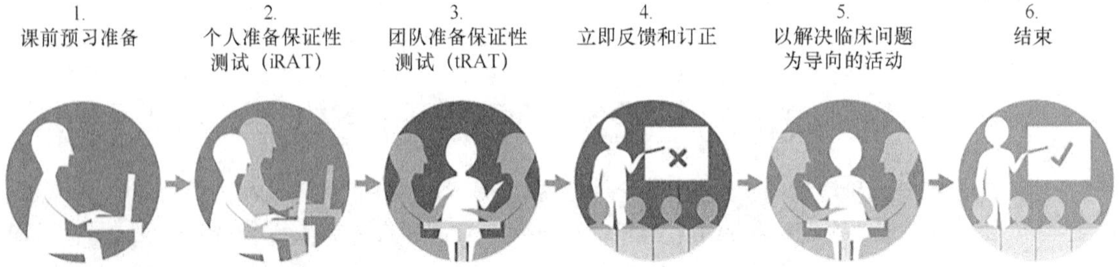

图 2-1　TBL 的教学过程

TBL 含有四大核心过程：①应正确形成团队（如智力人才应平等地分布在团队中）。这些队员是固定的，一直参与整个学习过程。②学生为自己在团队中的学习和工作负责。③团队学习和实践必须促进学生的学习和团队的发展。④学生必须经常并且立即收到反馈。

TBL 的目标是将教学从简单的使学生通晓课程知识转化为使学生能运用这些知识概念去解决实际问题。这是一项艰巨的任务。要真正实现这种转化，需要教师和学生同时改变自己的角色。教师的主要任务从传授知识信息转变为设计、控制教学过程，学生的任务从被动接收知识信息，转变为从一开始就主动获取课程知识，以确保课上的团队分工合作。这种学习态度的大转变不会自发地发生，因此要实现这一目标就必须成功实施 TBL 的四大要素，应注意以下四点：①团队——团队的组成必须恰到好处，形成团队后有团队管理。②责任——学生们必须对个人的工作和团队的工作质量负责。③反馈——学生们必须及时并且经常接到反馈。④任务分配——团队的任务分配必须能促进团队的发展和学生的学习。

第2节 TBL教育心理基础

成人学习理论显示：我们对成人学习心理研究得越多，就越意识到有许多不同的方式可以解释成年人是如何学习的。教育是一种很复杂的现象，它包含教学和育人两个概念，教学是指一切经验传授和经验获得的活动；而育人则内涵深刻，是指培育人才，使之拥有独立的思想以及解决问题的能力。这些概念均从教师、传授者的角度阐述。从学生的角度来解析这些理论概念，需要了解什么是学习。学习从广义来说是指人或动物在生活过程中，凭借经验而产生的行为或行为潜能的相对持久的变化。由此可以看出，不论从教或者学的角度，教育或学习都是一个经验的传递与继承过程。成人学习心理学理论关注个人经验，包括行为主义理论和认知学习理论。行为主义理论关注基于能力的课程和培训计划；认知学习理论关注的是大脑的心理和心理过程，即感知和信息处理。此外，行为主义理论更多以学习者为中心，关注的是如何促进个人发展，目标是培养具有自我实现潜力、自我指导、自我激励的个人。在成人学习理论中，建构主义理论是比较公认的一种权威理论。建构主义理论认为学习是在已经知道的知识基础上构建新知识的过程。其关键思想是最近发展区，即学习者只有将新知识与现有知识联系起来，才能获得新知识。学习者/教师之间的对话，通过在当前理解的背景下提出新观点，阐明已知的内容，可以扩展最近发展区。自我解释是对所学知识的一种阐述，即学生通过将新信息与先前获得的知识联系起来，或用自己的话口头重复信息，通过这样的训练可以较快地实现知识的构建。有医学教育研究显示，在阅读人体循环系统的每一节文章后要求一部分学生进行解读，而另一部分则是简单地阅读两遍文章。结果显示自我解读的学生不论是从测试前还是测试中显示获得的知识都比阅读两次文章的学生要多得多。通过这些理论研究逐步奠定了现代医学教育不断更新的模式。

高等教育传统的模式：即将人类的经验高度浓缩为文字，并形成有序的条目——书本，在专门的场所——课堂，由专人——教师对学生进行灌输和记忆。这样固化的教学方式虽然具有传授的理论知识高度精练的优点，但在一些特殊的领域，如医学实践的过程，则出现了不能完全胜任的问题。医疗专业知识和实践的教育具有特殊性：医生的知识基础极为广泛和复杂，且临床问题解决涉及从注意力和感知到决策等一系列认知过程。以往单一的课堂讲学不仅枯燥，缺乏实践过程，且等到医学生进入临床实习阶段时，所学理论知识已经忘记，理论与实践严重脱节。临床医学教育侧重临床推理，特别是诊断过程。医学教育的主要目标之一是培养学生的临床推理能力，这一点对于帮助学生成为优秀的诊断专家是非常重要的。

对临床推理能力形成的研究发现：决定专家表现的不是一个特定的推理过程，而是推理的内容，即知识本身。专家或医学生都可以采用“假设-推演”方法作为临床问题解决的一般模型，但是专家和医学生的区别不在于特定的推理过程，而是他们诊断假设的质量。医学知识的种类、知识在记忆中的结构以及如何用于诊断临床问题才是真正决定临床诊疗思维能力的关键。推理双过程理论假设存在两种不同形式的推理：①一种是基于模式识别的联想式推理，快速、轻松且基本无意识（称为类型1）；②另一种是依赖于应用规则的推理，速度缓慢、轻松且在有意识控制下进行（类型2）。类型1流程用于直观判断，类型2流程必须验证这些判断。将两种类型应用于医学诊断，类型1推理将解释诊断假设的产生，其后续验证取决于类型2过程。

认知心理学研究为指导临床推理教学做出了重要贡献，其中许多贡献已转化为教学干预措施，取得了有希望的结果，一大批新型的教育教学理念和模式应运而生。这其中就包括了TBL。TBL如同PBL，但更是PBL的延伸。它们都具有构建学生主动学习理论知识和概念的课前准备部分。课上将实际案例与理论知识结合，理论知识融合到实际案例分析中，使学生既能更深入地理解理论知识，及时纠正对理论知识理解的偏差，又能即时地把理论知识直接运用到实践中。这样的学习模式不仅将学生从被动地接收理论知识信息转变为主动学习，而且通过整合理论知识，分析及运用实践，锻炼了学生检索、思维、分析、辩证、阐述、归纳，以及动手操作等多方面的能力。

这种教学方法的改革也掀起了教学理念新的思潮。从人的记忆模式来看，这种教学方式也是更科学合理的。

学习是一种需求，在改造客观世界的生活实践中，生存实践这种迫切的需求驱使我们主动地去探索，积累经验。而高级的学习，其内容已经分门别类，与迫切的生存需求联系不紧密，再加上教学方式的陈旧，使得人们学习的动力不足。布鲁纳是美国著名的认知教育心理学家，他认为学习包含获得、转化和评价三个过程。布鲁纳很强调学习的主动性和认知结构的重要性。TBL 恰恰符合这种认知心理学。

不仅如此，TBL 的优势还在于基于团队。团队精神告诉我们，挥洒个性、表现特长保证了成员共同完成任务目标，而明确的协作意愿和协作方式则产生了真正的内心动力。因此团队的学习可以激发学生的学习动力，包括那些对所学习的知识可能不太感兴趣的学生，还有不愿意做作业的学生，以及对所学知识理解困难的学生。TBL 可以引导学生学会如何学习、工作、互动以及在团队中合作，要在商业、医疗、组织等工作环境中获得成功这些都是必不可少的。TBL 每次课程通过每个项目、任务实现一个问题的解决。初学者享受这种对任务、项目的掌控，由此更促进了他们的主动性。在此过程中，教师，作为资深工作者，只需要在全过程督导、解疑，负责掌握学习方向的正确性，减少了教学所花费的时间，大大地提高了教学效率。团队的学习具有一种集体荣誉感，每个队员在团队中的角色和任务不可或缺，这使得那些对所学习的知识可能不太感兴趣的学生，还有不愿意做作业的学生都必须为团队负责，从而完成学习任务。而对于那些通过传统讲学模式学习困难的学生，也能通过自己前期的准备、课程中队员的交流、课程后的实践更容易地掌握所学内容。在长期的团队合作下，每个学生通过磨合，更能找准自己的定位，发现自己的优点和短板，明确适合自己的职位、学习工作方法，也能培养学生的团队合作精神。TBL 将传统学习内容转化为解决问题和应用实践的能力，同时还可促进人际交往能力。TBL 在商业、组织工作、职业以及工业等教学领域有非常重要的作用，能发展有效的工作和实践技巧及能力，这些领域的许多任务和项目都需要团队的实施和完成。团队精神能推动团队运作和发展。在团队精神的作用下，团队成员产生了互相关心、互相帮助的行为，显示出关心团队的主人翁责任感，并努力自觉地维护团队的集体荣誉，自觉地以团队的整体声誉为重来约束自己的行为。

TBL 的教育心理还基于人类记忆的特点。人的记忆分为不同的类型，包括形象记忆、情景记忆、语义记忆、情绪记忆和运动记忆。而传统高校教学的主要内容所需仍然是语义记忆，虽然其具有高度概括性、逻辑性，便于教学，不受教材和地点时间限制等特点。但是同时也具有抽象性，不与实际发生的图像、事物联系，需要缜密思维理解，容易遗忘，需反复记忆等缺陷。

根据德国心理学家艾宾浩斯（Ebbinghaus）的遗忘曲线，遗忘在学习之后立即开始，而且遗忘的进程并不是均匀的。最初遗忘速度很快，以后逐渐缓慢。艾宾浩斯还在关于记忆的实验中发现：记住 12 个无意义音节，平均需要重复 16.5 次；为了记住 36 个无意义章节，需重复 54 次；而记忆六首诗中的 480 个音节，平均只需要重复 8 次。TBL 的教学过程是符合这一科学理论的。首先在课程安排上，设计了课前预习这一环节，使学生一开始进行理论概念的记忆，紧跟着进行测试与反馈，近期内对记忆内容进行一次复习，强化了记忆，然后再予以实践练习。由于测试、申诉以及讲座都是一次次的辩证，使得每个学生都能深刻地理解所学含义，每次讨论又加深了记忆，更不用说实践练习中通过动手的方式使得记忆更为深刻。

第 3 节　TBL 基本原理与特征

LBL 模式：以教师为中心——教诲式教学（didactic teaching）。学生角色：对知识的单纯记忆，并可能将这种单纯记忆误认为是对知识的真实理解，并不能在复杂的实际情况下进行灵活运用。

TBL 模式：以学生为中心——辩证式教学（dialectic teaching）。学生角色：通过批判性思维和逻辑性讨论，对课程材料进行辩证地评估，针对医学实际问题提出自己想法和解决方案，达到对所学知识的进一步理解和应用的目的。

TBL 的基本原理既是基于团队精神，又是根源于以学生为中心，以问题或项目任务为导向的学习。TBL 的原理既有学生主动性，对学习内容负责，要在实践练习中辩证地运用所学知识；同时还延伸出团队合作，强调对团队负责，通过每次学习促进团队发展。

TBL 的特征如下所述：

（1）课前准备——TBL 是以问题、任务或项目为导向的学习，学生通过自学相关的资料，以便课上进行问题测试和申诉。课前准备的必须性，比起其他主动性学习模式的教学更强，因为 TBL 教学中不仅有个人测试，同时还有团队测试，需队员探讨后得出一致的答案。基于团队的精神，都会促使个人进行课前准备。

（2）辩证性——不论是团队测试中队员协商甚至争论获得一致的答案，还是教师反馈后的申诉，以及最后教师的讲座解答，TBL 教学都充满了辩证思维的力量。TBL 教学将抽象的理论概念放置到实际的项目、问题、任务中，让学生通过一次次的辩论，真正理解掌握理论知识及其实际运用的原理。

（3）团队的建立——TBL 的核心是团队，每次的学习必须促进团队的发展。TBL 的学习模式，考察的不再是单纯的记忆，还包括团队的领导决策，人与人的相处、对立和统一。在实践为主的项目任务中，动手能力可能更为重要，因此团队要进步发展，需全体队员的齐心协力，每次根据任务特点，发挥不同的特长。个人的英雄主义在 TBL 中无法达成效果，如果不被大家认可引起反感，可能还会造成不良影响。因此 TBL 在过程中还促发了团队精神的建立，使学生了解自己和其他队员的特点，明白团队协作的重要性，找到自己在团队工作中的定位，不再满足于单打独斗式的成绩。

（朱 渝 高晓琳）

第3章 TBL 的实施策略

第1节 TBL 的教学目的

TBL 是一种适用于大中班，以小组团队讨论协作为形式的主动学习模式，以职业胜任力为导向，目的是提高学生自主探究、合作学习、语言表达和沟通能力等综合素质。该学习法由俄克拉荷马大学 Larry Michaelsen 博士于 20 世纪 70 年代末期发明，于 2002 年引入卫生保健领域，2009 年左右进入我国，与 PBL、基于案例的学习（case-based learning，CBL）同为医学院校近年常用的三种主动学习法。

“以学生为主体”的教学模式是目前医学教育者和教育管理者积极探索实践的改革方向。传统的教诲式教学主要是把知识传授给学生，是以教师为主导，其优点是易于开展，对知识的传授较为系统。而辩证式教学则是以学生为主导，发挥学生主观能动性，让学生积极训练和思考，培养学生应用学到的知识解决实际临床问题的能力。

美国医学教育家 Flexner 在他的医学教育改革建议中，明确指出医学教育应训练学生解决问题的技巧，而非只把课本的内容背熟即可。TBL 是一种辩证式教学方法，同时运用了成人学习理论（adult learning theory）及协同合作学习（collaborative and cooperative learning）方法，其理论基础在于将学习目标由课程知识的获得，引导到课程观念的运用，将老师的角色由教学者转变为指导者，将学生的角色由被动地接收知识转变为主动地学习思考，并能将学习到的知识实际运用到解决临床问题的过程中。

TBL 的关键点是学生自己要对自己的学习负责，也就是由学生来承担学习的责任。当然，作为一种新的教学模式，这样的转变需要技巧和策略，才能使学生对学习内容及同学间的互动产生改变的兴趣。TBL通过课前测验、教师激励、课堂内小组成员互相合作的架构，激励学生利用足够的时间进行课程预习，同时教师也须对学生学习及团队合作成果做出适当的评价。如此，则能将TBL视为一个连贯的整体，使课程学习目标被学生所吸收。TBL不仅教导学生掌握基本知识和运用知识，而且使师生在教学中的角色与功能发生了改变。教师必须设计并管理整个课程的进度，学生则必须先行阅读课程内容。通过团队协作方式，提高每个学生的学习能力和效率，学会与不同个性和能力背景的人在交流与协作中学习，并学会在研究和创造中学习，从而适应现代临床医学发展的需要。

TBL适合于不同的医学教育课程，其对教师而言，指导者一个人即可引导多个小组讨论，可减少人力以及时间，同时可避免教师针对不同的小组反复实施同一个课程之疲劳感。对学生而言，通过个人自我学习提升了成绩和能力，尤其对于原本成绩较差的学生，其效果更为显著，因为TBL加强了学生解决问题的能力，也使读书成为日常生活必需事项，同学间的相互压力也会成为同学进步的动力。TBL同时具备了演讲式教学及PBL的优点，已有相当多的研究显示，TBL教学适合于基础医学科目如解剖学、胚胎学、药理学，以及临床医学如儿科及精神科等多个学科的医学生及住院医师。TBL的优势在于增加学生的学习主动参与度，改进学生解决问题的技巧，促进同学间的有效沟通，使学生获得较好学习成绩，甚至于提升其国家执业医师资格考试的成绩，最重要的是培养学生养成良好的思维习惯，使其获得在临床实践中解决问题的基本知识及能力。

第2节 TBL的基本过程

TBL是学生在团队基础上，围绕各教学单元中包含的核心概念及其应用展开主动学习，经过“个人独立预习概念—预习确认测验以掌握概念—团队练习以运用概念”的过程获取知识，并掌握知识的运用，提升临床实践能力。

一、TBL开展前的准备

（一）设计TBL教学课程

首先，教师制订各单元的教学目标，并为学生准备相应预习目的与教学要求的提纲和参考资料，同时还须认真设计各单元的预习确认测验试题和在课堂教学中进行讨论的应用练习。

（二）分组并形成团队

TBL课程开始前需要将学生分组，其目的是以小组为团队基本单位，在组内和组间进行讨论、交流，提高学生的学习兴趣。分组须遵循TBL的原则：减少影响团队凝聚力的因素；合理分配小组成员的各种资源；小组的大小适当；小组成员保持相对稳定不变。

开始分组时不能让班上成员自己找组员，而须将过程透明化。由教师以课程的内容特性作为分组的基本依据，将成员分配至各个新的组合，每一组5～7人。小组最好能维持整个学期不变。小组成员的背景尽量多元化，以便在讨论中能发挥不同的意见，分组过程中尽可能把不同特色或经验的成员平均分布在不同的小组，应避免其中有互动特别好或特别差的个人关系，以免影响团队的凝聚力。

（三）设计评分方案

TBL中个人的课程成绩包括：个人表现得分，由个人测验成绩和期末考试成绩组成；团队表现得分，主要是团队测验成绩；同行评价得分。在TBL结束后，各小组成员评价组内其他成员参与团队活动的表现、个人表现、组员对团队贡献及出勤率等方面的表现，一般以不同的得分或划定不同的等级进行评价。

二、TBL 实施流程

TBL 的特点是各小组的互动必须在课堂上进行。教室的环境以不互相干扰为原则，所需的空间不像 PBL 教学模式中各小组需独立设置空间。各小组在讨论时按照设计的进度进行，指导教师仅为上课老师，并不需在小组中另外加入其他的指导老师。TBL 的实施流程包括三个基本阶段，每个课程主题皆须包含此三阶段，但在实际课堂运用上可依情况调整或增减。

（一）第一阶段：预习准备过程

TBL 教学活动设计重点在于每一个课内活动须包含两个教学目的：一是让学生充分了解课程内容；二是增强团队的向心力，使团队所有人都能自主管理自己的学习团队。学期课程开始之前，教师须先分配课程内容，将一门课分成约 4 ～ 7 个主题，这些主题一方面是学习主要目标，另一方面也是课程预习评量测验的参考依据。教师首先一定要有清楚的概念，学生上完课后能够获得什么样的知识与能力，才能依照此目标指定学生课前预习的读物，让学生在上课前即具备必要的知识，从而在上课时顺利进行团队讨论活动。学期课程开始后，第一堂课上课时教师即必须要让学生了解采取 TBL 方式教学的目的，同时完成小组分配，并以团队评分制度建立团体合作的模式。学生在预习参考资料或在提纲的指导下，通过课前的个人独立学习，熟悉和掌握教学单元的课程内容。

（二）第二阶段：预习评量测验过程

上课开始是学生个人预习的准备评估过程（readiness assessment process，RAP），以了解学生对即将学习内容的了解程度，RAP 包括 5 个主要部分：

1. 指定读物　教学单元刚开始时，学生必须完成指定的课前阅读。指定读物应该涵盖必要的概念，而课前测验内容正是学生对课前指定读物所预习的内容。

2. iRAT　各教学单元最先进行的是评价学生个人预习情况的预习确认测验，测验的内容主要由侧重于概念的单选题组成。课程单元一开始第一件事就是 iRAT，学生完成测验后，会得到个人成绩。iRAT 一般是 10 道选择题，学生约在 15 分钟内完成，内容需包括主要的概念，不必考太刁钻古怪的题目，但最好能在之后团队评量时制造讨论的机会。

3. tRAT　当 iRAT 完成后，学生立即通过团队讨论完成同样题目的测验。tRAT 完成后，老师将评分后的个人和团队的答卷交还给学生，让他们针对测验题目展开讨论。当学生做完测验卷之后，整组再针对同一份考卷重新考试，可以一起讨论达成共识。作答时可使用即时反馈评估技术（immediate feedback assessment technique，IF-AT）卡片，此卡片形式类似“刮刮乐卡”，学生决定答案后，即把答案上之覆膜刮除，可以马上显示答案的对错，答案正确即进行下一题，答案错误则从头讨论，直至选出正确答案为止。一旦整组完成作答，立刻评分，此时可得到 tRAT。从答案卡上选项被刮除的情况，可以了解团队的答题情形，大家可以回顾自己与团队的表现，了解团队学习方式的效率，并达到实时反馈的效果。此阶段重点是在针对题目的小组内相互讨论，约 20 分钟完成。

近年来互联网及信息化技术发展迅速，慕课等新兴教学方式纷纷涌现，越来越多的教学资源可以使用。我们通过手机及电脑可以便捷地改善现场教学环境，包括课堂中常见的抢答、投票、弹幕、讨论、互评、点赞等教学互动工具，也可以更多地整合在 TBL 教学过程中。

4. 申诉　在讨论后允许和鼓励任何提问或申诉，即向老师提出任何意见或疑问。这时学生可以翻书，用各种理由申辩，找出证据说服老师答案疏漏的部分，这样也温习了先前预习的内容。若学生的申辩有理，整个小组可得到分数，但没有申辩的小组则不会给分。

5. 老师反馈或总结　待所有团队提交了申诉，教师可通过一个小型的课堂演讲或讲座来解决学生的问题。老师可以针对团队答案较不理想的题目，或学生还不是很了解的部分予以澄清。课前准备保证性测试的好处是教师可以把念书给学生听的时间节省下来，创造适时反馈的环境，并让学生联系自我学习的技巧；另外一个好处是让学生可以有共同回答问题、解决问题及互相辩证的能力。引发学生课前预习动机的机制之一是将个人成绩与团队成绩都纳入期末成绩的组成部分；另外在团队讨论的过程中，可以逐渐增加困难问题的练习，训练团队合作解决问题，培养团队精神，促进团队凝聚力。完成第二阶段约需要 45 ～ 75 分钟。

（三）第三阶段：运用课程概念过程

在此阶段，学生开展讨论团队概念运用练习的活动，每个团队成员必须积极参与，并记录讨论结果。在讨论结束后，各小组选代表发表团队的讨论结果，并与班级里的其他小组讨论自己的答案。最后，老师总结该单元的学习情况并进行同行评价。

此阶段的重点是运用先前所学习到的知识，来解决临床可能遇到的问题。教师需要设计一份题目，可以是单选题形式，内容以概念延伸或临床问题为主，但需包含课前预习的架构。学生接收到题目后开始进行分组讨论并对答案达成共识。一个好的应用情境，必须符合“4S”原则：第一个“S”为重要相关的问题或情境（significant problem），最好能与现实学习有关；第二个“S”为所有小组同时讨论同样题目（same problem）；第三个“S”为各小组必须针对题目决定一个特定的答案（specific choice）；第四个“S”为各小组必须同时回答（simultaneous report），各组以不同色卡或号码牌同时举牌表示自己的答案，此时教师开始导引各分组间的讨论，要求学生说明他们答案的依据并答复其他组同学的质疑，在讨论过程中再次让同学充分辩证自己的思考方向是否正确。教师在此阶段要确定学生是否充分表达了各自的观点，是否注意到答案的每个方面，同时也要避免把太多自己主观的意见传达给学生，毕竟课堂上强调的是学生间的讨论，而非师生间的讨论。

练习完应用问题后进入评估阶段。学生解决课程问题已有一段时间，对于课程内容也具备了丰富的知识，指导老师应对于该主题单元进行总回顾并评分，第三阶段总计在 1 ～ 2 小时完成。当所有团队都已经准备好，就可以进行下一个单元，此时，学生又应该开始预习下一个单元的内容。实际应用中，TBL 一般不受上课人数的限制，20 人或 200 人上课都可以由原上课的教师负责，并不需要额外增加教学或辅导的人力，学生只要按照设计规划的流程，便能进行小组讨论。一学期 2 学分的课程，每周上课 2 小时，正适合 TBL 的进行；但若课程只有 1 学分，则建议可隔周上课，一样可以执行 TBL 教学；每学期若为 3 学分的课程，则可增加第二阶段问题的深度与广度，使学生能充分运用学到的知识。无论课程为多少学分，第一节课必须对学生充分说明 TBL 的教学模式，学生亦可参与制订各项测试结果在期末成绩的比重。TBL 课程发展与其他课程发展过程类似，必须先确立学生学习的目标，教师应思考学生在每一单元结束时所应具备解决问题的能力，根据此目标制订每一单元的学习内容、活动及情境问题，以达到增强学生能力的最终目标。

第 3 节　TBL 与传统教学方法的区别

传统演讲式教学强调的是单向式学习，教师先设定学习目标、内容及相关学习的信息，上课时直接讲解课程内容或响应学生的问题。学生会在课堂上做笔记，考试前准备通常以阅读笔记为主，学生在传统课堂的工作就是听讲、准备笔记及参加考试。其缺点是教学方法缺乏结构，学生学习较被动，老师没有对学生及时反馈，也无法有效确定学生是否具备足够的技能或知识。

而 PBL 则强调由学生主导学习过程，通过小组的讨论和协作去解决实际的问题，从而获得相关的知识。教师须设计引发学生动机的个案以促进小组的讨论，是引导学习过程的促进者（learning process facilitator），因此需要有 PBL 教育观念，小组教师的工作是引导与协助，并不是主导与传授知识。学生运用七阶段的讨论方式，阅读个案后，以及了解相关的名词、界定问题、分析问题、澄清问题后，建构共同学习目标，下课后进行独立的学习，从而增强自主学习、解决问题及辩证思维的能力，同时也训练了沟通及有效的团队合作能力。缺点是需要大量教师人力，所需设施及经费较多，且仍有研究质疑其成效。

TBL则强调在课堂中以小组讨论方式，学习如何运用教师指定的课程内容及知识解决问题。教师须清楚了解需要讲解的内容及学生的学习目标，同时设计可引发讨论动机的题目，并随时反馈学生提出的答案或问题。学生到课堂前必须先做准备，上课开始时分别以个别及小组方式接受测验，再以刚学到的知识，通过组内及跨组讨论，解决老师设定的应用问题。学生能有效获得知识并适时运用，增强了批判思考能力，同时能增进与同学互动并训练合作精神。缺点则是与原来学习习惯不同，学生需花时间适应新的模式，同时教师的经验也影响学习结果。三者的比较见表3-1。

表3-1　传统演讲式教学、PBL及TBL的比较

	传统演讲式教学	PBL	TBL
教学原理	教师把知识传授给学生，学生记笔记以便将来复习	学生自我主导学习，在教师指导下，以小组讨论方式，设定个别学习的议题以解决实际问题	教师预先设定学生必备的知识，在课堂中以小组方式学习，并运用知识以解决真实问题
基本教学方法	教师直接讲解授课内容，有时会给予课程大纲或讲义以协助学生做笔记	教师按照个案的进度逐步提供个案的信息，学生在提供的资料中分析问题，自我学习以解决问题	学生到课堂前先做预习，上课开始先个人接受测试，其后再以小组方式接受测试，并以所学到的知识，通过讨论以解决教师设定的问题
预期的结果	知识的获得及了解观念	知识的获得与了解、增进解决问题及辩证的能力、改善沟通能力及促成有效的小组运作	知识的获得与了解、训练运用知识以解决问题的能力、促进辩证思维能力、培养有效与他人合作的经验
教师的角色	设定学习目标、内容及相关学习的信息，准备上课内容，响应学生的问题	设定学习目标、设计引发学生动机的个案以促进小组讨论、适当地给予学生回馈及指引	设定学习目标、选择学习的内容及资源、准备能促进讨论的案例及题目、响应学生相关的问题及改正错误的观念
学生的角色	上课、准备笔记及参加考试	进行独立的学习或小组共同学习，上课时参与小组讨论	课前独立学习，课堂中把学习的知识用于小组讨论，同时能为小组共识的结果答辩

在课堂时间的运用上，TBL强调的是其概念应用时间远较传统课程为多。传统课堂教学中，课程大部分时间花在学习知识概念，但概念应用的训练时间很短，甚至没有训练如何把知识运用在工作或实例上。但在TBL中，知识的获得由学生于上课前准备，上课时评估他们对主题的了解程度，再以小组讨论方式找到共同的答案，并运用学到的知识解决实际问题，学生因而学会运用知识的能力。TBL的教师角色与传统教学不一样的是，老师可以决定学生学习的内容及方向，对教学内容有其专业性，同时在课堂上掌控讨论流程，扮演了讨论促进者的角色。

由于TBL是在课堂教学中实施的小组讨论，兼具演讲式教学与教师交集多及PBL小组讨论学生间互动多的优点。从上述的讨论可以发现，每一种教学模式，都有其优缺点及适应的状态，授课教师必须针对课程的需要及班级管理的特性，选择适合的教学模式。

（周开宇　王　涛　高晓琳）

第4章　TBL效果评价

儿科学是大学阶段医学本科生接触的重点临床学科，因此教学不但应注重理论教学，还要强调临床实践教学。通过运用 TBL 教学方法在调动学生积极性的同时，还能提升学生的实践能力、合作能力和运用知识解决问题的能力。此种教学方法要求教师在课前做好准备，合理分组，编写病历及提出需要自学的内容大纲。

TBL 教学法需要学生通过以团队为基础的学习，学生课前除需要阅读各相关学科教材外，还需查阅文献，搜集、汇总与学习任务相关的资料，组内需要多次沟通及分工合作才能较好完成任务。强化了课前预习及提高自学能力，在课前阅读和准备阶段、课堂小组测试和应用性练习教学环节中学生难免会遇到不理解、有争议的问题，经过小组内的讨论、分析、整理及课堂上教师的引导和启发，学生以主动学习的方式掌握了这些知识点。学习后就能理解基本的、重要的概念，阐释各种基本病理过程发生的原因和机制、功能代谢变化及其机制，且应用这些知识讨论、分析病例，解决实际问题，培养学生的临床思维能力，充分调动学习积极性且有助于培养高效的自学能力，使学生终身受益。

在 TBL 的教学模式中，学生在掌握扎实的基本理论知识的基础上，不仅有效锻炼了思维和诊疗操作，还培养了个人的有效自学能力，同时也实现了理论知识与实践操作的完美结合，为以后的教学和临床工作打好扎实的基础。TBL 教学法有助于提高学生的自主学习能力、培养学生的临床思维能力，是一种符合本科医学教育培养目标要求的新型教学模式，值得在医学课程教学中推广应用。

第 1 节　评 价 原 则

TBL 教学过程对学生的评估主要包括课堂表现评价、病案讨论评价、教师对学生评价、学生自评以及学生互评五个方面。对于课堂表现评价及病案讨论评价，讨论过程中小组答案只是评分的很小一部分，主要评价内容是学生在学习过程中所表现出来的状态、思维和能力，尤其是自学能力的评价。对于其余三个部分的评价，主要是评价学生在责任心和尊重别人，分析归纳推理能力，信息管理能力，表达交流的能力几个方面的表现。具体体现为：

一、小组组织及管理是否合理

以小组进行的讨论能顺利进行和推动；在规定时间内完成小组任务；确定小组内成员的职责，并能表现出相应的行为，例如，担任组长时，需组织和推动小组讨论，并分配任务；担任发言人时，能认真倾听并如实总结小组讨论意见，并适当促进达成意见一致，以精练简洁的语言条理清晰进行汇报；担任小组成员时，能尊重和服从团队意见，坚持自己观点时能提供有力证据。小组成员在组内能够独立思考，能心平气和地接受或回应批评或不同意见。

二、学生是否有责任意识

提前准备资料是否高质量完成；参加讨论及学习有无迟到和缺席现象；所有团队是否都按计划，认真完成所有课前布置的学习任务；在病例讨论中是否积极参与讨论；在讨论的过程中学生的发言及行为表现是否利于讨论进展；学生在讨论过程中是否能认真倾听团队内及其他团队成员的发言，不随意打断他人发言，尊重他人意见。

三、团队任务是否能促进学习和团队发展

TBL 是以学生为主导、团队为载体的教学方式，是课前预习、团队讨论以及应用性练习等学生自主的学习过程。团队成员能从病案中或在讨论中提炼出核心问题，分清主次。团队讨论制订的任务能简要概括可能涉及的学习目标，合理分配学习任务，确保团队中的每个学生都能完成学

习任务，通过分享学习成果的方式完成自学的所有学习目标，促进团队的健康发展。

四、学生是否得到经常和及时的反馈

教师在TBL课堂上要营造以学生为主体的学习氛围，以利于学生开拓思维，积极参与。教师在引导学生讨论的过程中要观察每个小组的表现情况，对学生进行评价的同时，有技巧地调整和指引学生，使他们在讨论和学习中学会学以致用，将以往的书面知识能够整合并灵活地应用到实际的病例问题中去。教师对学生及团队的观察，可以通过与学生或团队进行谈话反馈，对学生或团队的优点进行鼓励，并指出其不足之处，提出改进意见。

第2节 评价方法

将TBL应用于儿科学教学，极大增强了学生实习的兴趣和学习的主动性。在TBL课程中教师主要对学生的责任意识、小组组织管理、团队任务和发展几个方面进行评价，一般采用一个小组一个量表的方式进行，便于评分及统计。课后学生也会得到自己或小组的反馈，一般通过单独面谈、网络提交评论意见等方式进行。TBL课堂上一般会有至少2个指导教师，除了引导学生讨论和激发兴趣之外，教师还需要观察、巡察和现场评分。课后汇总后根据学生表现，进行重点的面谈反馈，或通过教学专用网站填写评语的方式进行。

判定一种教学模式是否成功，归根到底取决于对学生学习态度、学习兴趣的影响程度和对学习知识的掌握及应用程度。在医学教育中发现，学生仅凭个体狭隘的学习经验，效率普遍较低，无法适应时代的要求。通过TBL教学方式，让学生感到了学习的压力和动力并能高效地学到东西，并且TBL的评分体系改变了期末一次考试决定最终成绩的方式，使学生的综合素质在潜移默化中得到发展和提高。

第3节 评价内容和指标

小组组织管理主要从以下几个方面进行评价。

1. 小组成员评价内容

（1）能够独立思考及完成分配的任务，不过分依赖他人帮助。

（2）担任不同角色时，均能完成任务。如担任组长时，能顺利组织和推动小组讨论；担任成员时能尊重和服从团队意见，坚持自己观点时能提供有力证据，能心平气和地接受或回应批评或不同意见；担任发言人时在小组讨论后提出团队意见，陈述团队观点时能提供有力证据。

2. 学生是否有责任意识

（1）预习任务可及时高质量地完成。

（2）守时，无迟到和缺席现象。

（3）按计划、认真完成所有课前布置的学习任务。

在病例讨论中积极参与讨论。

认真倾听团队内及其他团队成员的发言，不随意打断他人发言，尊重他人意见。

3. 团队任务是否能促进学习和团队发展

（1）能从病案中或在讨论中提炼出主要问题。

（2）在作诊断假设或其他结论时，能充分利用已知信息加以证明。

（3）考虑问题时思维开阔（如针对具体症状、体征和检查，能考虑到多种可能性）。

（4）在面对多种诊断假设或其他可能时，能利用信息加以确诊或排除。

4. 学生是否得到经常和及时的反馈

（1）小组或团队运行不良时，能得到教师及时的引导。

（2）小组讨论偏离主题时，教师通过适当的方式加以引导。
（3）个别学生发言或讨论不能融入团队，教师课后加以引导。
（4）教师对学生或团队的优点进行鼓励。

（罗黎力　高晓琳）

第2篇　儿科学TBL案例及思考题

第5章　儿童生长发育与儿童保健

第1节　儿童保健及婴幼儿喂养

一、病历资料

基本信息：儿童，男，12月龄，住址：四川成都市。

主诉：自觉体重增长减速6个月。

现病史：儿童6个月前进行规律儿童保健时测量体重8.41kg，身长70cm，近半年月平均体重增长为0.4kg，身长增长为0.7cm。儿童纯母乳喂养至6月龄，加普通配方奶后腹泻，使用深度水解配方奶喂养至今，每日配方奶800～900ml，已添加辅食2顿/天，摄入量少（具体见喂养史），规律口服维生素AD胶囊。每天大小便正常。

出生史：儿童系G1P1，37^{+2}周出生，出生体重3.00kg，出生身长50cm，孕期无异常妊娠史，出生无抢救史，出生Apgar评分1-5-10分钟分别为10-10-10分。

喂养史：纯母乳喂养至6月龄，7月龄后深度水解配方奶喂养至今，7月龄开始添加辅食，现每日两顿辅食，米面类摄入量为50g（以米糊为主），菜泥及果泥摄入量为50g，肉泥摄入量为15g，鸡蛋未摄入。维生素AD规律口服。每次吃饭时间为1小时，米糊类混合食物使用大口径奶嘴配用奶瓶喂养，吃饭中需要观看动画片或者玩玩具，因害怕弄得满地狼藉，全程家属喂养。

生长发育史：出生体重3.00kg，出生身长50cm，头围35.8cm；2月龄体重5.68kg，身长57.2cm，头围39.1cm；6月龄时体重7.65kg，身长66.8cm，头围43cm；9月龄时体重9.33kg，身长70cm，头围44.7cm；12月龄时体重10.05kg，身长74.7cm，头围45.8cm；3月龄抬头，4月龄翻身，6月龄坐稳，8月龄会爬，发“baba”、“mama”的音，10月龄可扶站，现独站5秒，能双手轮替交换物件，能做“恭喜”、“拜拜”的动作。

既往史：儿童6月龄时，因更换普通配方奶后腹泻1个月，完善相关检查诊断为牛奶蛋白过敏后深度水解配方奶喂养至今。

家族史：父亲有花生过敏史，母亲有牛奶蛋白过敏史。

体格检查：心率（P）115次/分，呼吸（R）30次/分，血压（BP）90/50mmHg（1mmHg=0.133kPa），体重10.05kg，身长74.7cm，头围45.8cm，坐高46.5cm。神志清楚，反应可，全身未见皮肤黄染，可见前胸散在少许湿疹，头颅无包块，无颅骨软化，前囟平软1.5cm，口唇稍苍白，出牙4颗，腭弓正常，耳位正常，鼻居中，无鼻翼扇动，呼吸平稳，双肺呼吸音清，未闻及啰音，心音有力，未闻及杂音，腹部软，肠鸣音正常，颈软，巴宾斯基征（简称巴氏征）及克尼格征（简称克氏征）均阴性，未引出病理征，肌力及肌张力正常。双下肢等长，双髋外展90°，睾丸可扪及，外生殖器未见异常。现患儿可独站5秒，可做“拜拜”、“恭喜”等动作。

辅助检查：血常规（本次儿童保健）示白细胞计数（WBC）8.2×10^9/L，血红蛋白（Hb）125g/L，嗜酸性粒细胞计数（EO）1.2×10^9/L，血小板计数（PLT）270×10^9/L。血清食物抗原特异性IgE检测（本次儿童保健）：牛奶、鸡蛋、坚果、海鲜等均阴性。皮肤点刺试验（本次儿童保健）：牛奶、鸡蛋、坚果、海鲜等均阴性。维生素 D（本次儿童保健）：35ng/ml。

二、思 考 题

1. 关于该儿童体重增长生长速度描述正确的是
A. 6 ～ 12 月龄儿童正常体重增长速度需达到 1.0kg/月
B. 6 ～ 12 月龄儿童正常体重增长速度需达到 0.8kg/月
C. 6 ～ 12 月龄儿童正常体重增长速度需达到 0.1kg/月
D. 6 ～ 12 月龄儿童体重可持续不增长
E. 6 ～ 12 月龄儿童体重增长速度慢于 0 ～ 6 月龄儿童体重增长速度
2. 根据中国 0 ～ 12 月龄儿童青少年身高、体重百分位数值表，该儿童目前的体格生长评价正确的是

0 ～ 12 月龄男童身高、体重百分位数值表

月龄	P_3 身高（cm）	P_3 体重（kg）	P_{10} 身高（cm）	P_{10} 体重（kg）	P_{25} 身高（cm）	P_{25} 体重（kg）	P_{50} 身高（cm）	P_{50} 体重（kg）	P_{75} 身高（cm）	P_{75} 体重（kg）	P_{90} 身高（cm）	P_{90} 体重（kg）	P_{97} 身高（cm）	P_{97} 体重（kg）
出生	47.1	2.62	48.1	2.83	49.2	3.06	50.4	3.32	51.6	3.59	52.7	3.85	53.8	4.12
2	54.6	4.53	55.9	4.88	57.2	5.25	58.7	5.68	60.3	6.15	61.7	6.59	63.0	7.05
4	60.3	5.99	61.7	6.43	63.0	6.90	64.6	7.45	66.2	8.04	67.6	8.61	69.0	9.20
6	64.0	6.80	65.4	7.28	66.8	7.80	68.4	8.41	70.0	9.07	71.5	9.70	73.0	10.37
9	67.9	7.56	69.4	8.09	70.9	8.66	72.6	9.33	74.4	10.06	75.9	10.75	77.5	11.49
12	71.5	8.16	73.1	8.72	74.7	9.33	76.5	10.05	78.4	10.83	80.1	11.58	81.8	12.37

A. 该儿童目前的体重 10.05kg（P_{50}），身长 74.7cm（P_{25}），均为正常
B. 该儿童目前的体重 10.05kg（P_{50}），身长 74.7cm（P_{25}），体重正常，身高异常
C. 该儿童目前身长 74.7cm（P_{25}）可诊断为生长迟缓
D. 该儿童目前身长 74.7cm（P_{25}）可诊断为矮身材
E. 该儿童的 BMI 值可诊断为肥胖
3. 对于该儿童的生长发育评价中不常用的方式是
A. 曲线图法　B. 身体指数法　C. 中位数、百分位数法
D. 均值离差法　E. 相关回归法
4. 结合该儿童辅食添加的内容“米面类摄入量为 50g（以米糊为主），菜泥及果泥摄入量为 50g，肉泥摄入量为 15g，鸡蛋未摄入”，给出的指导意见正确的是
A. 继续以米糊为主食，但是主食的量应该增加至 75g/d
B. 蔬菜泥及果泥需要加热后方能进行喂养
C. 肉类的摄入量可维持不变
D. 把米糊过渡为稀粥继续喂养
E. 调整辅食的质地和大小，逐步给予碎块状食物—指状食物—成人食物
5. 该儿童的家属期望给儿童喂养其他的食物，作为儿童保健科医生建议不正确的是
A. 不推荐使用果汁，而应该喂养果泥　B. 不推荐水果加热后食用
C. 不推荐食用茶类　D. 不推荐含有咖啡因的物质
E. 6 月龄后的儿童可以辅食中添加盐
6. 该儿童进食技巧培养中，描述正确的是
A. 每次规定吃饭时间为 1 小时，有助于食物的消化
B. 儿童难以接受勺子，因此使用大口径奶嘴配用奶瓶喂养，避免呛咳

C. 吃饭中需要给予动画片观看营造愉快的就餐环境
D. 因害怕弄得满地狼藉，全程家属喂养，避免儿童不愉快进餐
E. 建立顺应性喂养
7. 为纠正儿童的进食行为，我们设立了相关的进食规则，错误的是
A. 避免进餐时出现其他的干扰（如边吃饭边听故事）
B. 规定进食时间（＜ 25 分钟）　　C. 提供与年龄符合的食物
D. 逐步引入新食物，一般新食物需要尝试 3 次以上
E. 鼓励 12 月龄以上的儿童自主进食
8. 关于 12 月龄儿童正常神经系统发育的表现描述正确的是
A. 仅能坐稳，不能爬或扶站　　B. 能双足跳高　　C. 自行上楼梯
D. 可扶站或扶走，独站片刻　　E. 能说“吃奶”、“喝水”、“妈妈抱”
9. 可根据以下里程碑发育的正确顺序初步评估儿童神经发育，该顺序为
A. 抬头、爬、独坐、独走、跑、跳　　B. 俯卧抬头、独坐、爬、跳、跑
C. 抬头、独坐、独走、跑、跳　　D. 俯卧抬头、独坐、爬、走稳、跑、跳
E. 俯卧抬头、竖头稳定、独坐、爬、走稳、跑、跳
10. 患儿 6 月龄时，诊断为牛奶蛋白过敏，该诊断的金标准是
A. 回避-激发试验阳性　　B. 皮肤点刺试验阳性
C. 血清食物抗原特异性 IgE 检测　　D. 父母有过敏家族史
E. 儿童有特异性皮炎
11. 患儿诊断为牛奶蛋白过敏，关于其治疗方案描述正确的是
A. 一直回避牛奶饮食直到成年　　B. 只能使用氨基酸配方奶
C. 口服 4 ～ 6 个月的深度水解配方奶后才能转部分水解配方奶
D. 建议使用豆基配方奶　　E. 建议使用羊奶
12. 患儿进行了血清食物抗原特异性 IgE 检测和皮肤点刺试验，关于该试验描述正确的是
A. 皮肤点刺试验主要是用于诊断非 IgE 介导的食物过敏反应
B. 皮肤点刺试验高度敏感，但特异性低
C. 血清食物抗原特异性 IgE 检测敏感性低，特异性高
D.“回避-激发”试验只能针对 IgE 介导的食物过敏反应
E.“回避-激发”试验只能针对非 IgE 介导的食物过敏反应
13. 本次儿童保健同时核查其疫苗接种情况，以下关于其接种情况错误的是
A. 出生时应接种卡介苗、乙型肝炎疫苗
B. 乙型肝炎疫苗应在出生后 6 个月内接种 3 次（出生时、1 个月、6 个月）
C. 脊髓灰质炎 3 价混合疫苗应在 2、3、4 个月时接种
D. 百白破混合制剂应在 1、3、4 个月时接种
E. 麻疹疫苗应在 8 个月时接种
14. 该儿童曾有牛奶蛋白过敏病史，母亲咨询关于秋冬季节接种流感疫苗的指导，以下正确的是
A. 牛奶蛋白过敏的儿童不可以接种流感疫苗
B. 患儿目前仅有全身湿疹可以接种流感疫苗
C. 患儿在过敏急性期，不可以接种流感疫苗
D. 如患儿对鸡蛋轻度过敏，不可以接种流感疫苗
E. 如患儿有鸡蛋的全身过敏史，即使在非过敏急性期，也不能在医疗机构监督下接种
15. 儿童母亲咨询下一步的精细运动指导，作为儿童保健科医生，你的建议是
A. 训练大拇指参与握物，抓物入口　　B. 训练拇指、示指拾物，撕纸
C. 训练用匙，涂画　　D. 训练叠 2 ～ 3 块方积木

E. 训练一页一页地翻书，拿住杯子喝水，模仿画垂直线和圆

（李晋蓉　高晓琳）

第 2 节　生长发育规律及儿童保健

一、病历资料

基本信息： 儿童，女，6 月龄，四川成都人。

主诉： 因“常规儿童保健”就诊。

现病史： 儿童纯母乳喂养至今，未添加辅食，规律口服维生素 AD 胶囊。母乳为母亲亲喂，每次喂奶时间 20 分钟，定时喂养，间隔 3 ～ 4 小时喂养 1 次，无夜间喂养。每天大小便正常。

出生史： 儿童系 G1P1，38^{+2} 周出生，出生体重 3.50kg，出生身长 50cm，孕期无异常妊娠史，出生无抢救史，出生 Apgar 评分 1-5-10 分钟分别为 10-10-10 分。

喂养史： 纯母乳喂养至今，3 月龄前按需喂养，2 小时喂养 1 次，每日 9 ～ 10 次；3 月龄后定时喂养，3 ～ 4 小时喂养 1 次，每日 6 ～ 7 次，无夜奶，每次有效吸吮时间为 20 分钟，未添加辅食。现儿童与大人同桌进餐时，对大人的食物非常有兴趣。

生长发育史： 出生体重 3.50kg，出生身长 50cm，头围 36.8cm；1 月龄时体重 4.30kg，身长 55cm，头围 37.8cm；6 月龄时体重 7.77kg，身长 65.2cm，头围 43cm。

3 月龄抬头，4 月龄翻身，目前扶坐稳，可主动伸手抓物，4 月龄笑出声，6 月龄认生和扶坐。

既往史： 儿童生后因高胆红素血症光疗（胆红素最高 294μmol/L）入院治疗。

家族史： 父母均体健，无特殊病史。

体格检查： HR 120 次/分，R 34 次/分，BP 85/45mmHg，体重 7.77kg，身长 65.2cm，坐高 41cm，头围 43cm。神志清楚，反应可。全身未见皮肤黄染及湿疹，头颅无包块，无颅骨软化，前囟平软 1.8cm。口唇稍苍白，未出牙，腭弓正常，耳位正常，鼻居中，无鼻翼扇动，呼吸平稳，双肺呼吸音清，未闻及啰音。心音有力，未闻及杂音。腹部软，肠鸣音正常。颈软，巴氏征及克氏征均阴性，未引出病理征，肌力及肌张力正常。现患儿可扶坐，认生。双下肢等长，双侧腿纹不对称，双髋外展 90°，大小阴唇未见粘连。

二、思考题

1. 在该儿童体格生长评价中，能反映近期营养状况的指标是

A. 体重　B. 身长　C. 顶臀长　D. 头围　E. 腰臀比

2. 对该儿童体格生长水平评价时应选择以下哪种参考标准更为恰当

A. Fenton 曲线图（女孩）　B. WHO 0 ～ 5 岁儿童生长曲线图（女孩）

C. 中国九城市儿童生长曲线图（女孩）　D. 四川省儿童体格数据统计结果

E. 该出生医院的儿童体格数据统计结果

3. 对该儿童匀称度评价错误的是

A. 该儿童坐高/身高比例正常，反映其体型匀称度正常

B. 坐高/身高的比值小于或等于人群正常参考值为身材匀称

C. 坐高/身高比例异常可能患有内分泌及骨骼发育异常疾病

D. 2 岁以内的儿童体型匀称度由身高别体重进行评价

E. 2 岁以后的儿童体型匀称度由 BMI 值进行评价

4. 根据 0 ～ 18 岁儿童青少年身高、体重百分位数值表评价儿童体格生长数据，体重 7.77kg（P_{50}），身长 65.2cm（P_{25}），坐高 41cm（坐高/身高 6 月龄正常参考值 0.645），头围 43cm（P_{50} ～ P_{75}），

该患儿的诊断中正确的是
A. 基于该儿童的身长增长速度评价，生长速度低于正常水平
B. 该儿童的生长水平评价，其体重为轻度低体重
C. 该儿童的生长水平评价，其身长为异常
D. 该儿童的坐高/身高比例正常提示身材匀称度正常
E. 该儿童头围为 43cm（$> P_{50}$）提示有脑积水
5. 该儿童纯母乳喂养至 6 月龄，关于母乳喂养以下说法正确的是
A. 根据 WHO 的建议，该儿童母亲如果母乳量不够，但是仍不能添加配方奶
B. 母乳内含有丰富的维生素 D，因此不需要额外补充
C. 母乳中含有丰富的维生素 K，因此不需要额外补充
D. 母乳中酪蛋白多，乳清蛋白少，因此含磷少，乳凝块小
E. 母乳中含有不饱和脂肪酸多，颗粒小，易于吸收
6. 关于 0 ～ 6 月龄儿童母乳喂养方式描述错误的是
A. 1 ～ 2 月龄儿童日间＜ 2 小时哺乳 1 次
B. 1 ～ 2 月龄儿童日间如果长达 7 小时不进食，才需要唤醒儿童，避免摄入量不够
C. 1 ～ 2 月龄儿童的夜间哺乳间隔时间可延长，约 4 ～ 5 小时
D. 1 ～ 2 月龄儿童如喂养期间含乳头时间较长（＞ 30 分钟/次），或喂哺频率过多情况（每小时 1 次）是正常的按需喂养
E. 对于早期喂养的儿童，应该正确并积极回应饥饿及饱腹信号以便建立良好的应答
7. 针对该儿童目前膳食指导正确的是
A. 6 月龄后需加用配方奶喂养　　B. 可以添加强化铁的米粉
C. 给予纯大米粥喂养　　D. 予以肉糜喂养
E. 可以给予指状饼干食物
8. 对该儿童进行神经发育评估，无法测评的方面是
A. 大运动　　B. 语言　　C. 精细运动　　D. 个人-社会行为
E. 推理能力
9. 如本次儿童保健对该儿童进行诊断性神经发育评估，你可以选择以下哪项评估工具
A. 韦氏智力量表　　B. 斯坦福-比奈智力量表
C. Gesell 发育量表　　D. 20 项神经运动检查
E. 皮博迪图片词汇测验（PPVT）
10. 本次儿童保健包含眼保健内容，不包含
A. 眼外观检查　　B. 视物行为观察　　C. 眼位检查　　D. 斜视检查　　E. 眼球运动检查
11. 儿童查体时发现口唇稍苍白，结合 0 ～ 6 岁儿童保健技术规范，该儿童应该首先完成的初步辅助检查是
A. 血清铁　　B. 血常规　　C. 肝功能　　D. 过敏原
E. 地中海贫血基因筛查
12. 结合 11 题的辅助检查，该儿童诊断为轻度贫血（细胞形态为小细胞低色素），为进一步明确诊断，追问病史，不支持目前诊断的是
A. 儿童急性消化道出血史　　B. 儿童母亲孕晚期有缺铁性贫血
C. 儿童母亲哺乳期间未摄入红肉类及肝脏类食物，以蔬菜为主
D. 儿童母亲孕晚期 Hb 90g/L，细胞形态为小细胞低色素
E. 儿童母亲孕晚期血清铁 3.5mg/dl
13. 儿童母亲询问，该儿童腿纹不对称，你的处置不正确的是
A. 追问该儿童是否为臀位生产　　B. 追问既往家族里是否有发育性髋关节发育不良的病史

C. 查体看双下肢是否等长　　D. 查体看 Ortolani 征及 Barlow 试验是否阳性
E. 告诉患儿家属孩子是发育性髋关节发育不良
14. 作为儿童保健科医师，你对该儿童在目前年龄段的保健建议错误的是
A. 加强营养和生活护理　　B. 及时添加辅食
C. 有计划地预防接种　　D. 预防畸形发生　　E. 定期体检
15. 作为儿童保健科医生，你对该儿童的大运动发育指导意见正确的是
A. 训练儿童独坐　　B. 训练儿童扶站
C. 训练儿童扶走　　D. 训练儿童爬　　E. 训练儿童抓握小木块

（李晋蓉　高晓琳）

第 6 章　儿童营养与营养障碍疾病

第 1 节　营养性维生素 D 缺乏性佝偻病

一、病历资料

基本信息： 患儿，男，1 岁 8 月龄。

主诉： 走路易跌倒 1 个月。

现病史： 1 个月前，患儿无明显诱因出现行走、跑时容易跌倒，家长觉患儿步态欠协调。病前无明显外伤史；未诉活动时腿部疼痛，无跛行，无肢体乏力等；活动耐量正常。近期无呼吸道感染、发热、吐泻等不适。为明确病因，于我院门诊就诊。患病以来，食欲一般，精神、大小便正常。体重正常增长。

既往史： 8 月龄时因母乳不足，添加配方奶粉喂养时出现全身急性荨麻疹，当地医院诊断“牛奶蛋白过敏”，此后少许母乳喂养加辅食喂养，10 月龄断母乳至今未予喂养乳制品。余否认肝炎、结核等传染病病史，按计划接种疫苗。

个人史： G1P1，38 周顺产，出生过程顺利，否认缺氧窒息抢救史。体格发育评价（五等级划分法）为中等，运动、语言、认知发育与同龄儿相仿。

家族史： 否认家族中遗传性疾病、发育迟缓、肿瘤等病史。

体格检查： T 36.5℃，P 90 次/分，R 26 次/分。身高 82cm（P_{25}～P_{50}），体重 10.8kg（P_{25}～P_{50}）。神志清楚，精神状态好。面色红润，皮肤无皮疹、瘀斑瘀点；浅表淋巴结不大；心、肺、腹部及神经系统查体未见异常。头颅外观呈“方颅”，前囟 1cm×1cm，平软。轻度鸡胸。双上肢未见形态异常；双下肢 X 形腿，站立位双踝间距约 10cm，双足轻度足外翻。四肢关节无红肿、压痛，活动可；双下肢等长，髋关节外展 85°；脊柱无明显侧弯，四肢肌力、肌张力正常。诊间观察患儿行走时见双膝碰触摩擦，步态欠稳。

实验室检查： 暂缺。

二、思　考　题

1. 针对该患儿的临床问题，需要追问哪些病史（可多选）
A. 膳食中钙磷制品摄入情况　　B. 维生素 D 补充情况
C. 户外活动时长　　D. 有无服用糖皮质激素等特殊药物
E. 母亲孕期、哺乳期有无正规补充钙剂及维生素 D
2. 追问病史，患儿自幼不规律口服维生素 D，当地气候阴冷，户外活动少。平素较偏食，肉类、蛋类摄入少，不喝奶。母亲回顾其孕期曾有小腿“抽筋”史。结合上述信息，该患儿临床诊断最

可能的是

A. 先天性髋关节发育不良　　B. 髋关节滑膜炎

C. 营养性维生素D缺乏性佝偻病　　D. 类风湿关节炎　　E. 病毒性肌炎

3. 患儿母亲孕期及哺乳期的哪项行为可能增加患儿患病风险

A. 孕期每日摄入奶制品500ml　　B. 孕期每日补充维生素D 800IU

C. 孕期每日摄入均衡的主食、肉类及蔬果

D. 哺乳期因发现婴儿牛奶蛋白过敏，故回避所有奶制品摄入，但未加强钙剂补充

E. 哺乳期每日补充维生素D 800IU

4. 该患儿查体发现头颅呈“方颅”表现，以下说法错误的是

A. 需立即完善头颅CT排除脑积水　　B. 头围可能较大

C. 从上往下观察患儿头颅形态类似“方盒样”

D. 该颅骨形态通常不会引起脑部功能损害

E. 该形态异常大约在8～10月龄时已经出现

5. 维生素D缺乏性佝偻病活动期常见的骨骼异常包括以下哪些（可多选）

A. 乒乓颅　　B. 前囟早闭　　C. X形腿　　D. 肋骨串珠　　E. 漏斗胸

6. 追问病史，患儿婴儿期曾有明显夜间睡眠不安、烦躁多汗、摇头表现，属于该疾病的哪个期

A. 初期　　B. 活动期　　C. 激期　　D. 恢复期　　E. 后遗症期

7. 关于X形腿的说法，以下正确的是（可多选）

A. X形腿又称为膝内翻　　B. X形腿又称为膝外翻

C. 因佝偻病性骨质软化及关节松弛导致下肢股骨、胫骨、腓骨承重能力差

D. 此类畸形可伴下肢长骨青枝骨折

E. 长期严重的X形腿畸形可导致膝关节滑膜、半月板等损伤

8. 根据患儿病情，建议安排哪些实验室检查（可多选）

A. 下肢长骨X线摄片　　B. 肝肾功能检查

C. 血清钙、血清磷及碱性磷酸酶水平测定　　D. 血清25(OH)D_3水平测定

E. 血常规检查

9. 上述各项实验室检查中，对维生素D缺乏性佝偻病早期诊断最灵敏的指标是

A. 下肢长骨X线摄片　　B. 肝肾功能检查

C. 血清钙、血清磷及碱性磷酸酶水平测定　　D. 血清25(OH)D_3水平测定

E. 血常规检查

10. 若患儿行下肢长骨X线摄片，可能见到的影像学改变有哪些（可多选）

A. 骨骺软骨带变窄（小于2mm）　　B. 骨骺钙化带消失

C. 骨质疏松，骨干弯曲。可伴无症状青枝骨折　　D. 骨皮质增厚

E. 骨骺端钙化带消失，呈杯口状、毛刷状改变

11. 若患儿以X形腿、鸡胸等骨骼畸形就诊，但查血清25(OH)D_3水平正常，以下的鉴别诊断思路错误的是

A. 查肾功能。若有慢性肾功能不全，进一步查血清钙、血清磷水平，若呈高磷低钙表现，警惕肾性佝偻病

B. 查血清钙、血清磷水平。若两者显著降低，进一步查1,25-$(OH)_2D_3$，若明显升高，警惕维生素D依赖性佝偻病Ⅱ型

C. 查血尿pH。若血pH降低，尿pH升高，警惕远端肾小管性酸中毒

D. 查血尿pH。若血pH升高，尿pH降低，警惕远端肾小管性酸中毒

E. 查血清钙、血清磷水平。若血清钙正常，血清磷显著降低，进一步查尿磷，若显著升高，警惕低血磷性抗维生素D佝偻病

12. 患儿血 25(OH)D_3 水平检测值为 6ng/ml，下列哪项举措是不恰当的
A. 嘱患儿加强户外活动，行日光浴
B. 评估牛奶蛋白过敏现状，给予适合患儿体质的配方奶喂养，改善肠道功能
C. 建议增加含钙丰富的饮食摄入量，如豆制品、虾皮等
D. 给予每日 2000IU 维生素 D 口服　　E. 给予每日 400IU 维生素 D 口服
13. 患儿遵医嘱予维生素 D 及钙剂正规治疗，1 个月后复查相关血生化检查，下列哪种结果不合理
A. 25(OH)D_3 水平升至 18ng/ml　　B. 血清钙正常　　C. 甲状旁腺素明显升高
D. 血清磷正常　　E. 血清碱性磷酸酶水平正常或稍高
14. 该患儿在治疗过程中的注意事项，以下说法错误的是
A. 在补充维生素 D 制剂的过程中，应同时补充钙剂
B. 由于每日服用维生素 D 剂量大，需定期监测血 25(OH)D_3 水平，避免过量或中毒
C. 患儿 X 形腿畸形应严格制动，避免膝关节磨损
D. 患儿 X 形腿畸形可寻求外科协助矫形
E. 给予维生素 D 治疗后，患儿下肢骨骼弯曲可能无法得以明显缓解
15. 若患儿父母有二胎生育需求，应向其家长做哪些重要疾病宣教（可多选）
A. 维生素 D 是钙吸收利用的基础，对骨骼及肌肉健康有重要作用
B. 维生素 D 应在孕期即开始强化补充
C. 天然食物中维生素 D 含量甚少，故婴儿出生后应规律口服维生素 D 制剂。建议＜1 岁口服 400IU/d，＞1 岁口服 600IU/d
D. 增加户外日光浴有助于皮肤合成维生素 D　E. 维生素 D 服用到 3 岁即可

（卢　游　高晓琳）

第 2 节　蛋白质-能量营养不良

一、病历资料

基本信息： 患儿，女，9 月龄。

主诉： 奶量进行性下降伴生长缓慢 6 个月。

现病史： 6 个月前（3 月龄时），因母亲母乳量不足，开始添加配方奶混合喂养。喂养形式为白天奶粉奶瓶喂养，夜间母乳亲喂。此后患儿食欲逐渐下降，表现为对配方奶不感兴趣，偏好母乳亲喂。母亲估计每日摄入奶量从 800 ～ 900ml，减少至每日约 400 ～ 500ml（其中配方奶量约 200 ～ 300ml，余为母乳亲喂估计奶量）。日间尤其不愿进食，夜间哺乳次数较前增加，约 3 ～ 5 次。不伴呕吐、腹泻、发热、皮疹等不适。同期（3 月龄起）儿童保健发现生长速度减缓。3 ～ 6 月龄体重共增长 1kg，身长增长 6cm。3 个月前（6 月龄）开始添加辅食 1 顿，含米粉、菜泥、果泥，目前暂未添加蛋黄、肝脏、肉类等。患儿表现出不喜辅食，进食量少，含着食物不吞咽，强制喂养时有恶心反应。6 ～ 9 月龄体重共增长 0.4kg，身长增长 2cm。现为进一步诊治来我院门诊就诊。

患病以来，精神尚可，大小便量较少，小便色泽偏黄。夜间睡眠不安，易醒，醒后需用哺乳作为安抚。近期 2 次上呼吸道感染，病程 3 ～ 5 天痊愈。食纳及体重、身长变化如上述，每日服用维生素 D 制剂 400IU。

既往史： 新生儿期因“黄疸”予蓝光照射治疗 3 天。余否认肝炎、结核等传染病病史，按计划接种疫苗。

个人史： G1P1，40 周顺产，Apgar 评分 1-5-10 分钟分别为 10-10-10 分。出生体重 2.35kg，出生身长 47cm。3 月龄时，体重 5.55kg（较出生时增长 3.2kg），身长 60cm（较出生时增长 13cm）。

家族史： 否认家族中有遗传代谢性疾病、发育迟缓、恶性肿瘤等病史。

体格检查： T 36.5℃，P 105 次/分，R 30 次/分。神志清楚，精神可。皮肤色泽苍黄、干燥，未见皮疹、瘀斑瘀点；浅表淋巴结不大。前囟 1.5cm×1.5cm，平软。心、肺、腹部及神经系统查体未见明显异常。诊间行为观察：唤名有反应，眼神交流可；可无意识发“ba、ma”等音节；懂“再见”指令；能独坐稳、爬行及扶站。

实验室检查： 暂缺。

二、思　考　题

1. 常用的儿童体格发育测量指标包括（可多选）

A. 体重　B. 身长/身高　C. 头围　D. 胸围　E. 顶臀长/坐高

2. 本例患儿在体格检查过程中，还需要重点关注哪些体征（可多选）

A. 视听追随能力

B. 口腔内部包括黏膜、舌、腭及咽部等结构及功能检查

C. 皮肤弹性、皮下脂肪厚度

D. 颜面、四肢水肿情况

E. 骨关节活动度

3. 根据病史提供的体格指标数据，可得到患儿 9 月龄就诊时的体重及身长分别为

A. 体重 5.95kg，身长 58cm

B. 体重 6.95kg，身长 68cm

C. 体重 7.95kg，身长 78cm

D. 体重 8.95kg，身长 88cm

E. 无法计算

4. 根据我国 2005 年九城市儿童体格发育调查数据制定的 0 ～ 12 月龄女性儿童身高、体重标准差单位数值表，代入该患儿目前体格指标数据，其发育评价正确的描述为

2005 年中国九城市 0 ～ 12 月龄女童身高、体重标准差单位数值表

月龄	–3SD		–2SD		–1SD		中位数		+1SD		+2SD		+3SD	
	身高（cm）	体重（kg）	身高（cm）	体重（kg）	身高（cm）	体重（kg）	身高（cm）	体重（kg）	身高（cm）	体重（kg）	身高（cm）	体重（kg）	身高（cm）	体重（kg）
出生	44.7	2.26	46.4	2.54	48.0	2.85	49.7	3.21	51.4	3.63	53.2	4.10	55.0	4.65
2	51.1	3.72	53.2	4.15	55.3	4.65	57.4	5.21	59.6	5.86	61.8	6.60	64.1	7.46
4	56.7	4.93	58.8	5.48	61.0	6.11	63.1	6.83	65.4	7.65	67.7	8.59	70.0	9.66
6	60.1	5.64	62.3	6.26	64.5	6.96	66.8	7.77	69.1	8.68	71.5	9.73	74.0	10.93
9	63.7	6.34	66.1	7.03	68.5	7.81	71.0	8.69	73.6	9.70	76.2	10.86	78.9	12.18
12	67.2	6.87	69.7	7.61	72.3	8.45	75.0	9.40	77.7	10.48	80.5	11.73	83.4	13.15

A. 体重＜ –3SD，身长＜ –3SD

B. –3SD ＜体重＜ –2SD，–3SD ＜身长＜ –2SD

C. –3SD ＜体重＜ –2SD，–2SD ＜身长＜ –1SD

D. –2SD ＜体重＜ –1SD，–2SD ＜身长＜ –1SD

E. –1SD ＜体重＜中位数，–1SD ＜身长＜中位数

5. 根据下面给出的体格数据表，针对该患儿的体格评价错误的是

2005 年中国九城市 0 ～ 12 月龄女童身高、体重百分位数值表

月龄	P_3		P_{10}		P_{25}		P_{50}		P_{75}		P_{90}		P_{97}	
	身高（cm）	体重（kg）	身高（cm）	体重（kg）	身高（cm）	体重（kg）	身高（cm）	体重（kg）	身高（cm）	体重（kg）	身高（cm）	体重（kg）	身高（cm）	体重（kg）
出生	46.6	2.57	47.5	2.76	48.6	2.96	49.7	3.21	50.9	3.49	51.9	3.75	53.0	4.04
2	53.4	4.21	54.7	4.50	56.0	4.82	57.4	5.21	58.9	5.64	60.2	6.06	61.6	6.51
4	59.1	5.55	60.3	5.93	61.7	6.34	63.1	6.83	64.6	7.37	66.0	7.90	67.4	8.47
6	62.5	6.34	63.9	6.76	65.2	7.21	66.8	7.77	68.4	8.37	69.8	8.96	71.2	9.59
9	66.4	7.11	67.8	7.58	69.3	8.08	71.0	8.69	72.8	9.36	74.3	10.01	75.9	10.71
12	70.0	7.70	71.6	8.20	73.2	8.74	75.0	9.40	76.8	10.12	78.5	10.82	80.2	11.57

A. 按患儿的出生身长、体重水平来评估，属小于胎龄儿
B. 该患儿 6 月龄身长水平位于 $P_{10} \sim P_{25}$
C. 该患儿 9 月龄身长水平属中下等（五等级划分法）
D. 该患儿 9 月龄体重水平属下等
E. 表中的数据不能显示身长别体重的水平
6. 根据以下数据表格，可得出的信息正确的是（可多选）

WHO 女童身长别体重标准差数值表

身长（cm）	–3SD	–2SD	–1SD	中位数	+1SD	+2SD	+3SD
67.0	5.8	6.3	6.9	7.5	8.3	9.1	10.0
67.5	5.9	6.4	7.0	7.6	8.4	9.2	10.2
68.0	6.0	6.5	7.1	7.7	8.5	9.4	10.3
68.5	6.1	6.6	7.2	7.9	8.6	9.5	10.5

A. 患儿 9 月龄时，–3SD ＜身长别体重＜ –2SD
B. 患儿 9 月龄时，–2SD ＜身长别体重＜ –1SD
C. 患儿 9 月龄时，–1SD ＜身长别体重＜中位数
D. 患儿 9 月龄时，身长别体重属下等（五等级划分法）
E. 患儿 9 月龄时，身长别体重属中下等（五等级划分法）
7. 关于 5 岁以下儿童营养不良的描述，以下正确的是（可多选）
A. 病史中喂养史、疾病史以及体重、身高（长）的变化值在诊断中有重要作用
B. 营养不良分为低体重、生长迟缓、消瘦三种常见类型
C. 若体重低于同年龄、同性别人群均值–2SD 以下，为低体重
D. 若身高（长）低于同年龄、同性别人群均值–3SD 以下，为中度生长迟缓
E. 若体重低于同年龄、同性别人群均值–3SD 以下，为重度消瘦
8. 根据该患儿体格指标的评价，以下描述错误的是
A. 该患儿可诊断为营养不良（低体重）
B. 该患儿可诊断为营养不良（生长迟缓）
C. 该患儿为中度低体重
D. 该患儿不能诊断为生长迟缓
E. 该患儿不能诊断为消瘦
9. 导致该患儿营养不良的主要原因应为
A. 睡眠不安
B. 疾病消耗过多
C. 营养吸收障碍
D. 能量供应不足
E. 辅食添加时机不当
10. 关于该患儿食量下降，以下描述正确的是（可多选）
A. 奶量及辅食量摄入不足，导致热量供应减少
B. 患儿对奶瓶接受度差，可能是奶量下降的原因之一
C. 白天喂养不足，可能是夜间需要频繁哺乳的原因之一
D. 患儿口腔咀嚼功能发育不足，可能是辅食摄入不足的原因之一
E. 除喂养行为不当之外，需排除其他疾病所致的食量下降
11. 针对该患儿的治疗方案，下列说法错误的是
A. 建议将母乳吸出用奶瓶喂养，统一喂养工具，不足部分用配方奶补充
B. 可在母乳中添加母乳强化剂，和（或）将普通配方奶换为早产儿配方奶喂养患儿，以促进体重追赶
C. 辅食中应添加蛋、肉等动物性食品
D. 建议患儿进行口腔咀嚼、吞咽功能评估及训练

E. 为保证每日奶量摄入充分及夜间睡眠质量，建议母亲继续夜间哺乳 3 ～ 5 次

12. 针对患儿目前情况，还需要完善什么实验室检查（可多选）

A. 血清总蛋白、白蛋白水平　　B. 甲状腺功能　　C. 血糖水平

D. 血常规、铁代谢　　E. 叶酸、维生素 B_{12} 水平

13. 患儿血常规检查结果显示：WBC $4.7×10^9/L$，中性粒细胞、淋巴细胞占比均在正常范围；Hb 98g/L，平均血细胞比容（MCV）70.3fl↓，平均红细胞血红蛋白（MCH）23.8pg↓，平均红细胞血红蛋白浓度（MCHC）308g/L↓，红细胞体积分布宽度（RDW）19%↑；PLT $180×10^9/L$。其父母近期血常规均正常。以下说法错误的是（可多选）

A. 患儿存在小细胞低色素性贫血　　B. 患儿贫血程度为中度

C. 营养性贫血是营养不良患儿常见的并发症

D. 生理性贫血是本例患儿血红蛋白下降的主要原因

E. 本例患儿应在增加食物能量供给的同时，补充铁剂

14. 患儿遵医嘱瓶喂母乳及配方奶，每日奶量上升至约 700ml，约 3 ～ 4 小时喂养 1 次。添加一顿辅食，在米粉、菜泥、果泥的基础上增加了数种肉类及蛋。补充铁剂 4mg/（kg•d）。1 个月后（10 月龄）门诊随访，以下描述不恰当的是

A. 体重较上次就诊增长 0.3kg　　B. 身长较上次就诊增长 1cm

C. 皮下脂肪较前增厚　　D. 血红蛋白上升至 105g/L

E. 治疗有效，建议继续目前奶及辅食喂养

（卢　游　高晓琳）

第 7 章　新生儿与新生儿疾病

第 1 节　新生儿缺氧缺血性脑病（新生儿窒息）

一、病历资料

患儿，女，4 小时 15 分钟，因“窒息复苏后反复抽搐 3^+小时”入院。

患儿系 G3P2，孕 40^{+1} 周因“胎儿宫内窘迫（产前发现胎心减慢、持续低于 100 次/分）”于外院急诊剖宫产娩出，出生体重 3150g，Apgar 评分 1-5-10 分钟分别为 2（呼吸、心率各 1 分）-4（心率 2 分、呼吸及反射各 1 分）-8 分（肌张力及呼吸各减 1 分）。否认胎膜早破，脐带绕颈 3 周伴脐带扭转 28 圈，羊水Ⅱ度污染。生后患儿自主呼吸弱、心率约 70 ～ 80 次/分，立即予以清理呼吸道、面罩正压给氧等处理后，患儿自主呼吸不规则、肌张力差，转入出生医院儿科后予以经鼻连续气道正压通气（nasal continuous positive airway pressure，nCPAP）。入院前 3^+ 小时（患儿生后 2 小时内）出现抽搐，表现为双眼凝视、肢体强直，伴双手握拳及双下肢踏车样动作，伴面色发绀、口吐白沫，持续约 1 分钟缓解，缓解后反应差、刺激后哭声弱。类似抽搐反复发生，间隔时间不详，于当地医院予以“苯巴比妥 60mg”静脉缓推后仍有类似发作，故转我院进一步治疗。病程中患儿无发热、体温不升、呻吟、呼吸困难等表现。生后尚未开奶，胎便及初尿已解。

个人史： 围产期情况见现病史描述。生后尚未接种乙肝疫苗，已注射维生素 K_1。生后未开奶，大小便均已解。

家族史： 母血型 B 型 RhD 阳性，孕期定期产检，未提示异常，既往体健，既往孕 2 次，产 1 次，人工流产 1 次。父血型不详，既往体健。哥哥 5 岁，体健。

体格检查： T 36.7℃，HR 110 次/分，R 35 次/分，BP 72/36mmHg。足月成熟儿貌，反应欠佳，

刺激后哭声小。于nCPAP辅助通气下未见明显皮肤发绀，导管前后氧饱和度均为95%、无明显差异。躯干部散在少许出血点。前囟平软，双瞳孔等大等圆，直径约2.5mm、对光反射稍迟钝。呼吸欠规则，双肺呼吸音粗，未闻及干湿啰音。心率慢、律齐，心音有力，心前区未闻及确切杂音。腹软，肠鸣正常，肝于肋下2cm触及、质软，脾未触及。四肢肌张力阵发性增高，觅食、吸吮、握持反射均减弱。

辅助检查： 脐动脉血气分析示pH 6.95，$PaCO_2$ 65mmHg，BE –15mmol/L；外院血常规示WBC 32.9×10^9/L，N 0.73，Hb 156g/L，PLT 92×10^9/L，C反应蛋白（CRP）< 0.5mg/L。

二、思 考 题

1. Apgar评分的内容包括哪些（可多选）

A. 呼吸　B. 心率　C. 反射（弹足底或插鼻管反应）

D. 肌张力　E. 哭声

2. 新生儿窒息可造成哪些表现（可多选）

A. 颅内出血　B. 心律失常　C. 高血糖　D. 血小板减少　E. 低血糖

3. 新生儿窒息发生缺氧缺血时，不同组织细胞及器官中对缺氧最为敏感的是

A. 心肌细胞　B. 肾上腺　C. 肝细胞　D. 脑细胞　E. 骨骼肌细胞

4. 新生儿缺氧缺血性脑病（hypoxic ischemic encephalopathy，HIE）发生时，脑组织代谢改变包括了哪些方面（可多选）

A. 细胞膜钠-钾泵、钙泵功能不足，使Na^+、水进入细胞内，造成细胞毒性水肿

B. 钙通道开启异常，大量Ca^{2+}外流，造成脑细胞损伤

C. 脑血流再灌注致使氧自由基产生　D. 兴奋性氨基酸在细胞外聚集产生毒性作用

E. 脑组织无氧酵解增加，组织中乳酸堆积，能量产生急剧减少，脑细胞死亡

5. 从目前的情况看，为确诊HIE，主要需与哪些情况相鉴别（可多选）

A. 产伤所致的惊厥　B. 电解质紊乱

C. 宫内感染所致脑损伤　D. 遗传代谢性疾病

E. 先天性颅脑结构异常

6. 根据患儿入院时的初步检查结果来看，考虑HIE的程度为

A. 轻度　B. 中度　C. 重度　D. 需根据头颅影像学结果分度

E. 只能依据脑电图情况进行分度

7. 患儿入院后仍有惊厥发作，此时的处理可选用（可多选）

A. 若与上次苯巴比妥使用时间间隔1小时后仍有惊厥发作，可考虑再次给予30mg

B. 惊厥顽固者可考虑加用咪达唑仑静脉滴注

C. 若存在肝功能损伤，苯巴比妥剂量需减半

D. 顽固惊厥者还可以考虑加用水合氯醛灌肠

E. 需注意避免输液过量加重脑水肿

8. HIE的治疗包括下列哪些内容（可多选）

A. 维持良好的通气功能，保证PaO_2 > 60 ～ 80mmHg，且$PaCO_2$和pH在正常范围

B. 维持良好的灌注，避免脑灌注过低、过高或波动

C. 控制惊厥发作，有助于降低脑细胞代谢

D. 控制脑水肿，对于颅内压增高者可选用呋塞米

E. 亚低温治疗是国内外唯一证实其安全性、有效性的治疗措施

9. 以下关于亚低温治疗的说法，正确的是

A. 使用人工诱导的方法将体温下降，温度越低效果越好

B. 所有 HIE 的患儿均需进行亚低温治疗
C. 亚低温治疗的时间窗为生后 72 小时内
D. 可采用头部亚低温或全身亚低温
E. 亚低温可减少 HIE 的病死率，但对伤残率无影响
10. HIE 的预后与下列哪些因素有关（可多选）
A. Apgar 评分　　B. 羊水的污染程度
C. 抢救是否及时　　D. 复苏过程的正确性　　E. HIE 的分度
11. 关于 HIE 患儿的神经影像学检查，下列说法错误的是
A. B 超具无创、可床旁实施的特点，可在病程早期进行（72 小时内）并动态监测
B. 头颅 CT 对颅内出血、脑水肿、脑梗死均有较高参考作用，应尽早进行
C. 头颅 MRI 对矢状旁区损伤尤为敏感，应尽早进行
D. 磁共振弥散加权成像对早期缺血脑组织的诊断更敏感
E. 对于矢状旁区损伤，B 超不敏感
12. 防治围生期窒息是预防 HIE 的关键。以下哪些是新生儿窒息的危险因素（可多选）
A. 孕母妊娠合并糖尿病　　B. 孕母被动吸烟　　C. 脐带脱垂
D. 巨大儿　　E. 剖宫产
13. 可能提示胎儿宫内窘迫的线索包括（可多选）
A. 胎动增加　　B. 胎动消失
C. 胎心率减慢（＜ 100 次/分）　　D. 胎心率增快（≥ 160 次/分）　　E. 羊水粪染
14. 正确的新生儿复苏是改善窒息新生儿预后的关键之一。依据我国现行的《中国新生儿复苏指南》，在窒息复苏的全过程中应对哪些指标进行评估以便决策（可多选）
A. 呼吸　　B. 心率　　C. 血氧饱和度　　D. 肌张力　　E. 对刺激的反应
15. 新生儿复苏过程中进行正压通气的指征包括（可多选）
A. 心率＜ 100 次/分　　B. 呼吸暂停或喘息样呼吸
C. 不伴呼吸困难的发绀　　D. 羊水粪染的有活力新生儿
E. 所有早产的婴儿

（杨晓燕　高晓琳　母得志）

第2节　新生儿黄疸（新生儿溶血病、母乳性黄疸）

一、病历资料

患儿，男，3 天 12 小时，因“发现皮肤黄染 2^{+}天”入院。

入院前 2^{+}天（患儿生后未满 24 小时），发现患儿皮肤黄染，经皮测胆红素值为 10.1mg/dl，未予特殊处理。患儿皮肤黄染呈进行性加重，入院前 1 天查血胆红素为“总胆红素 289μmol/L、非结合胆红素 278μmol/L”，并出现反应差及可疑双眼凝视，来我院门诊就诊，以“新生儿高间接胆红素血症”收入病房。病程中患儿无发热、肢体抽动、拒奶等表现。大便已转黄、略稀，小便色黄。

个人史：G2P1，孕 38 周顺产，出生体重 3.79kg，Apgar 评分 1-5-10 分钟均为 10 分。胎膜早破 5 小时，否认脐带绕颈及胎盘异常，羊水清亮。生后予以乙肝疫苗接种，已注射维生素 K_1。生后半小时开奶、纯母乳喂养，按需喂养（具体喂养量不详），喂养间隔时间 2 ～ 3 小时。生后 12 小时内解胎便及小便，大便已于昨日转黄。

家族史：母血型 O 型 RhD 阳性，孕期定期产检未提示异常，既往体健，既往孕 1 次，自然流产（原因不详）。父血型 AB 型 Rh 血型不详，既往体健。

体格检查：T 37.8℃，HR 165 次/分，R 55 次/分，BP 69/38mmHg，入院体重 3.60kg。足月成熟儿貌，反应欠佳，哭声单一。全身皮肤呈重度黄染、手足心均可见黄染，躯干部皮肤见红色斑丘疹、部分皮疹融合。前囟平软，巩膜黄染。双肺呼吸音清，未闻及干湿啰音。心律齐，心音有力，心前区未闻及确切杂音。腹软，肠鸣正常，肝于肋下 2.5cm 触及、质软，脾未触及。四肢肌张力增高，觅食、握持反射均减弱。

辅助检查：血常规示 WBC 19.2×10^9/L，N 0.85，Hb 125g/L，PLT 206×10^9/L，网织红细胞百分比 7.5%，CRP 12.5mg/L；总胆红素 405μmol/L、非结合胆红素 399μmol/L。

二、思 考 题

1. 该患儿黄疸最可能的原因是什么

A. 母乳喂养性黄疸　B. 胎便排除延迟导致的黄疸　C. 生理性黄疸　D. 血型不合溶血病性黄疸　E. 母乳性黄疸

2. 该病最需要与哪些疾病相鉴别（可多选）

A. 早发型败血症的黄疸　B. 葡萄糖 -6- 磷酸脱氢酶（G6PD）缺乏症　C. 红细胞增多症　D. Lucey-Driscoll 综合征　E. 胆道闭锁

3. 为明确诊断，此刻还需要进行哪些检查（可多选）

A. G6PD 水平测定　B. 血培养　C. 改良直接抗人球蛋白试验　D. 放散试验　E. 血气分析

4. 从患儿入院时的初步检查结果来看，目前的治疗可选用（可多选）

A. 蓝光光照治疗　B. 换血治疗　C. 口服药物退黄　D. 使用利尿剂加速胆红素排出　E. 静脉注射免疫球蛋白

5. 如患儿需要换血，如何首选备血

A. 选择患儿同型的红细胞悬液及新鲜冰冻血浆
B. 选择 O 型洗涤红细胞及新鲜冰冻血浆
C. 选择患儿母亲同型的红细胞悬液及新鲜冰冻血浆
D. 选择 O 型的红细胞悬液及 AB 型新鲜冰冻血浆
E. 选择 AB 型的红细胞悬液及 O 型新鲜冰冻血浆

6. 换血治疗的目的包括哪些（可多选）

A. 补充白蛋白水平，增加胆红素的转运　B. 换出血中胆红素，防止胆红素脑病的发生　C. 纠正贫血，防止心力衰竭　D. 换出血中致敏红细胞及抗体，减轻溶血　E. 补充营养，加速患儿恢复

7. 以下哪些是急性胆红素脑病的临床表现（可多选）

A. 嗜睡、反应差　B. 尖叫　C. 发热　D. 呼吸暂停　E. 角弓反张

8. 为保障患儿光疗的效果，下列哪些措施是必要的（可多选）

A. 脱去患儿全身衣物，在光疗时仅保留尿布及眼罩
B. 将蓝光光源尽可能接近患儿，间隔距离越小越好
C. 尽可能双面光疗，并可在床单元周围放置铝箔以加强光疗强度
D. 为防止青铜症，光疗时间不宜过长，每光疗 4 小时需停下来休息 1 小时
E. 可采用强光疗，即辐照度＞ 30μW/（cm^2•nm）

9. 光疗可能的不良反应包括哪些（可多选）

A. 一过性发热　B. 腹泻　C. 皮疹　D. 呼吸道感染　E. 青铜症

10. 典型的胆红素脑病后遗症包括哪些（可多选）

A. 手足徐动　B. 眼球运动障碍　C. 听觉障碍　D. 牙釉质发育不全　E. 角弓反张

11. 关于胆红素脑病的辅助诊断，以下说法正确的是
A. 胆红素脑病急性期的头颅MRI特征性表现为T_1序列双侧苍白球对称高信号
B. 急性期头颅MRI特征性表现的出现预示着患儿预后不良
C. 慢性胆红素脑病则表现为T_2序列双侧苍白球对称低信号
D. 脑干听觉诱发电位异常出现落后于头颅MRI改变
E. 脑干听觉诱发电位的损伤常为永久性的
12. 该患儿经换血及强光疗治疗后黄疸消退、贫血纠正，血培养阴性、G6PD水平正常，住院约1周出院。出院2周后再次于门诊就诊（就诊日龄为25天），家属诉患儿出院后继续纯母乳喂养、吃奶精神都好，但近2日再次出现皮肤黄染，复查血胆红素值为总胆红素280μmol/L、非结合胆红素270μmol/L，目前可能的原因为
A. 母乳性黄疸　B. 生理性黄疸　C. 新生儿肝炎综合征
D. 败血症所致黄疸　E. 血型不合溶血病性黄疸
13. 目前需完善的辅助检查包括
A. 复查血培养　B. 脑脊液检查　C. 肾功能检查　D. 痰培养检查
E. 无须其他检查
14. 目前的处理方案为
A. 入院接受蓝光光照治疗　B. 门诊随访、监测胆红素变化情况
C. 换血治疗　D. 口服苯巴比妥治疗
E. 抗感染治疗
15. 造成新生儿胆红素产生较多的原因包括哪些（可多选）
A. 红细胞破坏相对较多　B. 网状内皮系统过度活跃
C. 肝脏和其他组织中血红素较多　D. 骨髓红细胞前体较多
E. 红细胞寿命相对较短

（杨晓燕　高晓琳　母得志）

第3节　新生儿败血症（新生儿寒冷损伤综合征）

一、病历资料

患儿，男，15天，因“发现体温不升1^+天”入院。

入院前1^+天，家属发现患儿全身冰凉，自测体温无法测出，在家中予以保暖后体温仍无法测出，伴反应差、哭声弱、奶量下降，不伴抽搐、发热等表现，遂来我院。病后奶量明显下降、并有精神差，大便略稀，小便色黄、量少。

个人史： G2P2，孕39^{+5}周因“瘢痕子宫”剖宫产娩出，出生体重3.49kg，Apgar评分不详。否认胎膜早破及脐带绕颈，否认羊水污染。否认宫内窘迫及生后抢救史。生后半小时开奶，现为混合喂养、母乳为主，母乳量不详、配方奶约80ml/次（病后减至15ml/次），喂养间隔时间3～4小时。生后24小时内解第一次大小便，生后约3天大便转黄。

家族史： 母血型AB型RhD阳性，孕期定期产检，既往体健，既往孕1次、产1次。父血型A型Rh血型不详，既往体健。姐姐8岁，体健。

体格检查： T 30.0℃（肛温），HR 60次/分，R 20次/分，BP 62/30mmHg。足月成熟儿貌，反应差，刺激后哭声低。全身皮肤冷，面部、四肢及臀部均可扪及明显硬肿。前囟平软。呼吸欠规则，双肺呼吸音粗，未闻及干湿啰音。心律齐，心音稍低，心前区未闻及确切杂音。腹软，肠鸣稍弱，肝于肋下2cm、质软，脾未触及。四肢肌张力减低，觅食、握持反射明显减弱。

辅助检查： 暂缺。

二、思 考 题

1. 结合病史，该患儿发生低体温和硬肿症的最可能原因为

A. 寒冷及保温不足　　B. 严重感染　　C. 严重的颅脑疾病　　D. 新生儿呼吸窘迫综合征　　E. 新生儿呼吸暂停

2. 为明确诊断及制定进一步治疗方案，此时可考虑完善哪些检查（可多选）

A. 全血细胞计数及分类　　B.DIC 筛查　　C. 血清降钙素原　　D. 血培养　　E.C 反应蛋白

3. 此时的治疗措施包括（可多选）

A. 给予热量供应，从 50kcal/（kg•d）起始，缓慢增加至 100~120kcal/（kg•d）（1kcal=4190J）

B. 根据临床情况控制液体的输入速度及量　　C. 经验性选用头孢他啶联合氨苄西林抗感染

D. 准备逐步复温　　E. 纠正器官功能的紊乱

4. 患儿在入院后迅速出现了明显发绀，经皮氧饱和度约 60%，查体双肺可闻及明显湿啰音，很可能是发生了

A. 新生儿湿肺　　B. 新生儿重症肺炎　　C. 新生儿呼吸暂停　　D. 新生儿呼吸窘迫综合征　　E. 新生儿肺出血

5. 关于复温治疗，其中错误的处理手段为（可多选）

A. 通过提高环境温度来恢复和保持体温正常

B. 需在 6 ～ 12 小时内使体温恢复正常

C. 可采用热水袋、母亲的怀抱或预热至 36℃的暖箱等方式进行加热

D. 可采用腋温与肛温的差值来作为棕色脂肪产热状态的标志

E. 体温越低、复温越慢

6. 该患儿的硬肿分度应为

A. 轻度　　B. 轻—中度　　C. 中度　　D. 中—重度　　E. 重度

7. 在新生儿败血症诊治中，临床常用的非特异性检查包括哪些（可多选）

A. 外周血白细胞计数　　B. 杆状核/中性粒细胞比值　　C. 血小板计数　　D. C 反应蛋白（CRP）　　E. 血清降钙素原（PCT）

8. 患儿血常规结果提示 WBC 4.5×10^9/L，N 0.85，Hb 132g/L，PLT 72×10^9/L，CRP 132mg/L，PCT 52ng/ml。此时已按计划完成了复温后，下一步处理应为（可多选）

A. 继续注意监测并维持体温　　B. 控制输液速度及入量

C. 恰当地予以营养支持　　D. 维持水电解质酸碱平衡

E. 继续抗感染治疗，在情况允许时尽早完善脑脊液检查

9. 患儿血培养回示大肠埃希菌生长（ESBL 阴性；对头孢他啶、头孢曲松、美罗培南均敏感）。脑脊液检查示蛋白定性阳性，白细胞 20×10^6/L，蛋白 1.1g/L，糖 4.0mmol/L，氯化物 120mmol/L。目前的处理方案为（可多选）

A. 至少抗感染治疗 10 ～ 14 天

B. 停用氨苄西林，改为头孢他啶单药输注

C. 供给足够的热量和液体，维持内环境稳定

D. 若患儿经口喂养耐受，可考虑换为口服抗生素治疗

E. 注意保暖，继续监测体温

10. 新生儿易发生败血症的原因包括（可多选）

A. 新生儿皮肤角质层薄、黏膜柔嫩易损伤，屏障功能差

B. 淋巴结发育不全，缺乏吞噬细菌的过滤作用，不能将感染局限于局部淋巴结

C. 中性粒细胞产生及储备均少，趋化性及黏附性低下，吞噬和杀菌能力不足

D.IgG 主要来自母体，IgM 和 IgA 不能通过胎盘，体内含量低
E. 未曾接触特异性抗原，T 细胞为初始 T 细胞，产生细胞因子的能力低下，不能有效辅助 B 细胞、巨噬细胞、自然杀伤细胞和其他细胞参与免疫反应
11. 关于新生儿败血症的诊断，以下哪项说法是正确的
A. 只要血培养阳性就可以确诊败血症
B. 在留取尿培养标本时，最好从耻骨上膀胱穿刺取尿液
C. 新生儿生后 1 小时内外耳道分泌物培养阳性则可诊断为早发型败血症
D. 血培养和导管尖端培养结果不一致，提示多种细菌复合感染
E. 由于新生儿败血症临床表现不典型，故在诊断中无参考价值
12. 关于新生儿败血症的治疗，以下哪项说法是错误的
A. 只要培养结果提示药物敏感试验不敏感就需要换用敏感的抗生素
B. 应根据患儿孕周及日龄调整抗生素给药剂量及频次
C. 对于有局部感染灶的患儿，应考虑进行清除
D. 临床怀疑败血症发生时应尽早开始抗生素治疗，不必等血培养结果
E. 注意维持血糖、电解质平衡，必要时纠正酸中毒
13. 新生儿在寒冷时发生低体温的可能原因有哪些（可多选）
A. 体温调节中枢本身不成熟　　B. 体表面积相对较大、易于失热
C. 体内储存热量少，对失热的耐受性差　　D. 棕色脂肪产热的代偿能力有限
E. 缺乏寒战反应
14. 低体温可能出现哪些并发症（可多选）
A. 缺氧及代谢性酸中毒　　B. 弥散性血管内凝血
C. 心力衰竭　　D. 肾衰竭　　E. 新生儿湿肺
15. 为预防寒冷损伤综合征的发生，可采取的措施包括（可多选）
A. 避免早产、窒息等，及时治疗诱发寒冷损伤的各种疾病
B. 尽早开始喂养，保证充足的热量供应
C. 注意保暖，小早产儿应放置于中性温度的暖箱中保暖
D. 加强对新生儿寒冷损伤综合征的各种宣教，提高人群的相关意识
E. 以上均不正确

（杨晓燕　高晓琳　母得志）

第 4 节　新生儿坏死性小肠结肠炎

一、病历资料

患儿，男，15 天，因“早产 15 天，腹胀、便血 5⁺小时”入院。

患儿系 G1P1，胎龄 31^{+3} 周，于外院顺产娩出，出生体重 1.63kg，Apgar 评分 1-5-10 分钟分别为 8-9-9 分。否认胎儿宫内窘迫史、胎膜早破，羊水清亮。患儿生后出现气促，于当地医院予牛肺表面活性物质气管内注入，先后予 nCPAP 辅助通气、鼻导管吸氧、头孢哌酮舒巴坦联合氨苄西林抗感染、咖啡因兴奋呼吸中枢、维生素 K_1 防治出血等治疗，开奶后逐步增加奶量及添加母乳强化剂。入院前 5^{+}小时，患儿出现腹胀，伴解血便 1 次，大便呈黏液血便，

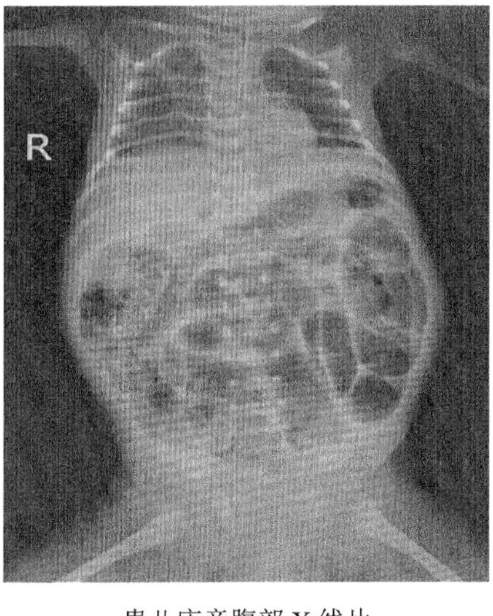

患儿床旁腹部 X 线片

腹部 X 线片提示不完全性肠梗阻征象，伴门静脉积气。予禁食、胃肠减压、生理盐水扩容、多巴胺改善循环等治疗，患儿腹胀进行性加重，伴腹壁张力高、解果酱样大便，偶有气促，无发热、发绀、呼吸暂停等，由外院转运至本院新生儿科住院治疗。

个人史：G1P1，孕 31^{+3} 周顺产娩出，出生体重 1.63kg，Apgar 评分 1-5-10 分钟分别为 8-9-9 分。母亲产前、产时无发热，否认胎儿宫内窘迫史，无脐带绕颈，羊水清亮。

家族史：母孕期无特殊合并症，否认家族史及遗传病史，父既往体健。

体格检查：T 36.5℃，HR 138 次/分，R 45 次/分，BP 62/36mmHg。早产儿貌，反应差，三凹征阳性，经皮血氧饱和度约 91%，前囟平软、张力不高。心肺查体无明显异常。全腹膨隆，腹壁张力高，最大腹围 30cm，腹壁皮肤无发红，可见腹壁静脉曲张，压痛明显，肝脾触诊不满意，未闻及肠鸣音。四肢肌张力减低，原始反射减弱引出。

辅助检查：床旁腹部 X 线片提示腹部膨隆，腹部肠管充气不均匀，部分肠管稍扩张，腹腔间多发肠壁线状透亮影及皂泡影，以右侧腹为甚。

二、思 考 题

1. 该患儿目前诊断考虑

A. 食物诱导的过敏性直肠结肠炎　B. 新生儿腹泻

C. 新生儿坏死性小肠结肠炎　D. 新生儿感染性腹泻　E. 新生儿肠套叠

2. 以下哪些可用于诊断本病（可多选）

A. 血常规+CRP　B. 腹部超声　C. 腹部 X 线片　D. 腹部查体　E. 病史询问

3. 本病的临床表现三联征不包括

A. 腹泻　B. 血便　C. 呕吐　D. 腹胀　E. 呼吸暂停

4. 关于本病的发病特征描述正确的是（可多选）

A. 发病日龄与出生体重和胎龄相关　B. 早产儿发病日龄为生后 3 ～ 4 天

C. 足月儿发病日龄为 3 ～ 4 周　D. 胎龄越小，合并症越多

E. 胎龄越大，起病越晚

5. 入院后治疗方案应包括（可多选）

A. 保暖、监测生命体征　B. 积极行肠外营养支持治疗

C. 维持酸碱平衡稳定　D. 监测腹围　E. 广谱抗生素治疗

6. 经积极处理后，患儿无明显缓解，皮肤苍白、呼吸困难、腹胀进行性加重，肢端循环差，毛细血管再充盈时间 5 秒，入院后 6 小时仅有 10ml 小便，此时应警惕

A. 肠穿孔　B. 弥漫性腹膜炎　C. 功能性腹胀　D. 胃穿孔　E. 麻痹性肠梗阻

7. 此时应进一步进行哪些检查（可多选）

A. 腹部 X 线片加右上水平位　B. 全血细胞计数及分类　C. 血气分析

D. 血培养　E. 消化道造影检查

8. 本病最常受累的部位为

A. 回肠末端　B. 升结肠　C. 十二指肠　D. 乙状结肠　E. 直肠

9. 本病影像学门静脉积气为疾病严重的征象，以下描述错误的是

A. 表现为肝门向肝内呈树枝样延伸　B. 特异性改变持续时间长

C. 一旦出现，提示 NEC Bell 分期为Ⅱ b 期　D. 出现后病死率增高

E. 诊断 NEC 特异性高

10. 本病可能的并发症包括（可多选）

A. 肠狭窄　B. 肠穿孔　C. 短肠综合征　D. 幽门肥厚

E. 肠衰竭相关性肝病

11. 关于本病的发病机制，正确的是（可多选）
A. 缺氧时的机体血流再分布使得肠道血流明显下降，发生缺氧缺血性损伤
B. 肠道内致病菌的过度繁殖，可导致肠道黏膜的损伤
C. 配方奶渗透压过高可诱发本病
D. 存在左向右分流的先天性心脏病
E. 早产儿肠道不成熟，局部免疫力低下，故为易感人群
12. 如患儿合并穿孔，但全身感染中毒症状重，生命体征不平稳，不能耐受手术，可选择（可多选）
A. 腹腔引流　B. 如病情在 24 ～ 72 小时未改善，再行剖腹探查术
C. 引流管多安置于右下腹　D. 腹腔引流液应做培养、细胞学检查、生化检查
E. 腹腔引流时严密监测生命体征
13. 如腹部 X 线片提示腹腔未见游离气体，在给予内科积极处理及对症支持治疗 14 天后，该患儿腹胀缓解、大便潜血试验阴性，复查 X 线片异常征象消失，此时（可多选）
A. 可考虑逐渐恢复奶量　B. 仍需禁食满 3 周后考虑开奶
C. 推进肠内营养的同时继续肠外营养　D. 注意维持水电解质平衡
E. 密切监测消化系统症状
14. 如在喂养过程中，患儿再次出现腹胀、频繁呕吐，最应警惕合并
A. NEC 后肠狭窄　B. NEC 复发　C. 胃食管反流　D. 电解质紊乱　E. 功能性腹胀
15. 如患儿出现肠穿孔，行急诊外科手术治疗，术后患儿一般情况恢复，造瘘口见绿色胆汁流出，腹软，肠鸣音可，未吸氧下呼吸平稳，拟开始经口喂养，该患儿的喂养方案选择应首选
A. 母乳　B. 早产配方奶　C. 足月配方奶　D. 深度蛋白水解配方奶
E. 无蔗糖的特殊配方奶

（张　莉　高晓琳　母得志）

第 5 节　新生儿呼吸窘迫综合征

一、病历资料

患儿，男，20 分钟，因“早产后气促、呻吟 20 分钟”入院。

患儿系 G1P1，孕 30^{+5} 周，因母亲胎膜早破、中央前置胎盘行剖宫产娩出，出生体重 1.35kg，Apgar 评分 1-5-10 分钟分别为 7-8-9 分。入院前 20 分钟（即出生后），患儿自主呼吸弱、肌张力低，伴发绀，经皮血氧饱和度约 50%，产房内立即予初步复苏、T 组合面罩正压通气等复苏抢救，患儿自主呼吸恢复，肤色转红润，但伴有气促、呻吟、呼吸困难，故转入新生儿科。

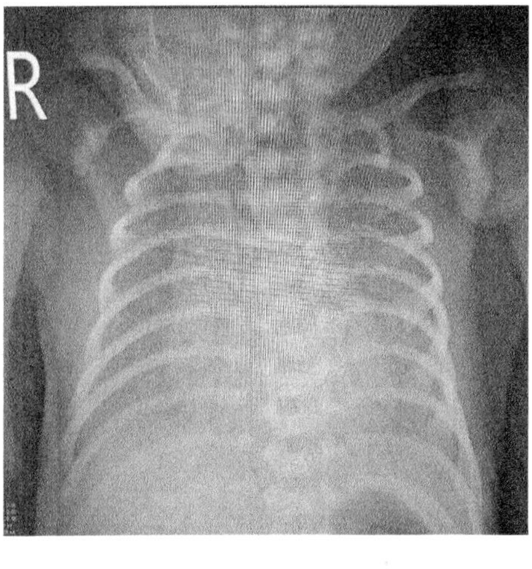

个人史： G1P1，孕 30^{+5} 周顺产娩出，出生体重 1.35kg，Apgar 评分 1-5-10 分钟分别为 7-8-9 分。母亲产前、产时无发热，否认胎儿宫内窘迫史，无脐带绕颈，羊水清亮，生后抢救情况见现病史描述。已解小便，胎便未排。

家族史： 母血型 B 型 RhD 阳性，孕中期发现“妊娠合并糖尿病”，孕期饮食控制，血糖在正常范围，既往体健。父血型不详，既往体健。

体格检查： T 36.6 ℃，HR 145 次/分，R 63 次/分，BP 48/29mmHg。未成熟儿貌，反应欠佳，T 组合面罩正压通气下暖箱转至病房，吸气性三凹征阳性，呻吟，经

皮血氧饱和度约 90%，前囟平软、张力不高。双肺呼吸音粗，未闻及干湿啰音。心律齐，心音有力，心前区未闻及确切杂音。腹软，可闻及肠鸣音，肝肋下 1.5cm 可触及、质软，脾未触及。四肢肌张力减低，原始反射减弱引出。

辅助检查：床旁胸部 X 线片提示心缘模糊，双肺透光度明显降低，见大片状、颗粒状阴影，可见支气管充气征。

二、思 考 题

1. 该患儿目前诊断考虑

A. 新生儿肺炎　B. 新生儿湿肺　C. 新生儿呼吸窘迫综合征

D. 支气管肺发育不良　E. 先天性肺发育异常

2. 以下哪些可用于诊断本病（可多选）

A. 胎龄　B. 进行性加重的呼吸窘迫等临床表现

C. 胸部 X 线片　D. 胸部听诊　E. 泡沫试验

3. 本病的临床表现不包括

A. 呼吸急促（＞ 60 次/分）　B. 呼气呻吟　C. 发绀

D. 进行性加重的呼吸困难　E. 生后 24 小时后出现的呼吸困难

4. 本病的高危因素有（可多选）

A. 早产　B. 产前母亲未使用糖皮质激素　C. 保胎治疗

D. 胎膜早破　E. 母亲糖尿病

5. 本病患儿的肺功能异常包括（可多选）

A. 肺顺应性增加　B. 气道阻力增加　C. 通气/血流增加　D. 气体弥散障碍

E. 呼吸功减低

6. 关于肺表面活性物质，哪些说法是正确的（可多选）

A. 肺表面活性物质是由Ⅰ型肺泡上皮合成分泌

B. 肺表面活性物质覆盖于肺泡表面，可降低表面张力，防止呼气末肺泡萎陷

C. 肺表面活性物质的本质是一种磷脂蛋白复合物

D. 鞘磷脂是起表面活性作用的最重要物质

E. 卵磷脂的含量在整个孕期都保持恒定

7. 本病的胸部 X 线片改变分级正确的是（可多选）

A Ⅰ级可见均匀散在细小颗粒和网状影　B. Ⅱ级可见支气管充气征

C. Ⅲ级可见肺野透亮度进一步降低，心缘、膈缘模糊　D. Ⅳ级白肺改变

E. Ⅴ级出现纵隔积气或气胸征象

8. 此时的治疗方案应包括（可多选）

A. 保暖、监测生命体征　B. 保证液体及营养供应

C. 维持酸碱平衡稳定　D. 肺表面活性物质替代治疗

E. 必要时考虑关闭动脉导管

9. 对该患儿下一步的处理中，下列哪项是最正确的

A. 气管插管　B. 有创呼吸机辅助通气　C. nCPAP

D. 继续 T 组合面罩正压通气　E. 头罩吸氧

10. 对于该患儿，选择怎样的目标氧饱和度

A. 80% ～ 85%　B. 85% ～ 89%　C. 90% ～ 94%　D.95% ～ 99%　E. 100%

11. 关于肺表面活性物质的给予，正确的是（可多选）

A. 人工合成的肺表面活性物质优于天然的　B. 早期气管内注射优于晚期用药

C. 必要时可使用第二剂甚至第三剂　D. 首剂量 100mg/kg 给药
E. 首剂量 200mg/kg 给药

12. 下列哪项产前干预可以预防或减轻本病的严重程度或发病率
A. 抗生素　B. 保胎治疗　C. 糖皮质激素　D. 硫酸镁　E. 胰岛素

13. 患儿在使用肺表面活性物质 200mg/kg 气道内注入后，呼吸困难症状缓解，予以拔除气管导管，改为 nCPAP 辅助通气（FiO_2 25%，PEEP=4cmH_2O，1cmH_2O=0.098kPa）。第 2 日患儿突然再次出现呼吸困难加重、三凹征阳性，伴有发绀，右侧呼吸音降低，目前应考虑
A. 症状缓解不好，再次予以第二剂肺表面活性物质
B. 肺部感染，加用抗生素抗感染治疗
C. 参数设置不当，应予以提高 PEEP
D. 可能继发了气漏综合征，应立即复查胸部 X 线片　E. 无须处理，继续观察

14. 下列哪些情况可导致患儿呼吸情况恶化（可多选）
A. 症状性 PDA　B. 肺出血　C. 气管导管堵塞　D. 气胸　E. 感染加重

15. 此时应进一步进行哪些检查（可多选）
A. 腹部 X 线片　B. 全血细胞计数及分类　C. 胸部 X 线片
D. 胸部 CT　E. 痰培养

（张　莉　高晓琳　母得志）

第 8 章　遗传代谢性疾病

第 1 节　苯丙酮尿症

一、病历资料

1 周大男婴，因“新生儿筛查异常”就诊。患儿系足月顺产，出生体重 3.5kg，无窒息抢救史。其母 35 岁，孕期无疾病及用药史。我院新生儿筛查报告提示苯丙氨酸水平升高。生后至今无喂养困难，饮入奶量可。

体格检查：身高 49cm，体重 3.5kg。反应可，哭声较大，皮肤红润。心律齐，心前区未闻及杂音，肺腹查体无特殊。神经系统查体未见异常。

二、思　考　题

1. 新生儿筛查包含疾病有（可多选）
A. 蚕豆病　B. 先天性甲状腺功能减退症　C. 苯丙酮尿症（PKU）
D. 21-羟化酶缺乏症　E. 地中海贫血

2. 以下哪些情况会造成筛查结果假阴性
A. 蛋白摄入不足　B. 早产　C. 发热　D. 感染　E. 输血

3. PKU 属于
A. 蛋白质代谢异常　B. 碳水化合物代谢障碍　C. 脂类代谢缺陷
D. 核酸代谢异常　E. 金属代谢障碍

4. PKU 的发生过程中，氨基酸的变化描述正确的是
A. 多巴胺合成增多　B. 5-羟色胺合成增多　C. 苯乳酸增多
D. 苯乙酸减少　E. 苯丙酮酸减少

5. 针对 PKU，以下描述说法正确的是
A. 新生儿筛查结果阳性即可诊断　B. PKU 患儿生后即可出现黄色头发，鼠尿臭味
C. 目前诊断 PKU 经典型的标准是血苯丙氨酸水平≥ 1000μmol/L
D. PKU 主要累及神经系统，出现癫痫等异常　E. 血样品串联质谱分析是确诊方法
6. 以下说法正确的是
A. 高苯丙氨酸血症病因是苯丙氨酸羟化酶缺乏
B. 苯丙氨酸是人体必需氨基酸
C. PKU 患儿需要严格无苯丙氨酸饮食，以防止神经系统损伤加重
D. PKU 口服 BH4 可以改善营养状况
E. 儿童神经系统发育在婴幼儿时期最重要，因此，只需在 3 岁以前进行智力评估即可
7. 此患儿目前处理应为
A. 重做新生儿筛查项目　B. 血尿代谢筛查　C. 脑电图检查
D. 立即无苯丙氨酸饮食　E. 无临床表现，可以动态观察随访，定期复查
8. 如此患儿经检查后诊断 PKU，对于治疗（可多选）
A. 一经确诊，应立即停止天然饮食　B. 予无苯丙氨酸的特殊奶粉喂养
C. 奶粉剂量按每千克体重需要的蛋白质量计算
D. 苯丙氨酸浓度逐渐恢复至目标浓度后，可添加少量天然饮食，包括母乳
E. 特殊奶粉治疗后需要定期监测血中苯丙氨酸浓度
9. 关于 BH4 负荷试验（可多选）
A. 是诊断 BH4 缺乏症的诊断方法　B. 是 BH4 反应性 PKU 的判断方法
C. 对苯丙氨酸基础值大于 400μmol/L，可直接进行负荷试验
D. 对苯丙氨酸水平轻度升高者，需要先正常蛋白饮食后再行负荷试验
E. 延长 BH4 负荷试验可以鉴别 BH4 反应性 PKU
10. 若此患儿确诊 PKU，其父母计划二胎，需要了解或完善哪些信息（可多选）
A. 父母是否近亲　B. 家族中是否有类似疾病患者
C. 此患儿基因检测结果　D. 此患儿血尿代谢产物检测结果
E. 此患儿染色体结果
11. 若此患儿未予正规治疗，逐渐出现神经系统发育异常，头部 CT 或 MRI 检查可出现（可多选）
A. 脑皮质萎缩　B. 脑白质脱髓鞘　C. 顶枕区蝶翼样改变
D. 对称性基底核改变，苍白球异常　E. 无异常发现
12. 遗传代谢性疾病的治疗原则是（可多选）
A. 限制　B. 替代　C. 移除　D. 移植　E. 对症支持
13. 遗传代谢性疾病的饮食治疗目的（可多选）
A. 补充缺乏的代谢产物　B. 保证能量供应
C. 保证营养全面均衡　D. 限制代谢底物　E. 替代终末产物
14. 关于遗传代谢性疾病的基因治疗，以下说法正确的是（可多选）
A. 所有的遗传代谢性疾病都可以进行基因治疗　B. 正常基因替代可以纠正遗传缺陷
C. 原位修复基因理论上可以修复所有的致病基因　D. 基因治疗需要病毒作为载体
E. 基因治疗比骨髓移植难度小
15. 治疗过程中出现嗜睡、贫血，可能的原因是
A. 合并重症感染　B. 治疗过度　C. 治疗不足　D. 发生急性代谢危象
E. 疾病正常演变过程

（刘　颖　高晓琳）

第 2 节　甲基丙二酸血症

一、病历资料

患儿，2 岁 6 月龄，女，因“间断发热 5 天，神萎、呕吐 4 天”入院。入院前 5 天出现发热，体温最高 39.7℃，伴寒战，无咳嗽、抽搐等，自服“美林”等药物后仍有反复发热，4 天前出现呕吐，次数较多，为非喷射性呕吐，在当地医院就诊，完善相关检查后考虑“代谢性酸中毒、急性胃肠炎？”，予以“头孢唑肟抗炎、补液、补碱”等对症治疗 2 天后，患儿体温恢复正常，但仍有反复恶心、呕吐，并出现咳嗽等症状，稍气促，1 天前患儿再次呕吐，有 2 次呕吐物内可见血丝，遂急诊就诊，查血气分析提示 pH7.30，PCO_2 2.6kPa，PO_2 16.4kPa，BE –14.9mmol/L，HCO_3^- 9.3mmol/L，Na^+ 135mmol/L，K^+ 3.3mmol/L，Ca^{2+}1.17mmol/L，LAC 1.12mmol/L。头部 CT 提示左侧豆状核区小片状稍低密度影，结合临床及头颅 MRI，考虑“代谢性酸中毒、颅内病变？”，予以美洛西林 - 他唑巴坦、甘露醇、西咪替丁等治疗，患儿未再呕吐，夜间再次出现发热，最高体温 38.9℃，予以“美林”口服，体温可降低，易反复，无畏寒、寒战、抽搐，现为进一步治疗，急诊以“代谢性酸中毒、颅内感染”收入院。

平素健康情况：良好。

体格检查：T 38.3℃，P 135 次/分，R 51 次/分，BP 111/75mmHg，导管吸氧下血氧饱和度 98%。急性病容，自主体位，神志模糊，格拉斯哥昏迷评分 13 分。全身无水肿、皮下出血，颈部及数枚肿大淋巴结，最大约 0.5cm×0.5cm×1.0cm，无压痛，边界清楚，结膜正常，瞳孔等大等圆，左 4mm，右 4mm，对光反射正常，鼻翼无扇动，口红润，咽部充血，扁桃体 I 度肿大，未见脓性分泌物。呼吸运动对称，呼吸音粗糙，双肺闻及少量湿啰音。心律齐，心音有力，未闻及杂音。全腹柔软，肝脾下未触及。颈软，巴氏征阳性，克氏征阳性。左下肢肌力Ⅳ级，右下肢肌力Ⅴ级。肌张力降低。四肢肢端稍凉，毛细血管再充盈时间 2 秒。

二、思 考 题

1. 此患儿入院后需完善哪些检查（可多选）

A. 脑脊液检查　B. 血培养　C. 血糖　D. 血氨　E. 血常规

2. 导致代谢性酸中毒的可能原因有（可多选）

A. 感染性疾病　B. 缺氧损伤　C. 中毒　D. 脱水　E. 代谢性疾病

3. 患儿入院后复查血气分析提示 pH 7.23，AG 28mmol/L，Na^+136mmol/L，Cl^- 101mmol/L，乳酸 1.1mmol/L，BE –14.9mmol/L，由此可排除的疾病是

A. 肾小管酸中毒　B. 糖尿病酮症酸中毒

C. 甲基丙二酸血症　D. 丙酸血症　E. 异戊酸血症

4. 出现神志障碍的直接原因通常有（可多选）

A. 缺氧损伤　B. 低血糖损伤　C. 缺血损伤　D. 感染　E. 中毒

5. 以下关于格拉斯哥昏迷评分，描述不正确的是

A. 用于评估患者意识障碍程度的方法　B. 从睁眼、语言、运动三方面来评价

C. 分值越高，意识障碍程度越重　D. 根据评分，可以把昏迷程度分为轻度、中度、重度

E. 此患儿属于轻度意识障碍

6. 完善相关检查后发现，患儿血糖 7.6mmol/L，血氨 97mmol/L，血常规提示 WBC 2.6×10^9/L，N 0.8，Hb 128g/L，PLT 139×10^9/L，CRP < 1.0mg/L。脑脊液常规及生化检查未见异常。结合患儿疾病情况，你认为应该补充追问哪些方面的病史（可多选）

A. 既往发育情况，包括神经系统发育　B. 既往类似疾病发作史　C. 既往喂养情况

D. 出生情况，包括围产期疾病史　E. 家族遗传史

7. 结合目前患儿检查结果，明确诊断应该完善的检查是
A. 尿常规　B. 血尿代谢产物检测　C. 脑脊液自身免疫抗体筛查
D. 肝功能　E. 骨髓检查
8. 患儿经代谢检测提示血、尿甲基丙二酸水平明显升高，临床考虑诊断甲基丙二酸血症，目前紧急需要进行的治疗是（可多选）
A. 禁食　B. 纠正酸中毒　C. 补液　D. 左旋肉碱　E. 抗生素
9. 对于甲基丙二酸血症，下列说法不正确的是
A. 是先天性有机酸代谢障碍中最常见的病种之一　B. 是一类常染色体隐性遗传病
C. 根据病因不同分为甲基丙二酰辅酶 A 变位酶缺陷型及维生素 B_{12} 缺陷型
D. 代谢异常是甲基丙二酸的异常蓄积　E. 会导致骨髓造血功能障碍
10. 甲基丙二酸血症可引起的头颅影像学改变有
A. 脑萎缩　B. 胼胝体异常　C. 脑白质发育不良　D. 钙化灶　E. 空泡蝶鞍
11. 关于甲基丙二酸血症的饮食治疗，说法正确的是
A. 原则是低蛋白、高能饮食　B. 一旦确诊，应尽早开始无蛋白高能饮食
C. 因氨基酸为身体生长发育必需，因此，需要摄入足量天然蛋白质
D. 蛋白摄入量标准相同，为 0.5 ～ 1.5g/（kg•d）
E. 限制蛋白摄入将无法保证能量供应
12. 对于维生素 B_{12} 的使用
A. 可作为甲基丙二酸血症的长期维持治疗
B. 使用前需进行维生素 B_{12} 的负荷试验
C. 对维生素 B_{12} 有效型，需每天肌内注射维生素 B_{12}
D. 维生素 B_{12} 的剂量随年龄和体重增加而逐渐增加　E. 口服维生素 B_{12} 无效
13. 遗传代谢性疾病的诊断需要进行确诊试验，以下说法正确的是
A. 紧急危象状态，应先纠正代谢危象再完善检查
B. 血尿代谢检查异常提示一定存在代谢性疾病
C. 血尿代谢检查正常常提示无代谢性疾病可能
D. 标本采集应在任何治疗开始之前　E. 为保证采血充分，需使用止血带
14. 若此患儿经补液纠酸治疗后，意识状况无改善，反而进行性加重，血氨升高，需要进行的治疗是
A. 补液不充分，需要继续补液，甚至扩容　B. 加大碱性液剂量
C. 输注葡萄糖液，避免低血糖　D. 血氨升高，加用精氨酸　E. 血液透析
15. 经积极抢救，患儿转危为安，进入维持治疗，此时应完善的检查是
A. 代谢产物检测　B. 血常规　C. 血气分析　D. 基因检查
E. 肝肾移植前检查

（刘　颖　高晓琳）

第 9 章　免疫性疾病

第 1 节　过敏性紫癜

一、病历资料

基本信息：患儿，女，6 岁 2 月龄，住址：四川省成都市。

主诉：皮疹伴关节肿痛 2 天。

现病史：入院前 2 天，患儿无明显诱因出现双下肢及臀部鲜红色皮疹，呈对称分布，压之不褪色，略高出皮面，伴双膝、双踝关节肿痛，不伴有皮肤瘙痒，无发热、咳嗽、咯血，无恶心、腹痛、便血，无眼睑水肿、血尿、尿频等，为求进一步治疗至我院就诊。

患病以来，精神食欲一般，大小便正常，体重无明显变化。

既往史：无特殊，按时接种疫苗。

个人史：G1P1，孕 38^{+2} 周，剖宫产，出生体重 3.00kg。

体格、运动、生长发育同正常同龄儿。

家族史：否认遗传疾病家族史。

体格检查：T 36.5℃，P 102 次/分，R 23 次/分，BP 98/60mmHg，体重 21kg。

神志清楚，精神好，全身无水肿，全身浅表淋巴结未扪及肿大，咽部稍充血，扁桃体无肿大，未见分泌物。心律齐，心音有力，心脏各听诊区均未闻及杂音。双肺呼吸音清晰，未闻及干湿啰音。腹软，无压痛、反跳痛及肌紧张。双下肢及臀部可见红色片状、压之不褪色的斑疹，略高出皮面，双膝、双踝关节稍肿胀，局部皮温稍升高，伴压痛。神经系统查体无异常。

辅助检查：暂无。

二、思　考　题

1. 患儿应着重追问何种病史（可多选）
A. 近期有无感染史　B. 近期有无服用药物史
C. 近期有无疫苗接种史　D. 既往有无皮肤黏膜出血史　E. 以上均不对

2. 该患儿入院完善血常规示血小板正常，目前最可能的诊断是
A. 风湿热　B. 荨麻疹　C. 免疫性血小板减少性紫癜
D. 幼年类风湿关节炎　E. 过敏性紫癜

3. 紫癜伴腹痛、关节痛、肾脏病变是下列哪种疾病的特征
A. 过敏性紫癜　B. 血栓性血小板减少性紫癜　C. 血友病
D. 原发性血小板减少性紫癜　E. 以上均不对

4. 下列哪些是过敏性紫癜的并发症（可多选）
A. 胃肠道出血　B. 肾炎　C. 肺出血　D. 心律失常　E. 急性胰腺炎

5. 过敏性紫癜的好发年龄为
A. 2 ～ 6 岁　B. 6 ～ 12 岁　C. 1 ～ 8 岁　D. 1 ～ 10 岁　E. 2 ～ 12 岁

6. 过敏性紫癜的发病机制应考虑为
A. 抗血小板抗体增多　B. 血小板收缩功能不良
C. 凝血因子功能不良　D. IgA 介导的免疫性血管炎　E. 以上均不对

7. 过敏性紫癜关节型的临床表现是（可多选）
A. 关节肿胀　B. 多发于大关节　C. 以单个关节为主
D. 主要累及双下肢，尤其是踝关节及膝关节　E. 不遗留关节畸形

8. 单纯性紫癜的治疗包括以下哪项（可多选）
A. 注意休息　B. 双嘧达莫　C. 维生素 C　D. 糖皮质激素　E. 病因治疗

9. 如果该患儿入院后出现腹痛、便血，治疗包括以下哪些（可多选）
A. 禁食、补液　B. 山莨菪碱或阿托品解痉　C. 血液净化
D. 糖皮质激素　E. 出血严重时行内镜进一步检查

10. 过敏性紫癜患儿的饮食指导有（可多选）
A. 给予富含维生素、少渣易消化软食　B. 少量多餐　C. 禁食辛辣、坚硬的食物
D. 肾炎型患儿应给予低盐饮食　E. 腹型患儿如出现剧烈腹痛、呕血或便血时应禁食

11. 过敏性紫癜的诊断标准为可触性出血性皮疹伴以下任何一条（可多选）
A. 弥漫性腹痛　B. 任何部位活检示 IgA 沉积　C. 关节炎或者关节痛
D. 血尿和（或）蛋白尿　E. 以上均对
12. 患儿出院后在门诊随访，发病后几个月内复查尿常规示血尿和（或）蛋白尿考虑患儿存在紫癜性肾炎
A. 1 个月　B. 3 个月　C. 6 个月　D. 12 个月　E. 24 个月
13. 患儿出院后在门诊随访，6 个月后再次出现紫癜复发，同时首次出现血尿，应争取进行以下哪项检查明确紫癜性肾炎
A. 自身抗体　B. 尿培养　C. 乙肝两对半　D. 肾活检　E. 尿酸检查
14. 紫癜性肾炎的临床分型包括以下哪些（可多选）
A. 孤立性血尿型　B. 孤立性蛋白尿型　C. 血尿和蛋白尿型　D. 急性肾炎型
E. 肾病综合征型　F. 急进性肾炎型　G. 慢性肾炎型
15. 紫癜性肾炎使用激素的指征包括以下哪些（可多选）
A. 镜下血尿，轻微蛋白尿　B. 大量蛋白尿
C. 临床表现为肾炎综合征或肾病综合征　D. 临床表现为急进性肾炎
E. 肾脏病理检查为弥散性系膜增生性肾炎

（郭　慧　高晓琳）

第 2 节　风　湿　热

一、病历资料

基本信息：患儿，男，11 岁，住址：四川省乐山市。

主诉：发热伴关节肿痛 15 天。

现病史：患儿 15 天前无明显诱因出现发热，最高体温达 40℃，高热时有畏寒、寒战，伴头晕、头痛、疲乏无力、咽部疼痛，并有膝、踝、肘等大关节肿胀、疼痛，呈游走性，伴行走、抓握困难。至当地医院就诊，拟诊“扁桃体炎，关节肿痛待诊”，予以“青霉素”等治疗，患儿发热反复，关节肿痛稍缓解。今转院进一步就诊，以“扁桃体炎，风湿热，败血症待排”收住入院。

患病以来，精神、食欲欠佳，大小便正常，体温无明显变化。

既往史：患儿既往有反复“化脓性扁桃体炎”病史，3 ～ 4 次/年。否认肝炎、结核或其他传染病病史。按计划接种疫苗。

个人史：G1P1，孕 39^{+1} 周，剖宫产，出生体重 3.50kg，按时添加辅食，体格、运动、生长发育同正常同龄儿。

家族史：否认遗传代谢性疾病家族史。

体格检查：T 39℃，P 110 次/分，BP 100/64 mmHg，体重 25 kg。神志清楚，精神稍差，呼吸平稳，咽充血，两侧扁桃体Ⅲ度肿大，表面凹凸不平，少许脓性分泌物附着。双肺查体（–），心律齐，心音正常，心前区未闻及病理性杂音。腹软，肝脾无增大，右侧膝关节、腕关节、指关节肿胀、触痛，活动受限。神经系统查体未见异常。

辅助检查：

1. 血常规+CRP　CRP 95mg/L，WBC 20.1×10^9/L，Hb 99g/L，PLT 288×10^9/L，中性粒细胞比率 0.78，淋巴细胞比率 0.20。

2. 血沉　50mm/h。

3. ASO　652 IU/ml。

4. 类风湿因子（rheumatoid factor，RF）　阴性。

5. 咽拭子培养　检出 A 组乙型溶血性链球菌。

6. 尿常规　正常。

7. 超声心动图　未见明显异常。

8. 心电图　Ⅰ度房室传导阻滞。

9. 膝关节 X 线检查　双侧膝关节积液。

初步诊断：患儿，男，11 岁，发热时间长，咽部疼痛，有膝、踝、肘等大关节肿胀、疼痛，呈游走性，伴行走困难、抓握困难。查体：咽充血，两侧扁桃体Ⅲ度增大，表面凹凸不平，有少许脓性分泌物，右侧膝关节、腕关节、指关节肿胀、触痛，活动受限。血常规提示白细胞升高，以中性粒细胞为主，CPR、血沉升高，ASO 升高，既往有反复“化脓性扁桃体炎”病史，诊断：扁桃体炎，风湿热（rheumatic fever，RF）。

治疗经过：给予青霉素抗链球菌治疗，阿司匹林抗风湿热及对症治疗，直至患儿全身关节肿胀、疼痛消失，四肢活动正常，体温恢复正常，咽无红肿及分泌物，辅助检查各项指标均恢复正常。治疗后每隔 3 ～ 4 周肌内注射长效青霉素继续清除感染灶，防止复发。

二、思 考 题

1. 风湿热的好发年龄为哪项

A. 3 ～ 8 岁　B. 5 ～ 15 岁　C. 3 ～ 15 岁　D. 11 ～ 18 岁　E. 13 ～ 20 岁

2. 风湿热的发病机制是 A 组乙型溶血性链球菌感染后的什么反应

A. 全身的自身免疫反应　B. 心脏继发病毒感染　C. 关节交叉感染

D. 心脏的免疫反应　E. 常伴有肾脏损害

3. 风湿热的诊断标准中，哪项不是主要表现

A. 心脏炎　B. 皮下小结　C. 舞蹈病　D. 关节痛　E. 环形红斑

4. 风湿热的诊断标准中次要表现不包括以下哪项

A. 发热　B. 关节痛　C. 血沉增快　D. CRP 升高　E. 环形红斑

5. 下列检查哪项为风湿活动性指标

A. 血清 ASO 降低　B. 抗链球菌抗体阳性　C. CRP 升高

D. 咽拭子培养阳性　E. 以上都是

6. 急性风湿热伴有心脏炎时宜选用哪种抗风湿药物

A. 阿司匹林　B. 安乃近　C. 泼尼松　D. 长效青霉素　E. 洋地黄

7. 儿童风湿热的相关发病机制是

A. 链球菌直接损害　B. Ⅲ型变态反应　C. Ⅳ型变态反应

D. Ⅰ型变态反应　E. 肠球菌的毒素作用

8. 11 岁男孩，因“发热，关节肿痛，皮肤出现环形红斑，心率快，出现奔马律，血沉增快”就诊，经治疗上述症状、体征消失后。需进行继发性预防的方法是

A. 避免关节损伤　B. 忌海鲜　C. 减少体育运动

D. 长效青霉素肌内注射　E. 激素吸入维持

9. 抗风湿治疗，选用肾上腺皮质激素的指征是

A. 心脏炎　B. 多发性关节炎　C. 舞蹈病　D. 皮下结节　E. 环形红斑

10. 预防风湿热复发最常用的药物是

A. 阿司匹林　B. 泼尼松　C. ACTH　D. 萘普生　E. 青霉素类

11. 风湿热伴心脏炎患者，抗风湿治疗疗程是

A. 1 ～ 2 周　B. 3 ～ 4 周　C. 6 ～ 8 周　D. 8 ～ 12 周　E. 6 ～ 9 个月

12. 风湿热小儿对于预后的估计和治疗的选择，具有重要意义的是

A. 发热时间的长短　B. 关节炎的严重程度

C. 是否伴有心脏炎　D. ASO 滴度高低　E. 血沉增快程度

13. 风湿性心脏病的特点如下，哪项应除外

A. 心肌、心内膜、心包膜均可受累　B. 活动性心肌炎多有心脏扩大

C. 心尖区有收缩期或舒张期杂音　D. 心内膜炎的瓣膜损害均不可逆

E. 常伴皮下小结或环形红斑

14. 6 岁小儿因发热 2 周，双膝关节痛 1 周入院，查 T 38℃，P 101 次/分，咽稍充血，心肺（–），双膝关节红肿，活动受限，化验血沉 98mm/h，CRP（+），为证实风湿热的诊断，需化验的指标是

A. 血常规　B. 尿常规　C. 黏蛋白　D. ASO　E. 血清抗核抗体

15. 女孩，13 岁，发热 2 周余，胸腹部间断出现环形红斑，化验：血红蛋白 100g/L，WBC 13.6×10^9/L，N 0.82，L 0.17，血沉 50mm/h，CRP（+），ASO 500IU/ml，心电图正常，诊断风湿热，应首选的治疗药物为

A. 阿司匹林　B. 阿司匹林+泼尼松　C. 青霉素+泼尼松

D. 青霉素　E. 青霉素+阿司匹林

16. 女孩，8 岁，不规则低热 2 周，近 3 天来挤眉弄眼，耸肩，不自主运动，病后不规则用过多种抗生素，Hb 105g/L，WBC 13×10^9/L，N 0.72，L 0.28，血沉 65mm/h，ASO 460IU/ml。最可能的诊断是

A. 病毒性脑炎　B. 结核性脑膜炎　C. 中毒性脑病　D. 舞蹈病　E. 癫痫

17. 8 月龄男孩，因"高热 7 天间发皮疹 2 次"来院。查体发育营养好，皮肤可见红色斑丘疹，左颈部淋巴结 1.5cm×2cm，咽红，扁桃体Ⅱ度肿大，唇干红皲裂，结膜充血无分泌物，肺部呼吸音清晰，心尖区可闻及Ⅱ/Ⅵ 收缩期杂音，腹软，肝脾不大，四肢末端红肿。实验室检查：Hb 101g/L，WBC 12×10^9/L，N 0.78，L 0.22，PLT 252×10^9/L，血沉 70mm/h，CRP（+），ASO 102IU/ml，最可能的诊断是

A. 风湿性心脏病　B. 病毒性心肌炎　C. 金黄色葡萄球菌性败血症

D. 颈淋巴结炎　E. 川崎病

18. 女孩，8 岁，既往体健，近半年间断咽喉痛；现发热 2 周，体温 38 ～ 39℃，肘、膝关节酸痛。查体：面色苍白，咽红，扁桃体Ⅰ度肿大，心尖区可闻及Ⅲ/Ⅵ收缩期杂音。提示

A. 风湿性心脏病　B. 二尖瓣关闭不全　C. 先天性二尖瓣脱垂　D. 发热所致

E. 无临床意义

19. 一个因发热、扁桃体炎、心脏炎伴心力衰竭的患儿被诊断为风湿热，口服泼尼松治疗 12 周，停药后 1 ～ 2 天出现低热、关节痛，查血沉为 50mm/h，应首先考虑

A. 疾病复发　B. 原诊断错误　C. 泼尼松疗程不足

D. 泼尼松的毒副作用　E. 药物的反跳现象

20. 12 岁男孩，3 年来常感胸闷、乏力、活动后心悸，间断有四肢关节疼痛，近 2 天胸闷，气促，伴鼻出血、腹痛。查体：面色苍白，双下肢轻度水肿，心脏向左下扩大，心尖区可闻及Ⅲ / Ⅵ收缩期杂音和舒张中晚期杂音，WBC 12×10^9/L，N 0.88，L 0.12，Hb 95g/L，尿蛋白（+），最可能的诊断是

A. 慢性肾炎急性发作　B. 风湿性心瓣膜病，风湿活跃

C. 病毒性心肌炎，心力衰竭　D. 急性风湿性心脏病

E. 先天性心脏病，心力衰竭

（王　涛　周开宇　高晓琳）

第 3 节　川　崎　病

一、病历资料

基本信息：患儿，女，4 岁，住址：四川省成都市。

主诉：发热伴皮疹 6 天，结膜充血、肢端肿胀 3 天。

现病史：患儿 6 天前无明显诱因出现发热，体温波动于 39℃，最高为 39.5℃，伴皮疹，为红色充血性斑疹，波及颜面及躯干。至当地医院就诊，予以“青霉素、头孢哌酮、炎琥宁”输液治疗 3 天，患儿体温仍波动，皮疹较前增加。3 天前出现双眼结膜充血，无畏光，无分泌物，且四肢肢端肿胀发红，以指（趾）端明显。遂来我院就诊，并收住入院。

患病以来，精神、食欲差，大小便正常，体温无明显变化。

既往史：既往体健，否认食物、药物过敏史。

个人史：G2P2，孕 37^{+3} 周，顺产，出生体重 3.30kg，按时添加辅食，体格、运动、生长发育同正常同龄儿。

家族史：否认遗传代谢性疾病家族史。

体格检查：T 39.1℃，P 135 次/分，R 35 次/分，体重 17kg，精神疲软，颜面部、躯干及四肢散在红色斑疹，双侧颈部触及数颗肿大淋巴结，最大为 1.5cm×1cm，质软，活动可，双侧球结膜充血，无分泌物，口唇可见充血皲裂，有杨梅舌，咽部充血，扁桃体Ⅱ度增大，无脓点，指（趾）端肿胀发红，未见脱皮，肛周充血明显，其他系统检查阴性。

辅助检查：

1. 血常规+CRP　WBC 16.6×10^9/L，N 0.82，L 0.13，Hb 128g/L，PLT 628×10^9/L，CRP 83mg/L。

2. 血沉　73mm/h。

3. 尿常规　白细胞 2 个/HP。

4. 超声心动图　左冠状动脉主干最大内径为 3.2mm，右冠状动脉主干最大内径为 2.0mm，主动脉内 16mm，左冠状动脉主干最大内径/主动脉内径（LC/A）=0.2，右冠状动脉主干最大内径/主动脉内径（RC/A）=0.12，提示左侧冠状动脉扩张。

初步诊断：患儿女，4 岁，因“发热伴皮疹 6 天，结膜充血、肢端肿胀 3 天”入院，以发热、皮疹、结膜充血为突出症状，发热持续 5 天以上，抗生素无效，查体可见双眼结膜充血、口唇皲裂、杨梅舌、颈部淋巴结增大、全身散在皮疹、指（趾）端稍肿胀，符合川崎病诊断标准，且超声心动图提示左侧冠状动脉扩张，诊断川崎病明确。

治疗经过：入院后给予大剂量丙种球蛋白 2g/kg 冲击治疗，在 10 ～ 12 个小时内缓慢输入，并口服阿司匹林片、双嘧达莫片。入院第 2 天体温降至正常。入院第 5 天阿司匹林减量。2 周后复查超声心动图未见双侧冠状动脉扩张，停用双嘧达莫片。患儿好转后出院，出院前查体发现患儿肛周脱屑。

二、思　考　题

1. 下列川崎病的临床表现，但应除外哪一项

A. 发热，体温达 38 ～ 40℃以上　　B. 皮疹呈向心性、多形性，可见水疱

C. 手足皮肤广泛硬性水肿　　D. 双眼结膜充血

E. 口腔黏膜充血，唇干红皲裂

2. 川崎病急性期的最佳治疗方案为哪项

A. 糖皮质激素　　B. 阿司匹林　　C. 静脉注射丙种球蛋白

D. 糖皮质激素+阿司匹林　　E. 静脉输注丙种球蛋白+阿司匹林

3. 川崎病发生冠状动脉瘤高危因素除外
A. 男性　B. 1 岁以内　C. 体温越高危险性越大
D. CRP 明显增高　E. 血沉＞ 100mm/h
4. 川崎病的治疗，除外
A. 主张应用大剂量抗生素抗炎　B. 有心肌损害者给予 ATP、COA
C. 注意休息，供给足够水分和营养　D. 首选阿司匹林抗凝
E. 发生动脉瘤高危因素的患儿可用大剂量丙种球蛋白滴注
5. 下列哪项对川崎病最具特征意义
A. 发热呈稽留热或弛张热　B. 红眼、唇干裂、杨梅舌
C. 手足皮肤广泛性硬性水肿，伴掌心、足底红斑
D. 全身泛发麻疹样、荨麻疹样或猩红热样皮疹
E. 手足皮肤硬性水肿，继之指、趾端和甲床交界处呈膜样或片状脱皮
6. 川崎病的主要死因是
A. 脑出血　B. 脑血栓　C. 消化道出血　D. 心包炎
E. 心肌梗死或冠状动脉瘤破裂
7. 川崎病并发冠状动脉瘤常于病程何时出现
A. 起病 1 ～ 3 天　B. 起病 1 ～ 7 天　C. 起病 2 ～ 4 周　D. 起病 2 ～ 4 个月
E. 起病 6 个月以后
8. 川崎病的治疗措施中，一般不主张应用的是
A. 丙种球蛋白　B. 阿司匹林　C. 双嘧达莫　D. 维生素 E
E. 肾上腺皮质激素
9. 对大剂量丙种球蛋白静脉注射治疗效果不好（即对丙种球蛋白无反应）的川崎病约占所有川崎病患者总数的
A. ＜ 0.5%　B. 3% ～ 5%　C. 1% ～ 2%　D. ＞ 5%　E. 2% ～ 3%
10. 未经有效治疗的川崎病患儿冠状动脉瘤的发生率为
A. ＞ 30%　B. 10% ～ 15%　C. 25% ～ 30%　D. ＜ 10%　E. 15% ～ 20%
11. 川崎病的冠状动脉扩张包括
A. 小型冠状动脉瘤或冠状动脉扩张（冠状动脉直径大于同龄儿童，直径≤ 4mm）
B. 中型冠状动脉瘤（冠状动脉直径大于 4mm 小于 8mm）
C. 巨大冠状动脉瘤（冠状动脉直径≥ 8mm）
D. 巨大冠状动脉瘤（*Z* 值≥ 10）　E. 以上都是
12. 川崎病的复发率为
A. ＜ 0.3%　B. 1% ～ 2%　C. 0.3% ～ 0.5%　D. 3% ～ 5%　E. 0.5% ～ 1%
13. 以下哪项在川崎病的临床表现中最为少见
A. 血尿　B. 关节炎或关节痛　C. 间质性肺炎　D. 肝大、黄疸和腹泻
E. 无菌性脑膜炎
14. 5 月龄男孩，因高热 2 天余入院，查体：发育营养好，浅表淋巴结不大，结膜充血，咽红，唇较干红，卡介苗接种后疤痕（简称卡疤）周边红肿约 2cm×3cm，心肺（–），实验室检查：WBC 20×10^9/L，N 0.78，L 0.22，PLT 200×10^9/L，血沉 50mm/h，CRP 80mg/L，最可能的诊断是
A. 败血症　B. 结核病　C. 咽结合膜热　D. 川崎病　E. 以上都不是
15. 3 岁男孩，因“发热 7 天，皮疹 2 天”入院，查体：T 39.6℃，神志清楚，精神萎靡，躯干及颈部可见红色猩红热样皮疹，右颈部淋巴结 1.5cm×2cm，口唇干红，咽红，扁桃体Ⅱ度增大，心肺阴性，腹软，肝肋下可触及 1cm，质软边锐，脾肋下未及，四肢末端红肿。辅助检查：Hb 101g/L，

WBC 24×10^9/L，N 0.78，L 0.22，PLT 252×10^9/L，血沉 70mm/h，CRP 102mg/L。为明确诊断，首选应进行哪项检查

A. 超声心动图　　B. ASO　　C. 颈部淋巴结穿刺　　D. 血培养　　E. EB 病毒 IgM

（王　涛　周开宇　高晓琳）

第 10 章　感染性疾病

第 1 节　肺　结　核

一、病历资料一

基本信息： 患儿，男，2 岁，住址：四川省乐山市。

主诉： 因“发热、咳嗽 3 周”入院。

现病史： 入院 3 周前患儿出现发热，中低热，最高温度 38.2℃，热型不详，伴有咳嗽，阵发性串咳，为湿性咳嗽，咳嗽程度无昼夜差别，无明显气促、发绀及呼吸困难，在外院先后予口服阿莫西林克拉维酸钾治疗 4 天、输注头孢曲松治疗 3 天，无明显好转，故入我院进一步诊治。

起病来，食纳下降，体重下降 1.5kg，大小便正常。

既往史： 无特殊，接种过乙肝疫苗，卡介苗，百日咳、白喉、破伤风混合疫苗，脊髓灰质炎疫苗，麻疹疫苗。

个人史： G1P1，孕 39 周，顺产，出生体重 2.80kg，体格发育、运动及语言发育同正常同龄儿。

家族史： 患儿的爷爷、奶奶有慢性咳嗽病史。

体格检查： T 38℃，P 132 次/分，R 42 次/分，BP 89/50 mmHg，体重 9.5kg。急性病容，意识清楚，瞳孔等大等圆，对光反射灵敏，颈软，呼吸运动对称。双肺呼吸音粗，未闻及干湿啰音，心腹及神经系统未见明显异常。

辅助检查： 结核菌素皮肤试验（tuberculin skin test，TST）阳性，结核菌素纯蛋白衍生物（purified protein derivative，PPD）皮试 72 小时硬结大小：12mm×16mm。

二、思　考　题

1. 患儿目前最需要进行的检查是

A. 痰培养　　B. 血沉　　C. 血培养　　D. 胸部 X 线摄影

E. 心脏超声

2. 入院以后患儿胸部 X 线片提示：双肺弥漫分布，粟粒状结节影，双侧肺门淋巴结增大。患儿目前最可能的诊断是

A. 支气管肺炎　　B. 支气管炎　　C. 肺结核　　D. 慢性咽炎　　E. 支原体肺炎

3. 该患儿确诊为粟粒型肺结核，强化阶段的治疗，应选择

A. 异烟肼+利福平　　B. 异烟肼+利福平+链霉素

C. 异烟肼+利福平+乙胺丁醇　　D. 异烟肼+利福平+吡嗪酰胺+乙胺丁醇

E. 异烟肼+利福平+阿米卡星

4. 小儿初次感染结核分枝杆菌后，做结核菌素皮肤试验，可呈现阳性反应的时间为

A. 感染 2 ～ 3 周后　　B. 感染 8 ～ 10 周后

C. 感染 4 ～ 8 周后　　D. 感染 10 ～ 12 周后

E. 感染 1 ～ 2 周后

5. 关于结核菌素皮肤试验，下列各项中正确的是
A. 结核菌素皮肤试验阳性可以肯定结核病的诊断
B. 凡是结核菌素皮肤试验阴性可除外结核病
C. 粟粒型肺结核，结核菌素皮肤试验可呈阴性
D. 卡介苗接种成功，结核菌素皮肤试验呈强阳性
E. 结核菌素皮肤试验结果由阳性转为阴性可作为结核病治疗疗效的判定依据
6. 关于结核菌素皮肤试验结果，下列各项中不正确的是
A. 年龄越小阳性反应的意义越大
B. 机体免疫反应受抑制时可表现为假阴性
C. 儿童呈阳性反应代表体内有活动性结核病灶
D. 婴儿未接种卡介苗，强阳性反应者，表示体内有活动性结核病可能性大
E. 不应以结核菌素皮肤试验结果由阳性转为阴性作为疗效判断标准
7. 关于结核菌素皮肤试验结果阳性意义的判断，错误的是
A. 接种卡介苗后　　B. 麻疹患者结核菌素皮肤试验结果可呈假阴性
C. 年长而无明显的临床症状，仅是一般阳性反应时表示一定有结核感染
D. 由阴性反应转为阳性，或硬结直径由小于 10mm 转变为大于 10mm 或增幅大于 6mm 时，表示新近感染
E. 使用激素等可抑制机体免疫，致结果呈假阴性
8. 下列有关支气管肺炎与肺结核最有鉴别意义的是
A. 发热高低　　B. 咳嗽程度　　C. 痰液 Xpert 阳性　　D. 有无气促
E. 血沉增高
9. 小儿活动性结核病的参考指标不包括
A. 胃液 Xpert 阳性　　B. 痰培养分枝杆菌生长
C. 支气管镜检查有明显支气管结核病变者
D. 结核菌素皮肤试验硬结直径 9mm　　E. 胃液涂片抗酸染色阳性
10. 肺结核患者出现喘鸣是由于
A. 淋巴结高度肿大压迫气管分叉处　　B. 淋巴结高度肿大压迫静脉
C. 淋巴结压迫支气管导致完全阻塞　　D. 淋巴结压迫支气管导致部分阻塞
E. 淋巴结高度肿大压迫食管
11. 结核患者支气管镜检查，常见的表现不包括
A. 肿大淋巴结压迫支气管导致管腔狭窄
B. 黏膜充血水肿，炎症细胞浸润溃疡或肉芽肿
C. 管腔充满菜花样新生物，触之易出血
D. 支气管瘘孔口呈火山样突起，色泽红而有干酪样物质排出
E. 在淋巴结穿孔前期，可见突入支气管腔的肿块
12. 原发复合征是儿童原发型肺结核中常见类型，其基本病理改变为
A. 渗出和增殖　　B. 渗出和肿胀　　C. 渗出、增殖和坏死　　D. 坏死和增殖
E. 增殖和肿胀
13. 肺结核的治疗原则包括
A. 中期、规律、适量、全程、联合、分段
B. 早期、规律、适量、全程、联合、分段
C. 早期、规律、足量、全程、联合、分段
D. 早期、规律、适量、短程、联合、分段
E. 中期、规律、足量、全程、联合、分段

14. 肺结核维持巩固治疗阶段的治疗选择

A. 异烟肼+利福平　B. 异烟肼+利福平+链霉素　C. 异烟肼+利福平+吡嗪酰胺　D. 异烟肼+利福平+乙胺丁醇　E. 异烟肼+利福平+阿米卡星

三、病历资料二

基本信息：患者，女，12 岁，住址：四川省成都市。

主诉：发热，咳嗽 2 周，加重伴气促、胸闷 3 天。

现病史：患者于入院前 2 周始出现发热，体温波动于 37.5 ～ 38.2℃，热型不详，咳嗽，咳痰，痰中带血丝，无呼吸困难、发绀，伴夜间盗汗、乏力。先后于外院予头孢曲松（5 天）、阿奇霉素（3 天）治疗，效果不佳，3 天前出现气促、胸闷，活动后明显，为进一步治疗入我院。

起病来，精神尚可，食纳下降，体重下降 2kg，大小便正常。

既往史：既往身体健康状况良好，否认免疫缺陷等基础疾病，按时接种疫苗。

个人史：G1P1，孕 38 周，顺产，出生体重 3.50kg，体格、运动及语言发育正常，学习成绩尚可。

家族史：否认遗传基因病等家族史。

体格检查：T 36.8℃，P 88 次/分，R 25 次/分。神志清楚，精神尚可，口唇红润，双下肢胫前皮肤可见结节样红斑，稍高出皮面，压之部分褪色，气管向左偏移，右肺中下肺叩诊浊音，右侧呼吸音降低，心率 88 次/分，律齐，未闻及杂音，腹软，肝脾未扪及肿大，四肢肌力正常，神经系统查体未见异常。

辅助检查：胸部 X 线片和胸部超声提示：右侧大量胸腔积液，血沉：90mm/h，TSPOT.TB（+）。

四、思 考 题

15. 该患者最可能感染的病原体是

A. 结核分枝杆菌　B. 新型冠状病毒　C. 肺炎链球菌　D. 新型隐球菌　E. 曲霉菌

16. 肺结核咯血的最常见原因是

A. 病灶出现硬结　B. 病灶钙化　C. 渗出和空洞病变　D. 病灶形成纤维化　E. 病灶机化

17. 结核性胸膜炎的胸腔积液检查，最常见的特点是

A. 渗出液　B. 漏出液　C. 脱落细胞学检查发现异常细胞　D. 外观为脓性　E. 外观为巧克力色

18. 若抽取的胸腔积液中葡萄糖为 2.2mmol/L，蛋白质 64g/L，乳酸脱氢酶（LDH）250U/L，一般不需要考虑的疾病是

A. 结核性胸腔积液　B. 肿瘤胸腔转移　C. 胸腔化脓性感染　D. 心功能不全引起的胸腔积液　E. 系统性红斑狼疮

19. 为明确患者胸腔积液的病因，下列检查对诊断的价值最大的是

A. 胸腔积液 Xpert 检查　B. 胸腔积液生化检查　C. 胸腔积液细胞学检查　D. 胸腔积液肿瘤标志物检查　E. 胸腔积液查脱落细胞

20. 关于皮肤结节性红斑，描述不正确的是

A. 可见于结核感染、EB 病毒感染患者　B. 可见于链球菌感染儿童　C. 可见于淋巴瘤患者　D. 必要时可活检明确病因　E. 主要治疗为全身使用糖皮质激素

21. 判断该患者是否有传染性，下列哪项检查最可靠

A. 痰涂片抗酸染色阳性　B. TSPOT.TB 阳性　C. 血沉增快

D. 大量胸腔积液　　E. 结核菌素皮肤试验阳性

22. 关于 TSPOT.TB 检查，不正确的是

A. 表明存在结核分枝杆菌感染的证据　　B.TSPOT.TB 结果阳性，表明存在活动性结核病灶
C. 免疫缺陷的患者，可呈假阴性　　D. 不能作为抗结核治疗效果的判定依据
E. 5 岁以下儿童结果可呈假阴性

23. 对于利福平的描述不正确的是

A. 可使患者尿液、汗液、痰液和泪液变为浅红色
B. 儿童可予 15mg/（kg•d），每日 1 次，空腹顿服，最大量不超过 600mg/d
C. 对巨噬细胞内外的结核菌均有杀灭作用
D. 主要在肝脏代谢，偶有流感样综合征和短暂性肝功能损害，如出现黄疸、凝血功能障碍应立即停药
E. 主要应用于结核病强化治疗，不用于结核病巩固治疗

24. 肺结核患者抗结核治疗 8 周，下列指标与效果判断无关的是

A. 痰涂片由抗酸染色阳性转为阴性　　B. 症状减轻或消失　　C. 痰培养转阴
D. 病灶吸收或缩小　　E. PPD 皮试阴性

25. 肺结核合并肺外结核的疗程是

A. 至少 6 个月　　B. 至少 4 个月　　C. 至少 1.5 年　　D. 至少 1 年　　E. 至少 2 年

26. 该患者痰液分枝杆菌培养阳性，有一个年龄 8 个月弟弟，既往已接种卡介苗，与患者同住，无发热、咳嗽等，生长发育正常，胸部 X 线摄影未见异常，结核菌素皮肤试验阳性硬结直径 10mm，下列说法正确的是

A. 该患者弟弟应考虑潜伏结核感染
B. 该患者弟弟可予异烟肼+利福平+乙胺丁醇预防性治疗
C. 患者弟弟目前无任何症状，生长发育正常，不需要任何干预
D. 患者弟弟需考虑诊断肺结核　　E. 以上均不正确

27. 潜伏结核感染筛查的重点对象不包括

A. 有与肺结核患者接触史的儿童
B. 合并人类免疫缺陷病毒（human immunodeficiency virus，HIV）感染
C. 应用抗肿瘤坏死因子治疗、器官或骨髓移植及尘肺患者
D. 血液透析患者　　E. 幼儿园入园体检

28. 潜伏结核感染的判定标准不包括

A. 已成功接种卡介苗，免疫功能正常，结核菌素皮肤试验硬结直径 4mm
B. 卡介苗接种成功且无免疫缺陷的儿童，TST 硬结平均直径≥ 10mm
C. 与痰涂片阳性肺结核患者有密切接触的 5 岁以下儿童，TST 硬结平均直径≥ 5mm 者
D. 卡介苗接种未成功且除外非结核分枝杆菌感染的儿童，硬结平均直径≥ 5mm 者
E. 结核菌素皮肤试验反应由阴性转为阳性或 2 年内反应直径增加≥ 10mm 者

29. 对患者弟弟应采取的措施是

A. 隔离小儿，继续观察　　B. 立即给小儿接种卡介苗
C. 口服异烟肼+吡嗪酰胺　　D. 口服异烟肼　　E. 口服异烟肼+乙胺丁醇

30. 潜伏结核感染患者用异烟肼单药预防性治疗疗程通常是

A. 12 个月　　B. 6 个月　　C. 18 个月　　D. 24 个月　　E. 3 个月

（郭　琴　高晓琳　万朝敏）

第 2 节 麻 疹

一、病历资料

基本信息： 患儿，女，1 岁 6 月龄，住址：四川省眉山市。

主诉： 发热、咳嗽 4 天，加重伴皮疹 1 天。

现病史： 患儿 4 天前无明显诱因出现反复发热、咳嗽，发热无明显规律，热峰 38.9℃，发热时无寒战、惊厥，咳嗽少痰，无喘息、发绀，伴有鼻塞、流涕、流泪。就诊于当地医院，诊断为“急性上呼吸道感染”，予口服“双扑伪麻分散片”（具体剂量不详）无明显好转。1 天前患儿发热、咳嗽较前加重，热峰上升为 40℃，咳嗽频繁，面部出现皮疹。

既往史： 2 周前患儿因腹泻于当地县医院就诊，诊断为“轮状病毒肠炎”，住院治疗 5 天后好转出院。

个人史： 出生史无异常，6 月龄以后添加辅食发现鸡蛋过敏，故此后未接种疫苗。

家族史： 否认遗传病家族史。

体格检查： T 39.9℃，P 150 次/分，R 42 次/分，BP 88/49mmHg，SpO_2 99%。急性病容，意识清楚，耳后、发际、面部可见少许淡红色斑丘疹，压之褪色，疹间皮肤正常，全身浅表淋巴结未扪及明显肿大。双眼结膜充血、畏光，未见脓性分泌物。双侧颊黏膜粗糙、充血，可见数粒灰白色小点。咽充血，双侧扁桃体Ⅰ度肿大，未见脓性分泌物。颈软，心、肺、腹及神经系统未见明显异常。

辅助检查： 血常规：WBC 4.1×10^9/L，N 0.4，L 0.5，Hb 102g/L，RBC 3.5×10^{12}/L，PLT 113×10^9/L。大、小便常规无明显异常。

二、思 考 题

1. 患儿目前最可能的诊断是

A. 幼儿急疹　B. 猩红热　C. 麻疹　D. 风疹　E. 药疹

2. 需要补充询问的关键病史是

A. 父母的过敏史　B. 患儿的过敏史　C. 院外具体用药剂量

D. 有无与麻疹患者接触史　E. 以上均不对

3. 麻疹前驱期有诊断意义的临床表现是

A. 科氏斑　B. 结膜充血　C. 面部红色斑丘疹　D. 上呼吸道卡他症状

E. 畏光、流泪

4. 下列各项中不是麻疹前驱期的表现有

A. 上呼吸道炎　B. 发热　C. 咳嗽　D. 杨梅舌　E. 麻疹黏膜斑

5. 下列检查不用于麻疹确定病原学诊断的是

A. 血清麻疹病毒 IgM 抗体检测　B. 双份血清 IgG 抗体检测

C. 鼻咽部分泌物检测麻疹病毒抗原　D. 血常规

E. 通过 RT-PCR 检测到麻疹病毒 RNA

6. 麻疹出疹期的特点是

A. 发热 2 ～ 3 天后出疹，出疹后仍有发热

B. 发热 3 ～ 5 天后出疹，热退疹出

C. 发热 3 ～ 4 天后出疹，出疹后体温升高

D. 发热 1 ～ 2 天后出疹，出疹后高热

E. 发热 2 ～ 3 天后出疹，出疹后体温正常

7. 麻疹的皮疹特点有（可多选）
A. 皮疹初为淡红色斑丘疹，压之褪色，部分可融合成片，疹间皮肤正常，继而转为暗红色皮疹，部分病例出现出血性皮疹
B. 出疹顺序自上而下
C. 皮疹先出现于耳后、发际，逐渐波及前额、面、颈、躯干、四肢
D. 手掌、足底可见皮疹
E. 疹退后可见色素沉着及糠麸样脱屑
8. 关于麻疹疫苗，下面说法错误的是
A. 我国计划免疫程序规定初种麻疹疫苗的年龄是 8 月龄
B. 各国计划免疫程序规定麻疹的接种时间并不相同
C. 鸡蛋过敏者不宜接种麻疹疫苗
D. 支气管哮喘不是预防接种的禁忌
E. 先天性心脏病不伴免疫功能受损者可按计划接种麻疹疫苗
9. 麻疹患者体内病毒存在于（可多选）
A. 眼部分泌物　B. 呼吸道分泌物　C. 尿液　D. 白细胞　E. 淋巴细胞
10. 麻疹最常见的并发症是
A. 心肌炎　B. 结核病恶化　C. 肺炎　D. 脑炎　E. 角膜炎
11. 儿童计划免疫程序规定初种麻疹疫苗的时间是
A. 出生后 2 个月　B. 出生后 8 个月　C. 出生后 10 个月
D. 出生后 6 个月　E. 出生后 9 个月
12. 下列属于麻疹远期并发症的是
A. 角膜炎和角膜溃疡　B. 心肌炎和心包炎
C. 喉炎和支气管炎　D. 亚急性硬化性全脑炎
E. 急性播散性脑脊髓炎

出疹后 5 天，患儿体温恢复正常，24 小时后再次出现发热，热峰 39℃，发热时伴寒战，咳嗽加重。查体：T 39℃，P 148 次/分，R 40 次/分，BP 86/48mmHg，SpO_2 92%。呼吸音粗糙，双肺底可闻及固定细湿啰音。

13. 患儿目前需要安排的检查项目是（可多选）
A. 血常规　B. 血培养　C. 胸部 X 线摄片　D. 痰培养　E. 血气分析
14. 该患儿的隔离期应该是多久
A. 出疹后 5 天　B. 出疹后 10 天　C. 出疹后 2 周　D. 出疹后 1 周　E. 出疹后 15 天
15. 关于麻疹的治疗以下说法错误的是
A. 补充大剂量维生素 A
B. 高热时酌情使用退热药物，避免急骤退热，尤其是在出疹期
C. 继发细菌性肺炎时合理使用抗菌药物
D. 使用阿昔洛韦抗病毒治疗
E. 保持眼、鼻和口腔清洁，给予易消化和营养丰富的食物

（廖　琼　高晓琳　万朝敏）

第 3 节　传染性单核细胞增多症

一、病历资料

基本信息：患儿，男，6 岁 5 月龄，住址：四川省成都市。

主诉： 发热、咽痛、眼睑水肿 5 天。

现病史： 入院前 5 天，患儿受凉后出现发热，体温最高达 40℃，给予退热药口服后体温可降至正常，但 6 小时左右又再次高热。伴咽痛、眼睑水肿，伴轻微咳嗽、鼻阻、睡觉时打鼾，无神萎、喘息、气促、皮疹、结膜充血、呕吐、腹泻、抽搐等，就诊于当地诊所，查体见扁桃体"脓性分泌物"，诊断为"急性扁桃体炎"，给予"头孢克肟"口服 2 天，患儿发热及咽痛症状未见缓解，转入我院。

自发病来，患儿热退后精神尚可，进食减少，大便正常，小便量减少，外观未见异常，睡眠时打鼾明显，体重无显著改变。

既往史： 否认传染性疾病史，按计划接种疫苗，否认过敏史、外伤史等。

个人史： G1P1，足月顺产，出生体重 3.02kg，否认生后窒息抢救史，生长发育正常。

家族史： 父母体健。

体格检查： T 38.2℃，P 122 次/分，R 29 次/分，BP 92/61mmHg。急性病容，神志清楚，发育正常，营养良好，自主体位，步态正常。全身未见皮疹及出血点，双侧颈部各可扪及数个肿大淋巴结，左侧最大 2cm×3cm，右侧最大 3cm×3cm，质中，界清，活动度欠佳，无触痛，局部皮肤未见发红。双眼睑水肿，结膜未见充血及分泌物，双侧瞳孔等大等圆，对光反射灵敏。双耳外观未见异常，乳突无压痛，外耳道未见分泌物。鼻腔未见分泌物，无鼻翼扇动，鼻窦区无压痛。口唇红润，咽部充血，扁桃体Ⅱ度肿大，表面可见大量灰白色分泌物附着。颈软无抵抗，气管居中。胸廓无畸形，未见三凹征，双侧呼吸运动均匀对称，触觉语颤对称无异常，未触及胸膜摩擦感，双肺叩诊呈清音，双肺呼吸音稍粗，未闻及干湿啰音。心前区无异常隆起，心界正常，心律齐，各瓣膜区未闻及杂音。腹稍膨隆，肠鸣音正常，腹软，全腹无压痛及反跳痛，腹部未触及包块，肝肋下 3cm 触及，脾肋下 2cm 触及，均质软，双肾未触及，移动性浊音阴性。四肢肌力、肌张力正常，脑膜刺激征阴性，病理征阴性。肢端暖，毛细血管再充盈时间正常。

辅助检查： 暂缺。

二、思　考　题

1. 患儿目前最具诊断价值的辅助检查为

A. 咽拭子培养+药敏试验　　B. 肝功能　　C. 尿常规

D. 血常规　　E. 心脏超声检查

2. 以下最可能出现的检查结果为

A. 咽拭子培养提示化脓性链球菌生长　　B. 血培养提示金黄色葡萄球菌生长

C. ASO 显著升高　　D. 心脏超声提示冠状动脉扩张

E. 肝功能提示转氨酶升高

3. 患儿病原学最大可能是

A. 巨细胞病毒　　B. 链球菌　　C. 金黄色葡萄球菌

D. EB 病毒　　E. 人类疱疹病毒 6 型

4. 患儿基础血常规+CRP 检查最可能出现的异常是

A. 白细胞总数正常或偏低　　B. 中性粒细胞绝对值升高

C. 淋巴细胞绝对值升高　　D. 嗜酸性粒细胞绝对值升高

E. 白细胞总数达到（50 ～ 60）$\times 10^9$/L

5. 患儿诊断考虑是

A. 川崎病　　B. 颈部淋巴瘤伴骨髓转移

C. 脓毒症伴血流感染　　D. 传染性单核细胞增多症

E. 链球菌感染后肾小球肾炎

6. 以下关于该疾病和白血病鉴别点的叙述，正确的是
A. 该疾病淋巴结、肝、脾肿大没有白血病显著
B. 白血病所致发热的热峰常更高
C. 白血病一般白细胞显著升高，该病白细胞通常正常或偏低
D. 白血病常有贫血和出血，该疾病未见相应症状
E. 常需通过淋巴结活检来鉴别两者

7. 以下关于该疾病的说法正确的是
A. 需早期开始治疗，预后较差
B. 可出现各系统并发症，预后较差
C. 该病原体几乎可累及各个脏器
D. 较多患儿可出现肝功能损害，为该病原体直接侵犯肝细胞所致
E. 可出现溶血性贫血、全血细胞减少，临床常见

8. 针对该病，最具有循证证据的治疗措施是
A. 使用丙种球蛋白冲击治疗
B. 使用青霉素抗感染治疗
C. 使用更昔洛韦抗病毒治疗
D. 尽早使用免疫抑制剂治疗
E. 进行液体管理及补液疗法

9. 下列关于激素在该疾病中使用的叙述，正确的是（可多选）
A. 轻症患儿建议短疗程使用肾上腺皮质激素
B. 发生咽扁桃体严重病变或水肿时可考虑短期使用激素
C. 发生溶血性贫血、血小板减少性紫癜时可短期使用激素
D. 合并严重气道梗阻的患者中激素的使用可能会改善预后
E. 发热超过 1 周的患儿，积极使用激素可预防疾病加重

10. 患儿病程 10 天后仍反复发热，仍有咽痛、眼睑水肿、打鼾，咳嗽不明显，热退后精神尚可，此时最正确的处理措施为
A. 积极完善骨髓穿刺检查
B. 加强抗病毒治疗，阿昔洛韦优于更昔洛韦
C. 增加激素的剂量，体温稳定后再逐渐减量
D. 复查血常规等指标，积极退热处理
E. 再次完善咽拭子培养，根据培养及药敏结果调整抗感染治疗方案

11. 假设患儿住院期间持续发热，肝脾进行性肿大，监测血象提示三系减低，铁蛋白进行性上升，纤维蛋白原进行性降低，最需警惕发生的并发症是
A. 全身血管炎
B. 脓毒性休克
C. 弥散性血管内凝血（DIC）
D. 噬血细胞综合征
E. 淋巴瘤

12. 患儿入院后体温逐渐好转，住院期间在病房玩耍时手背处不小心擦伤，后出现局部皮肤红肿，考虑手背处蜂窝织炎，以下哪种抗生素最好
A. 氨苄西林
B. 阿莫西林
C. 阿奇霉素
D. 头孢氨苄
E. 头孢地尼

13. 若患儿血常规查见异型淋巴细胞比例升高，异型淋巴细胞属于
A. 单核细胞
B. T 淋巴细胞
C. B 淋巴细胞
D. NK 细胞
E. 肿瘤细胞

14. EB 病毒抗体谱结果中提示急性（近期）感染的指标是（可多选）
A. EB 病毒衣壳抗原 IgG 抗体阳性（高亲和力）
B. EB 病毒核抗原 IgG 抗体阳性
C. EB 病毒早期抗原 IgG 抗体阳性
D. EB 病毒衣壳抗原 IgM 抗体阳性
E. EB 病毒衣壳抗原 IgG 抗体阳性（低亲和力）

15. 患儿病程中诊断过扁桃体炎，下列关于儿童急性扁桃体的叙述正确的是
A. 细菌是最常见的病原体，年龄越小，细菌感染可能性越大
B. 金黄色葡萄球菌是最常见的致病菌
C. 细菌性扁桃体炎常合并显著的呼吸道症状，如流涕、咳嗽等

D. 肺炎支原体可引起扁桃体炎，临床较为常见
E. 呼吸道病毒，如鼻病毒、冠状病毒等，常在儿童中引起扁桃体炎

（温　杨　高晓琳　万朝敏）

第 4 节　流行性腮腺炎

一、病历资料

病史：患儿，男，4 岁，因"发热伴双侧面颊肿痛 3 天，头痛、呕吐 1 天"入院。入院前 3 天患儿出现发热，体温最高 39℃，出现右侧面颊后部肿大，伴触痛。2 天前患儿右侧面颊肿大更明显，至当地诊所诊治，予中药外敷。入院前 1 天患儿左侧面颊出现肿大，伴头痛呕吐 3 次，为非喷射性呕吐，呕吐物为胃内容物，无咖啡样物及胆汁，患儿无流涕、咳嗽，无腹痛、腹泻，无抽搐及意识障碍。自发病以来，患儿精神差，进食少，小便量少，外观无异常，大便未解。

体格检查：T 38℃，P 124 次/分，R 32 次/分，BP 98/59mmHg。急性病容，意识清楚，精神差，全身浅表淋巴结未扪及肿大，双侧瞳孔等大等圆，对光反射正常，左侧腮腺扪及约 3cm×2cm 包块，右侧腮腺扪及 2cm×1cm 包块，边界不清，有触痛，颈有阻力，气管居中，呼吸音正常，双肺未闻及干湿啰音。心律齐，心音有力，心脏各听诊区均未闻及杂音。全腹柔软，无压痛及反跳痛，肝、脾肋下未触及，移动性浊音阴性，四肢肌力、肌张力正常，巴氏征双侧阳性，克氏征阳性。

辅助检查：暂缺。

二、思考题

1. 该患儿体格检查需注意（可多选）
A. 触诊面颊部包块的大小、质地、边界、活动度以及有无波动
B. 神经系统阳性体征　　C. 腹部有无压痛及压痛部位
D. 睾丸有无肿胀　　E. 以上均不对

2. 触诊包块鉴别腮腺或淋巴结肿大的要点是（可多选）
A. 部位　　B. 质地　　C. 边界　　D. 活动度　　E. 以上均不对

3. 为了支持患儿的临床诊断，应当完善的临床资料包括（可多选）
A. 腰椎穿刺　　B. 疫苗接种史　　C. 结核接触史　　D. 不洁饮食史　　E. 肛拭子检查
F. 患儿居住地疾病史，家庭以及周边饲养猪情况　　G. 流行性腮腺炎接触史

4. 患者入院后应进行的常规检查包括（可多选）
A. 腰椎穿刺　　B. 脑脊液单纯疱疹病毒 PCR　　C. 血培养
D. 血常规及 C 反应蛋白　　E. 流行性乙型脑炎病毒抗体
F. 血淀粉酶检查　　G. 头颅 CT

经问患儿未接种流行性腮腺炎疫苗，发病前 1 周幼儿园同班同学诊断腮腺炎休假。

实验室检查：

（1）血常规：WBC 10.6×10^9/L，N 0.54，Hb 122g/L，PLT 186×10^9/L，CRP 7mg/L。

（2）脑脊液常规：外观清亮，有核细胞 870，中性粒细胞占比 60%，未查见脓细胞。

（3）脑脊液生化：蛋白质 267. 7mg/L，葡萄糖 2.6mmol/L，氯化物 124. 0mmol/L。

脑脊液涂片未查见异常。

脑脊液培养：阴性。

5. 患儿的临床诊断为
A. 流行性乙型脑炎　　B. 流行性脑脊髓膜炎

C. 急性化脓性颈淋巴结炎　　D. 中毒性细菌性痢疾
E. 流行性腮腺炎合并脑膜脑炎

6. 患流行性腮腺炎时腮腺肿大的特点是（可多选）
A. 多是双侧肿大　　B. 肿大常常双侧相继发生
C. 边界不清，可有较明显触痛　　D. 局部皮温可偏高，但无发红
E. 腮腺导管口肿胀明显，压之有脓液溢出

7. 关于患儿脑脊液检查结果的分析错误的是（可多选）
A. 患儿脑脊液细胞数显著升高，以中性粒细胞为主，要警惕化脓性脑膜炎
B. 患儿脑脊液生化分析无异常，提示病毒性脑炎，结合病史诊断流行性腮腺炎合并脑膜脑炎改变
C. 患儿脑脊液细胞数显著升高，以中性粒细胞为主，也符合流行性腮腺炎合并脑膜脑炎早期
D. 患儿脑脊液细胞数显著升高，以中性粒细胞为主，警惕结核性脑膜炎
E. 以上均不对

8. 患儿适宜的治疗包括（可多选）
A. 抗病毒治疗　　B. 局部中药外敷　　C. 抗生素　　D. 限制液体入量
E. 甘露醇　　F. 糖皮质激素　　G. 镇静剂

9. 该患儿应警惕的并发症是
A. 硬脑膜下积液　　B. 急性胰腺炎　　C. 急性胃肠炎　　D. 化脓性脑膜炎
E. 以上均不对

10. 流行性腮腺炎合并胰腺炎的类型多为
A. 充血水肿型　　B. 出血坏死型　　C. 伴胆道梗阻　　D. 重症胰腺炎　　E. 以上均不对

11. 为了助诊并发症以下检查恰当的是（可多选）
A. 腹部检查，触诊上腹部中间位置有压痛，疼痛可放射至背部
B. 血、尿淀粉酶检查　　C. 血脂肪酶检查
D. 腹部增强 CT　　E. 以上均不对

12. 流行性腮腺炎常见的并发症包括（可多选）
A. 脑膜脑炎　　B. 睾丸炎　　C. 卵巢炎　　D. 胰腺炎　　E. 以上均不对

13. 流行性腮腺炎合并胰腺炎的治疗措施恰当的是（可多选）
A. 禁食补液，胃肠外营养支持　　B. 生长抑素输注
C. 手术清除坏死出血　　D. 腹痛缓解后从流质逐步过渡到清淡饮食
E. 中药口服灌肠导泻利胆

14. 流行性腮腺炎合并睾丸炎的治疗措施正确的是（可多选）
A. 丁字带固定　　B. 局部冷敷　　C. 糖皮质激素静脉输注
D. 利巴韦林抗病毒　　E. 以上均不对

15. 如何鉴别流行性腮腺炎与急性化脓性腮腺炎（可多选）
A. 前者常双侧同时或先后发病，后者多为单侧发病
B. 前者挤压腮腺导管口无脓液溢出，后者挤压腮腺其导管口常有脓液溢出
C. 前者好发人群为儿童；后者好发人群为成人
D. 血常规检查：前者白细胞计数常正常，常以淋巴细胞增高为主；后者白细胞及中性粒细胞增高
E. 前者可发展为蜂窝织炎，后者可发展为化脓性脑膜炎

16. 为控制相应的疫情发生，以下方案正确的是（可多选）
A. 隔离患儿至腮腺肿大完全消退　　B. 隔离方式为空气隔离
C. 隔离方式为飞沫隔离　　D. 对所在幼儿园进行排查，补充接种腮腺炎疫苗
E. 以上均不对

17. 易感儿童接触流行性腮腺炎患者后，需隔离多少天才能重新入学

A. 7 天　　B. 14 天　　C. 21 天　　D. 28 天　　E. 35 天

18. 流行性腮腺炎的预防说法正确的包括（可多选）

A.疫苗或自然感染后免疫中和抗体可维持终身

B. 静脉注射丙种球蛋白可以预防腮腺炎

C. 集体机构应检疫 3 周

D. 流行性腮腺炎患者腮腺肿胀前 7 天至肿胀出现后 9 天均有传染性

E. 以上均不对

（邓建军　高晓琳　万朝敏）

第 5 节　非伤寒沙门菌肠炎

一、病历资料

基本信息：患儿，男，1 岁 7 月龄，住址：四川省成都市。

主诉：发热腹痛 1 天，腹泻半天。

现病史：入院前 1 天，患儿开始出现发热，体温最高 38℃，伴腹痛，主要位于脐周，呈阵发性绞痛，伴呕吐 1 次，为胃内容物，呕吐呈非喷射状，呕吐后腹痛无缓解。不伴咳嗽、流涕、全身肌肉酸痛等，自行口服退热药物后体温可降至正常。半天前，患儿出现腹泻 6 次，大便初始呈稀糊状，表面有黏液和少量血丝，量不多，后为稀水样便，伴有每次便前腹痛，便后缓解，家长予口服补液后，急诊收入我科。

病前 1 天，患儿曾独自进食过夜的奶酪蛋糕，无其他人聚集发病。自发病以来，患儿精神差，进食少，小便量少，外观无异常。

既往史：患儿既往身体健康，无特殊病史。

个人史：G1P1，胎龄 39 周，顺产，出生体重 3.20kg。

体格、运动、语言、智力发育同正常同龄儿。

家族史：否认遗传病家族史。

体格检查：T 38.3℃，HR 114 次/分，R 32 次/分，BP 88/60mmHg。急性痛苦病容，精神稍差，轻度脱水貌，全身皮肤未见皮疹，全身浅表淋巴结未扪及肿大。颈无阻力，气管居中，呼吸音正常，双肺未闻及干湿啰音。心律齐，心音有力，心脏各听诊区均未闻及杂音。全腹柔软，脐周及右腹轻压痛，麦氏点无压痛，无反跳痛，肝、脾肋下未触及，肠鸣声活跃，移动性浊音阴性。双下肢可见少量花斑，毛细血管再充盈时间 3 秒，足背动脉搏有力，四肢肌力 5 级。神经系统查体未见异常。

辅助检查：暂缺。

二、思　考　题

1. 患者入院后应紧急进行的检查包括（可多选）

A. 大便常规　　B. 腹部 X 线片　　C. 血培养　　D. 大便培养　　E. 以上均正确

2. 进行大便常规检查，留取合格大便标本的注意事项有（可多选）

A. 标本应在 2 小时内送检　　B. 标本应直接接取在标本盒内

C. 应当选取黏液脓血部位送检　　D. 可以从尿布上直接挑选标本送检

E. 可以在地上直接挑选标本

3. 关于实验室检查叙述正确的有（可多选）

A. 使用抗生素之前应当进行大便培养检查

B. 大便培养比肛拭子培养有更高的阳性率

C. 病程前 2 周血培养阳性率高　　D. 病程 2 周后大便培养阳性率高　　E. 以上均正确

4. 患儿检查结果为血常规：WBC 15.6mm^3/L，N 0.84，Hb 120g/L，PLT 186mm^3/L，CRP 87mg/L。血生化：天门冬氨酸氨基转移酶（AST）24U/L，丙氨酸氨基转移酶（ALT）36U/L，总胆红素（TBIL）5.8μmol/L，白蛋白（Alb）37g/L。电解质：Na^+139.7mmol/L，余无异常。大便常规：外观桃花脓样，白细胞 4+，红细胞 2+，查见脓细胞及吞噬细胞。患者的临床诊断考虑为

A. 下消化道出血　　B. 伤寒

C. 非伤寒沙门菌肠炎　　D. 中毒性细菌性痢疾　　E 以上均错

5. 患儿大便培养为鼠伤寒沙门菌，该病原体属于

A. 非伤寒沙门菌　　B. 伤寒沙门菌　　C. 弧菌属　　D. 弯曲菌属　　E. 螺旋菌属

6. 该疾病的主要病变部位位于

A. 回肠末端　　B. 乙状结肠与直肠　　C. 升结肠　　D. 降结肠　　E. 小肠和结肠

7. 患者应立即展开的治疗包括（可多选）

A. 糖皮质激素　　B. 禁食　　C. 抗生素

D. 山莨菪碱解痉和消旋卡多曲口服止泻　　E. 补液治疗

8. 关于患者饮食描述错误的有（可多选）

A. 清淡饮食，不能进食肉蛋及脂肪类食物

B. 可适当饮用苹果水，有收敛作用，减轻腹泻

C. 可进食含丰富粗纤维食物，有助于大便成形

D. 如常饮食，少吃多餐，不可进食含糖及纤维丰富的食物

9. 关于补液正确的是（可多选）

A. 能经口服补液不选用静脉补液

B. 低渗性 ORS 优于高渗性 ORS

C. 预防脱水的补液方案是每次腹泻后口服补液，该患儿至少应每次 100 ～ 200ml

D. 累积丢失量可按脱水的不同程度估算，可 24 小时匀速补充，也可 4 小时快速补充

E. 以上均错

10. 患者经治疗后病情处于稳定阶段，必须继续监测复查的项目包括（可多选）

A. 血常规　　B. 血培养　　C. 大便常规　　D. 血气分析　　E. 大便培养

11. 关于该患儿抗生素的治疗，以下正确的是

A. 首选氨苄西林　　B. 不应使用抗生素　　C. 首选头孢曲松　　D. 可选磺胺或四环素类

E. 可选链霉素或氯霉素

12. 该患儿抗感染治疗 2 天，体温正常，腹痛缓解，腹泻减轻，食欲恢复。停用抗生素的标准是

A. 若血培养阴性，患儿症状消失，大便常规正常，疗程 5 ～ 7 天

B. 2 次复查大便常规正常　　C. 大便培养阴性　　D. 体温正常 3 天　　E. 以上均错

13. 该病的并发症可以有哪些（可多选）

A. 急性脱水、电解质紊乱　　B. 菌血症　　C. 心内膜炎、内脏脓肿

D. 骨髓炎　　E. 反应性关节炎

14. 该病散发流行的主要途径是（可多选）

A. 集体食堂食物被污染造成经口感染　　B. 粪口途径

C. 肉类、禽类、蛋类、奶制品被污染　　D. 接触被感染的动物，包括家养动物

E. 与患者密切接触经呼吸道传染或接触患者的血液经伤口感染

15. 该病的主要预防措施是（可多选）

A. 隔离及治疗现症患者　　B. 在农场和畜牧业生产中合理使用抗生素

C. 清洁水的供应及手卫生　　D. 防止肉、蛋、奶类食品加工过程的污染
E. 告知父母爬行类宠物和小婴儿密切接触的危险性

（罗双红　高晓琳　万朝敏）

第 11 章　消化系统疾病

第 1 节　小儿腹泻病

一、病历资料

基本信息： 患儿，男，5 岁 1 月龄。住址：四川省成都市。

主诉： 呕吐、腹痛、腹泻 2 天，发热 1 天。

现病史： 2 天前，患儿外出就餐进食"卤鸡腿、西瓜"等食物 3 ～ 4 小时后出现呕吐 2 次，呈非喷射性，呕吐未消化食物，无胆汁或咖啡色物质，伴腹痛，阵发性，以脐周为主，无放射痛，喜蜷卧及揉按，继而出现解稀糊便 3 次，每次量少，含黏液，无脓血，排便后腹痛可缓解，但间隔 0.5 ～ 2 小时后腹痛会再次出现，性质同前，无发热、抽搐、少尿等表现。就诊于当地医院，给予胃酶合剂、蒙脱石散、双歧杆菌乳杆菌三联活菌片（即金双歧）等治疗，患儿未再呕吐，但仍有反复腹痛，并解上述大便 2 次。1 天前患儿出现发热，体温波动于 38 ～ 39℃，口服"美林"体温可降至正常，但间隔 4 ～ 6 小时后再次出现发热。解 2 次稀糊便，见少许黏液及血丝，伴里急后重、精神萎靡、小便减少约 1/4，无烦渴多饮、抽搐昏迷等，来我院急诊。

患儿自发病以来精神、食纳不佳，大小便情况同上，体重变化情况不详。

既往史： 既往体健，否认过敏史、慢性病史，否认疫区旅游史及传染性疾病接触史。

个人史： G1P1，孕 39 周，顺产，出生体重 3.35kg。

家族史： 否认遗传病家族史。

体格检查： T 38.2℃，P 146 次/分，R 32 次/分，BP 106/82mmHg，体重 20kg。神志清楚，精神尚可。皮肤弹性正常，肢端温暖，未见大理石样花斑，毛细血管再充盈时间小于 2 秒。眼窝无凹陷，哭时有泪，口唇稍干燥，无皲裂，口腔黏膜光滑，咽无充血，双侧扁桃体无肿大。双肺呼吸音清晰，未闻及干湿啰音。心律齐，心音有力。腹平软，脐周压痛，无肌紧张及反跳痛，肠鸣音活跃，约 10 次/分。肛周皮肤完好。神经系统查体未见异常。

辅助检查： 暂缺。

二、思　考　题

1. 你认为上述现病史还要做哪些补充
A. 流行病学史　　B. 呕吐与腹痛的关系
C. 腹泻与腹痛的关系　　D. A 和 B　　E. A、B 和 C

2. 该患儿最有可能的诊断是
A. 急性腹泻伴中度等渗性脱水　　B. 急性腹泻伴轻度等渗性脱水
C. 急性腹泻伴中度高渗性脱水　　D. 急性腹泻伴轻度高渗性脱水　　E. 腹泻

3. 该患儿目前最先需要完成的辅助检查有
A. 肝功能　　B. 大便常规　　C. 血常规　　D. 血气分析　　E. 肾功能

4. 在以下病原体中，患儿最有可能感染的是
A. 产毒性大肠埃希菌　　B. 志贺菌属细菌（痢疾杆菌）　　C. 诺如病毒

D. 轮状病毒　　　　　　　　　　　　E. 阿米巴原虫

5. 该患儿大便常规中，若发现较多的白细胞，则最需要与之鉴别的是

A. 直肠息肉　　B. 炎症性肠病　　C. 坏死性肠炎　　D. 食物蛋白诱导的直肠结肠炎

E. 乳糖不耐受

6. 抗生素相关性腹泻常见的病原体有

A. 白念珠菌　　B. 艰难梭菌　　C. 金黄色葡萄球菌　　D. 以上都是　　E. 以上都不是

7. 轻度脱水补充累计丢失量为

A. 20 ～ 30ml/kg　　B. 20 ～ 50ml/kg　　C. 30 ～ 50ml/kg　　D. 40 ～ 60ml/kg　　E. 30 ～ 60ml/kg

8. 中度脱水无严重呕吐者口服补液最宜选用的液体为

A. ORSⅠ　　B .ORSⅡ　　C . 米汤+食盐　　D . 低渗口服补液盐

E . 葡萄糖氯化钠溶液

9. 对于重度脱水的患儿应先快速扩容，宜选用的液体是

A. 等张含钾液　　B. 等张含钠液　　C. 低张含钾液　　D. 高张含钾液　　E. 高张含钠液

10. 若该患儿腹泻加重，出现重度脱水，则应先快速扩容，扩容所需的液量是

A. 30ml/kg　　B. 25ml/kg　　C. 20ml/kg　　D. 15ml/kg　　E. 10ml/kg

11. 关于腹泻发病机制的描述错误的有

A. 渗透性腹泻，如轮状病毒性腹泻　　B. 分泌性腹泻，如轮状病毒性腹泻

C. 分泌性腹泻，如霍乱　　D. 渗出性腹泻，如产毒性大肠埃希菌

E. 肠道功能异常性腹泻，如肠易激综合征

12. 食物中消化不全的糖类可以被（　　）分解成小分子的短链有机酸，使肠液的渗透压升高，加重腹泻

A. 葡萄糖腺苷转移酶　　B. 乳糖酶　　C. 双糖酶

D. 病毒　　E. 细菌

13. 以下腹泻治疗的原则中不正确的是

A. 营养疗法　　B. 止泻治疗　　C. 微生态治疗　　D. 补锌治疗　　E. 液体疗法

14. 关于腹泻的预防，下列表述错误的是

A. 合理喂养，提倡母乳喂养，添加辅食时每次限定 1 ～ 2 种，逐步增加，适时断奶

B. 人工喂养的患儿应调整饮食，保证足够的能量摄入

C. 养好卫生习惯，注意乳品的保存和奶具、食具、便器、玩具的定期消毒

D. 感染性腹泻的患儿要做好消毒隔离工作，防止交叉感染

E. 避免长期使用抗生素

15. 迁延性腹泻、慢性腹泻最常见的病因是

A. 食物过敏　　B. 感染　　C. 免疫缺陷　　D. 滥用抗生素

E. 急性腹泻未彻底治疗或治疗不当

（高　珊　高晓琳）

第 2 节　消化性溃疡

一、病历资料

基本信息：患儿，男，13 岁，四川省广汉市人。

主诉：腹痛 2 月余，面色苍白伴乏力 1 周。

现病史：2 个月前患儿进食大量“烧烤”后出现腹痛，脐周为主，伴呕吐 2 次，为胃内容物，无胆汁及咖啡样物质，继而解黄色稀便 2 次，无黏液脓血，无发热等，未予治疗，呕吐腹泻好转，

腹痛程度减轻。后患儿腹痛时常发作，以剑突下为主，多在进食辛辣、生冷食物后出现，就诊于当地医院，给予“胃药”治疗，具体不详，服药后腹痛可缓解，但停药不久后腹痛反复发作，时伴有恶心，无呕吐、反酸、嗳气，无腹泻、便秘、腹胀等。1 周前，家长发现患儿面色苍白，伴乏力，食纳减少，未予重视，未治疗，现上述症状进行性加重，且伴头晕，故来我院。

既往史：既往体健，否认过敏史、慢性病史，否认疫区旅游史及传染性疾病接触史。

个人史：G1P1，孕 40 周，顺产，出生体重 3.83kg。

家族史：否认遗传病家族史。

体格检查：T 36.3℃，P 102 次/分，R 24 次/分，BP 108/88 mmHg。神志清楚，精神欠佳。全身皮肤未见皮疹、出血点或瘀斑，浅表淋巴结无肿大。口唇甲床苍白。双肺呼吸音清，未闻及干湿啰音。心律齐，心音有力，未闻及杂音。腹平软，剑突下轻压痛，无肌紧张及反跳痛，肠鸣音活跃。神经系统查体未见异常。

辅助检查：血常规示 WBC 12.5×10^9/L，N 0.58，Hb 83g/L，PLT 235×10^9/L。

二、思　考　题

1. 你认为需要补充的病史有（可多选）

A. 类似疾病家族史　B. 是否存在夜间痛　C. 大便性状

D. 小便性状　E. 体重变化情况　F. 饮食结构情况

2. 该患儿最不可能的诊断是

A. 胃溃疡　B. 十二指肠球部溃疡　C. 梅克尔憩室

D. 感染性腹泻　E. 失血性贫血

3. 要明确诊断首选的检查是

A. 胃镜　B. 肠镜　C. 核素扫描　D. 大便常规　E. 消化道造影

4. 下列表述中不正确的是

A. 消化性溃疡可发生于食管、胃、十二指肠，也可发生于胃-空肠吻合口附近或梅克尔憩室内

B. 消化道溃疡泛指胃肠道黏膜在某种情况下被胃酸/胃蛋白酶自身消化而造成

C. Schwarz 在 1910 年提出的“无酸，无溃疡”的格言至今仍然正确

D. 虽然随着 *H.pylori* 在消化性溃疡发病中重要作用的认识，遗传的重要性受到疑问，但遗传因素的作用仍不能就此否定

E. 十二指肠溃疡多发生在球部，前壁比后壁多见

5. 关于 *H.pylori* 感染致溃疡的机制，正确的是

A. *H.pylori* 的毒素、有毒素作用的酶和 *H.pylori* 诱导的黏膜炎症反应均能造成胃十二指肠黏膜屏障的损害

B. “漏屋顶”假说可以解释 *H.pylori* 感染相关胃溃疡的发生

C. *H.pylori* 感染可引起高胃泌素血症，增强了侵袭因素

D. 以上均是　E. A 和 C

6. 关于学龄儿童消化性溃疡临床表现的特点，不正确的是

A. 腹痛可以表现为反复脐周痛

B. 严重者可以表现为呕血、便血、贫血　C. 也可表现为无痛性黑便、晕厥，甚至休克

D. 以应激性溃疡多见　E. 有些患儿仅仅表现为贫血，而无其他临床表现

7. 该患儿的治疗措施中错误的是

A. 输血　B. 避免食用刺激性食物　C. PPI

D. 黏膜保护剂　E. 监测生命体征

8. 该患儿贫血的程度是

A. 轻度　B. 中度　C. 重度　D. 极重度　E. 无贫血

9. 该患儿贫血的类型可能是（可多选）
A. 正细胞正色素性贫血 B. 小细胞低色素性贫血
C. 小细胞正色素性贫血 D. 大细胞正色素性贫血
E. 大细胞低色素性贫血
10.“柏油样便”的出血量一般在
A. 100ml B. 50 ～ 60ml C. 20 ～ 30ml D. 10ml E. 5ml
11. *H.pylori* 是
A. 需氧菌 B. 厌氧菌 C. 兼性菌 D. 以上都是 E. 以上都不是
12. 儿童 *H.pylori* 检测的指征是（可多选）
A. 消化性溃疡 B. 功能性腹痛 C. 不明原因的难治性缺铁性贫血
D. 计划长期服用非甾体抗炎药 E. 慢性胃炎
F. MALT 淋巴瘤（即黏膜相关淋巴组织淋巴瘤）
G. 一级亲属中有胃癌患者的患儿 H. 生长发育迟缓
13. 若该患儿为胃溃疡，则下面哪些情形可诊断其为 *H.pylori* 现症感染（可多选）
A. 细菌培养阳性 B. 组织病理学检测阳性
C. 胃黏膜快速尿素酶试验阳性 D. ^{13}C 呼气试验和粪便 *H.pylori* 抗原均阳性
E. 血清 *H.pylori* 抗体阳性
14. 若该患儿为胃溃疡伴 *H.pylori* 现症感染，则下列处理正确的是（可多选）
A. 需行 *H.pylori* 根除治疗，可以根据本地区耐药情况选用含铋剂的方案
B. 整个治疗方案的疗程为 10 ～ 14 天
C. 判断根除 *H.pylori* 的疗效，可在根除治疗结束后行 ^{13}C 呼气试验，阴性则可判定为 *H.pylori* 根除
D. 若首次 *H.pylori* 根除治疗失败，可调整 PPI 的种类，如将奥美拉唑换成埃索美拉唑
E. 微生态制剂是否可以提高儿童 *H.pylori* 根除率，目前尚无明确的结论
15. 消化性溃疡的并发症有（可多选）
A. 出血、穿孔、幽门梗阻 B. 肝炎、胆囊炎 C. 胰腺炎
D. 缺铁性贫血 E. 失血性休克

（高 珊 高晓琳）

第 3 节 牛奶蛋白过敏

一、病历资料

基本信息：患儿，男，3 月龄，住址：四川省成都市。

主诉：间断便血 2 周。

现病史：2 周前，患儿无明显诱因出现反复便血，多表现为稀糊状大便偶混有少许血丝，伴少许黏液，大便 3 ～ 4 次/天，不伴腹胀、发热、异常哭闹、烦躁、呕吐等表现，便血持续 3 ～ 4 天自行缓解，未予重视，后又再次出现，5 天前于外院就诊，查大便常规提示：白细胞 5 ～ 10 个/HP，红细胞 1 个/HP，未见脓细胞，给予“头孢类”抗感染治疗，患儿仍偶有便血，且大便次数增加到 4 ～ 6 次/天，大便呈稀水便，为进一步诊治入院。患儿自患病以来，精神、睡眠、饮奶正常，小便量可。

既往史：无特殊。

个人史：G1P1，足月产，生后母乳喂养，1 个月前换为配方奶喂养，生长发育同正常同龄儿。

家族史：否认遗传病家族史，母亲有过敏性鼻炎史。

体格检查：T 36.3℃，P 123 次/分，R 34 次/分，BP 78/56mmHg，体重 6.2kg。

意识清楚，反应可，颜面及躯干皮肤可见散在湿疹样皮疹，巩膜无黄染，浅表淋巴结无肿大，前囟平软，心肺查体阴性，腹软，稍膨隆，无压痛、反跳痛及肌紧张，未扪及包块，肠鸣音4～5次/分，毛细血管再充盈时间2秒。

辅助检查：血常规示WBC 11.5×10^9/L，N 0.45，Hb 103g/L，PLT 135×10^9/L，CRP 0.5mg/L。大便常规示白细胞1个/HP，红细胞1个/HP，隐血阳性，脓细胞未见，吞噬细胞未见。

食物特异性IgE检查阴性。

二、思 考 题

1. 患儿可能性最小的诊断是

A. 感染性腹泻　B. 坏死性小肠结肠炎　C. 食物蛋白过敏

D. 肛裂　E. 乳糖不耐受

2. 入院后需优先完成的检查包括（可多选）

A. 艰难梭菌毒素检测　B. 肛门指检　C. 大便培养

D. 肠镜　E. 腹部CT

3. 如患儿大便培养阴性，入院后继续头孢克肟抗感染治疗3天，仍有反复便血，患儿一般情况可，目前建议怎样管理或完善检查

A. 建议停配方奶喂养，予氨基酸奶粉喂养　B. 换成静脉抗感染治疗

C. 加用止血药物　D. 禁食　E. 肠镜检查

4. 如患儿停用抗生素，予氨基酸奶粉喂养后2天后大便转正常，未解血便，目前考虑可能性最大的诊断是

A. 抗生素相关性腹泻　B. 牛奶蛋白过敏

C. 肠道菌群失调　D. 乳糖不耐受

E. 早发性炎性肠病

5. 如患儿氨基酸奶粉喂养后症状缓解，为了确诊是否存在牛奶蛋白过敏，需完善什么检查

A. 牛奶蛋白激发试验　B. 肠镜及黏膜活检

C. 复查食物特异性IgE检测　D. 皮肤点刺试验　E. 以上均不是

6. 关于食物激发试验，以下描述错误的是

A. 双盲安慰剂对照口服食物激发试验是诊断食物过敏的“金标准”

B. 当患儿为婴儿时开放性或单盲口服食物激发试验也可作为食物过敏诊断的“金标准”

C. 食物激发试验为体内试验，有出现严重过敏反应的风险

D. 食物激发试验需在受过专业训练的医务人员监护下进行，并准备抢救设备及药物

E. 当行食物激发试验出现严重过敏反应时，首选肾上腺素（1：1000）静脉注射抢救治疗

7. 儿童常见的过敏食物不包括

A. 牛奶　B. 蛋　C. 西红柿　D. 鱼、海鲜　E. 花生、坚果

8. 食物过敏按照免疫介导类型分为哪几类（可多选）

A. IgE介导　B. IgG介导　C. 非IgE介导　D. IgE和非IgE混合介导

E. IgA介导

9. 关于食物过敏原检测，以下描述错误的是

A. 皮肤点刺试验是比较方便、简单、快速的试验，可以判断IgE介导的过敏反应

B. 血清特异性IgE检测用于检测IgE介导的食物过敏，阳性表示机体存在食物过敏

C. 皮肤斑贴试验对非IgE介导的特别是小麦导致的食物过敏有一定诊断价值

D. 食物激发试验包括双盲安慰剂对照食物激发试验、单盲食物激发试验、开放性食物激发试验等

E. 食物激发试验是通过回避可疑食物2～4周，症状缓解后，逐步添加可疑食物激发过敏症状出现的方法

10. 食物过敏相关消化道疾病包括以下哪些疾病（可多选）
A. 口腔过敏综合征
B. 食物蛋白诱导性小肠结肠炎综合征
C. 食物蛋白诱导的直肠结肠炎
D. 嗜酸细胞性胃肠炎
E. 乳糜泻
11. 考虑食物过敏相关消化道疾病时，以下哪些情况均需完善内镜检查（可多选）
A. 疾病与食物摄入有关，但经过回避饮食 4 周，症状仍不能缓解
B. 需要明确诊断嗜酸细胞性食管炎、嗜酸细胞性胃肠炎
C. 考虑诊断乳糜泻
D. 需排除早发性炎性肠病
E. 考虑患儿系严重食物过敏反应
12. 如该患儿确诊为牛奶蛋白过敏，后续管理错误的是（可多选）
A. 继续氨基酸水解奶粉喂养
B. 可予深度水解奶粉喂养
C. 可予部分水解奶粉喂养
D. 可予羊奶粉喂养
E. 可予腹泻奶粉喂养
13. 食物过敏相关消化道疾病的管理原则包括（可多选）
A. 当过敏原明确时，进行回避或采用加热或者消化酶处理，减轻其过敏原性
B. 必要时给予激素等药物治疗
C. 监测患儿营养状态和生长发育状况，母乳喂养的患儿需要评估母乳营养状态
D. 注意各种营养素的补充，如维生素 A、维生素 D、维生素 E 的补充
E. 牛奶蛋白过敏的婴儿除回避外还需进行特殊低敏配方粉替代治疗
14. 以下关于预防牛奶蛋白过敏的措施错误的是
A. 认为对于过敏高危儿，建议生后纯母乳喂养至少 4 ～ 6 个月
B. 建议母亲孕期开始回避牛奶和鸡蛋减少子代过敏性疾病发生率
C. 建议牛奶蛋白过敏者亦可遵循相关健康婴幼儿喂养指南
D. 添加益生菌或益生元虽可减少近期湿疹的发生，但并不能有效预防其他过敏性疾病
E. 对于不能纯母乳喂养的高危儿，部分水解喂养可预防或推迟婴儿早期过敏性疾病的发生
15. 对于患有过敏性疾病患儿的预防接种以下描述错误的是
A. 患有过敏性疾病、特应性体质及有过敏家族史的儿童，推迟常规疫苗接种
B. 接种时机一般选择缓解期或恢复期时进行
C. 建议鸡蛋过敏患儿正常接种麻疹疫苗、风疹疫苗和部分狂犬病疫苗，但接种后应观察至少 60 分钟
D. 乙肝疫苗和人乳头瘤病毒疫苗中含有酵母，建议对酵母过敏的患儿，接种前应行皮肤试验
E. 对于曾发生疫苗过敏，但未确定过敏原者，若发生严重过敏反应，则不再接种该疫苗

（王丽媛　高晓琳）

第 4 节　急性胰腺炎

一、病历资料

基本信息：患儿，男，11 岁，住址：四川省成都市。

主诉：呕吐、腹痛 1 天，发热半天，加重 4 小时。

现病史：1 天前，患儿进食火锅及油炸食物后出现恶心、呕吐，为非喷射性，呕吐胃内容物，并伴有腹痛，为剑突下、左侧腹痛，腹痛剧烈，持续加重，呕吐后腹痛可一过性略减轻。就诊于当地医院，给予“氨苄西林、奥美拉唑”等治疗，症状无明显缓解，半天前，患儿出现发热，体温 38 ～ 38.5℃，给予布洛芬口服，体温可降至正常。4 小时前患儿精神萎靡，腹痛加重，呈全腹痛，并频繁呕吐，量少，呕吐胃内容物，后可见咖啡色物质或少量血丝，故来我院就诊。

患儿自发病以来，精神、食欲差，小便量减少，未解大便。

既往史、个人史、家族史无特殊。

体格检查： T 38.3℃，P 152 次/分，R 34 次/分，BP 128/80mmHg，SpO_2 94%，身高 130cm，体重 35kg。意识清楚，精神萎靡，全身皮肤未见皮疹、出血点或瘀斑，肢端凉，巩膜无黄染，浅表淋巴结无肿大，颈阻阴性，双肺呼吸音粗，未闻及啰音，心率快，律齐，未闻及杂音，腹胀，全腹压痛，伴肌紧张及反跳痛，移动性浊音阳性，肠鸣音弱，克氏征、巴氏征均为阴性，毛细血管再充盈时间 4 秒。

辅助检查：

1. 血常规　WBC 17×10^9/L，N 0.88，Hb 109g/L，PLT 235×10^9/L，CRP 92mg/L。

2. 肝肾功能　ALT 34U/L，AST 46U/L，Alb 28g/L，TBIL 45.2μmol/L，DBIL 37.8μmol/L，r-GT 78U/L，LDH 680U/L，尿素（URE）7.8mmol/L，肌酐（Cr）65.4μmol/L。

3. 乳酸　2.5mmol/L。

4. 电解质　Na^+ 123mmol/L，K^+ 3.1mmol/L，Cl^- 107mmol/L。

5. 血淀粉酶　560U/L。

二、思　考　题

1. 患儿可能性最小的诊断是

A. 消化性溃疡　B. 中毒性肠麻痹　C. 急性腹膜炎

D. 腹型过敏性紫癜　E. 急性胰腺炎

2. 若考虑诊断为急性胰腺炎，首选的检查是

A. 肝胆胰 B 超　B. 肝胆胰 CT　C. 磁共振胰胆管成像　D. 腹部 X 线片

E. 以上均不是

3. 现患儿诊断为急性胰腺炎，目前还需要完善的检查是（可多选）

A. 血脂肪酶　B. 血培养　C. 血气　D. 尿脂肪酶　E. DIC 检查

4. 除了以下哪个症状外，均可能提示儿童患有急性胰腺炎

A. 呕吐　B. 激惹　C. 便秘　D. 黄疸　E. 发热

5. 儿童急性胰腺炎的诊断标准是

A. 腹痛除外其他原因　B. 血淀粉酶和（或）脂肪酶在 3 倍正常值上限以上

C. 腹部影像学相应改变　D. 以上三者满足其二可诊断

E. 以上三者必须全部满足

6. 儿童急性胰腺炎主要病因包括（可多选）

A. 药物　B. 胆管、胰腺结构异常　C. 全身性疾病

D. 高甘油三酯血症　E. 遗传代谢性疾病

7. 本例患儿诊断为急性胰腺炎，最可能的病因为

A. 感染　B. 胆道疾病　C. 高脂血症　D. 特发性　E. 胰腺发育异常

8. 本例患儿诊断为急性胰腺炎，此刻可诊断的并发症包括（可多选）

A. 休克　B. 脓毒症　C. 肺部感染　D. 低钠血症　E. 急性肾损伤

9. 该患儿确诊为急性胰腺炎，目前最重要的治疗方法为

A. 立刻抗感染治疗　B. 静脉液体复苏

C. 通便，保持大便通畅　D. 镇痛治疗　E. 抑制胃酸和胰腺分泌

10. 以下关于抗生素治疗胰腺炎的指征为（可多选）

A. 推荐预防性使用抗生素　B. 无应用抗生素情况下临床情况恶化

C. 感染性坏死性胰腺炎　D. 胆源性胰腺炎　E. 胰腺炎伴有发热

11. 以下哪种情况提示患儿系重症胰腺炎
A. 持续腹痛 48 小时不能缓解 B. 液体复苏 48 小时后，患儿仍无尿
C. 持续发热大于 5 天 D. 胰腺周围出现积液 E. 以上均是
12. 急性胰腺炎的管理，主要包括（可多选）
A. 液体复苏 B. 疼痛的管理 C. 禁食、吸氧、保持大便通畅 D. 中药治疗
E. 肠内、肠外营养
13. 以下关于液体复苏的表述错误的是
A. 液体复苏的目的为纠正低血容量，改善胰腺微循环，防止组织微血栓形成
B. 该患儿应立即予 1/2 张含钠液，20ml/kg 快速复苏
C. 24 小时内液体总量为 1.5 ～ 2 倍生理需要量
D. 晶体液也可使用乳酸林格液进行扩容
E. 液体复苏目标为尿量＞ 0.5 ～ 1ml/（kg•h），心率过速纠正，毛细血管再充盈时间改善
14. 关于急性胰腺炎的饮食治疗，正确的是（可多选）
A. 肠内营养的时机越早越好 B. 以血清淀粉酶水平的高低作为进食必要条件
C. 患儿腹痛缓解，有饥饿感、可闻及肠鸣音即可进食
D. 肠内营养最常用的途径是空肠营养管管饲
E. 肠内营养均需以要素饮食开始
15. 关于该患儿急性胰腺炎治疗，错误的是（可多选）
A. 该患儿应该吸氧，使氧饱和度＞ 95% B. 禁食，必要时胃肠减压
C. 该患儿可使用布洛芬、吗啡等药物镇痛 D. 该患儿应早期使用肠外营养
E. 该患儿应该使用抗生素治疗

（王丽媛　高晓琳）

第 12 章　呼吸系统疾病

第 1 节　毛细支气管炎

一、病历资料

基本信息：患儿，女，4 月龄。

主诉：咳嗽 4 天、喘息 2 天。

现病史：入院前 4 天，患儿受凉后出现轻微咳嗽，干咳为主，无气促、呼吸困难、发绀、喘息，无吐沫、呛奶、发热、拒乳、呕吐及腹泻。自行口服药物后咳嗽无缓解。2 天前，咳嗽加重为串咳，喉间闻及痰响，伴阵发喘憋、呼吸增快、神萎、奶量明显下降，无发热、呕吐及腹泻。

患病以来，精神变差，奶量下降，大小便无明显异常，体重无明显变化。

既往史：无特殊。

个人史：G1P1，孕 39 周，顺产。出生体重 3.21kg。

家族史：否认遗传病家族史。

体格检查：T 36.5℃，HR 145 次/分，R 62 次/分。急性病容，发育正常，营养良好，精神差，皮肤黏膜无发绀，全身皮肤无皮疹及皮下出血，肢端暖，毛细血管再充盈时间 2 秒。全身浅表淋巴结未扪及肿大，前囟未闭、大小 1.5cm×1.5cm，双侧瞳孔圆形等大、直径 3mm、对光反射灵敏。颈软，见鼻翼扇动，咽部充血，气管居中。胸廓外观无异常，三凹征阳性，呼气时间延长，双肺

呼吸音粗糙、闻及广泛哮鸣音及少许细湿啰音。心律齐，心音有力，心脏各听诊区均未闻及杂音。全腹柔软，按压无哭闹，肝脏肋下1cm触及，脾脏未触及。神经系统查体无异常。

辅助检查：暂无。

二、思考题

1. 该患者最可能的诊断为
A. 支气管哮喘　B. 毛细支气管炎　C. 支气管异物　D. 先天性气管狭窄
E. 急性喉炎

2. 为了鉴别诊断，需要补充询问的病史包括（可多选）
A. 预防接种史　B. 反复喘息史　C. 食物过敏史　D. 特应性皮炎
E. 喘息性疾病家族史

3. 患儿入院后需要立即采取的措施为（可多选）
A. 氧疗　B. 抗病毒治疗　C. 监测生命体征　D. 清理气道并保持呼吸道通畅
E. 抗细菌治疗

4. 为明确诊断，应尽快进行下列哪些检查（可多选）
A. 鼻咽拭子查呼吸道病原　B. 痰细菌培养　C. 血气分析
D. 胸部X线片　E. 过敏原检测

5. 该年龄段患儿下呼吸道感染最常见的病原体为
A. 细菌　B. 病毒　C. 肺炎支原体　D. 真菌　E. 结核分枝杆菌

6. 该患儿血常规 WBC 6.1×10^9/L，N 0.33，L 0.62，Hb 111g/L，PLT 291×10^9/L，CRP 1mg/L。肝肾功能、电解质大致正常。肺炎支原体及衣原体抗体阴性。该患儿最可能的病原体是
A. 肺炎链球菌　B. 流感嗜血杆菌　C. 呼吸道合胞病毒
D. 流感病毒　E. 腺病毒

7. 下列哪些表现符合病毒性肺炎的特点（可多选）
A. 肺实质及间质均可受累　B. 肺部啰音以小水泡音为主
C. 腺病毒、呼吸道合胞病毒肺炎高热可持续1～3周
D. 易并发脓胸和脓气胸　E．临床多见咳喘或喘憋

8. 病原学提示呼吸道合胞病毒抗原阳性。患儿胸部X线片最可能的表现是
A. 双肺可见沿支气管树分布的片影　B. 双肺可见团块影
C. 肺部大片实变影　D. 双肺纹理增多模糊，可见肺气肿征象
E. 肺内见空洞，内有气液平

9. 小儿下呼吸道感染后由于喘憋，最容易引起 SaO_2、PaO_2 降低，$PaCO_2$ 明显增高的是
A. 衣原体肺炎　B. 支原体肺炎
C. 腺病毒肺炎　D. 流感嗜血杆菌肺炎　E. 毛细支气管炎

10. 血气分析提示患儿存在呼吸性酸中毒，治疗措施不恰当的是（可多选）
A. 立即开始抗细菌治疗　B. 加强吸痰等气道清理措施
C. 静脉输注碳酸氢钠　D. 支气管舒张剂雾化　E. 快速补液扩容

11. 针对该患儿的合理治疗包括（可多选）
A. 氧疗　B. 口服泼尼松　C. 雾化吸入沙丁胺醇或联合异丙托溴铵
D. 口服或静脉适量补液　E. 头孢曲松抗感染

（钟　琳　高晓琳）

第2节 肺 炎

一、病历资料

基本信息：患儿，女，6岁。

主诉：反复发热、咳嗽7天，加重1天。

现病史：入院前7天，患儿无明显诱因出现轻微咳嗽，以干咳为主，伴间断发热，热型不规则，体温最高38.3℃，无气促、呼吸困难、发绀、喘息、流涕、喷嚏，无皮疹、球结膜充血等。自行口服头孢地尼等药物4天无明显改善。至住家附近医院就诊，行胸部X线片检查，提示“双肺纹理增多、模糊”，考虑“支气管炎”，予口服药物治疗2天，咳嗽及发热无明显改善。1天前，咳嗽加重，为阵发性剧烈干咳，咳少许白色黏痰，伴呼吸增快，持续发热，体温波动于38.5～41.1℃，伴畏寒、寒战，无喘息、发绀、呼吸困难，无呕吐、腹泻、腹痛、头痛、关节疼痛、皮疹。

患病以来，精神差，食欲减退，大便干结，小便无明显异常，体重无明显变化。

既往史：无特殊。

个人史：G1P1，孕39周，顺产。出生体重3.45kg。

家族史：否认遗传病家族史。

体格检查：T 41.1℃，HR 140次/分，R 42次/分。体重21kg，身高121cm。急性重病容，发育正常，营养良好，自主体位，精神差，皮肤黏膜无发绀，全身皮肤无皮疹及皮下出血，肢端暖，毛细血管再充盈时间2秒。全身浅表淋巴结未扪及肿大，双侧瞳孔圆形等大、直径3mm、对光反射灵敏。颈软，见鼻翼扇动，咽部充血，双侧扁桃体Ⅱ度肿大，无分泌物。气管居中，胸廓外观无异常。左下肺叩诊呈浊音。双肺呼吸音粗糙，左侧呼吸音降低、闻及少许中细湿啰音。心律齐，心音有力，心脏各听诊区均未闻及杂音。全腹柔软，按压无哭闹，肝脏肋下1cm触及、剑突下3cm触及，质软无压痛，脾未触及。神经系统查体无异常。

辅助检查：血常规（入院前4天）示WBC 4.9×10^9/L，N 0.68，L 0.30，Hb 116g/L，PLT 167×10^9/L，CRP 62mg/L。血常规（入院当天）：WBC 2.29×10^9/L，N 0.62，L 0.32，Hb 100g/L，PLT 220×10^9/L，CRP 55mg/L。胸部X线片（入院前3天）：双肺纹理增多模糊。

二、思 考 题

1. 患儿初步诊断包括（可多选）

A. 支气管炎　B. 重症肺炎　C. 肺结核　D. 气胸　E. 贫血

2. 需要尽快完善的检查项目有（可多选）

A. 血培养　B. 痰培养　C. 肺炎支原体抗体　D. 降钙素原　E. DIC筛查

3. 患儿病情危重，入院后首先应该如何处理（可多选）

A. 雾化吸入治疗　B. 氧疗　C. 抗细菌治疗　D. 心电监护

E. 静脉糖皮质激素治疗

4. 患儿血气分析：pH7.44，PCO_2 3.5kPa，PO_2 6.4kPa，BE –1.0mmol/L，SB 24mmol/L，HCO_3^- 21.6mmol/L。患儿存在

A. 通气不足　B. 通气过度　C. 换气功能障碍　D. 通气功能障碍+换气功能障碍

E. 血气分析无异常

5. 入院后行胸部CT检查：左肺下叶感染，部分实变，左侧胸膜增厚粘连，左侧胸腔少量积液。该患儿可能的病原体有（可多选）

A. 金黄色葡萄球菌　B. 流感嗜血杆菌　C. 肺炎链球菌

D. 腺病毒　E. 肺炎支原体

6. 入院后按细菌感染予头孢曲松抗感染，患儿仍持续高热，体温每日波动于39～40.5℃。入院第二天，肺炎支原体抗体IgM阳性，抗体滴度1∶1280，加用阿奇霉素口服。痰培养、血培养均阴性，DIC检查无明显异常。治疗5天后，患儿仍咳嗽、咳痰、高热、神萎、食欲差。查体三凹征仍阳性，左下肺呼吸音仍低，心音有力，肢端暖，毛细血管充盈时间2秒。需要警惕患儿出现下列哪些并发症（可多选）

A. 脓毒性休克　　B. 中毒性脑病

C. 脓胸　　D. 脓气胸　　E. 肺脓肿

7. 患儿下一步诊疗方案是（可多选）

A. 复查胸部CT　　B. 支气管镜检查

C. DIC检查　　D. 静脉输注免疫球蛋白

E. 复查肝肾功能

8. 患儿前期抗感染治疗效果不佳，再次评估病情，判断可能的病原体为（可多选）

A. 金黄色葡萄球菌　　B. 肺炎支原体　　C. 腺病毒

D. 结核分枝杆菌　　E. EB病毒

9. 为进一步明确病原，可进行哪些下列检查（可多选）

A. PPD皮试　　B. 肺泡灌洗液Xpert检查

C. 肺炎支原体核酸/培养　　D. 第二次痰培养

E. 呼吸道病毒核酸检测

10. 患儿支气管镜下见支气管黏膜肿胀明显、管腔通畅。呼吸道病毒核酸检测及抗体检测均为阴性，PPD皮试及肺泡灌洗液Xpert检查均阴性，第二次痰培养阴性。复查胸部超声，发现左侧胸腔积液增多、右侧少量胸腔积液。复查胸部CT：仍见左下叶大片实变，双侧胸腔积液。复查DIC检查结果：PT、APTT、Fg均正常，D-二聚体7.2mg/L，FDP 27.4μg/ml。下一步的治疗方案是（可多选）

A. 静脉输注糖皮质激素　　B. 大剂量免疫球蛋白冲击治疗

C. 诊断性抗结核治疗　　D. 低分子量肝素抗凝治疗

E. 胸腔闭式引流

11. 该患儿使用糖皮质激素的指征为

A. 感染中毒症状重　　B. 剧烈干咳

C. 少量胸腔积液　　D. 神萎　　E. 低氧血症

12. 将头孢曲松调整为万古霉素，并继续阿奇霉素口服治疗5天，患儿仍持续高热、剧烈咳嗽、咳血丝一次，咳少量白色黏稠痰液，仍气促，无胸痛、喘息，查体仍可见三凹征。复查血常规WBC 4.15×10^9/L，N 0.55，L 0.37，Hb 89g/L，PLT 230×10^9/L，CRP 68mg/L。血沉120mm/h。LDH 452U/L。肺泡灌洗液肺炎支原体RNA阳性。患儿考虑诊断为

A. 金黄色葡萄球菌肺炎　　B. 肺结核

C. 流感嗜血杆菌肺炎　　D. 腺病毒肺炎　　E. 难治性支原体肺炎

13. 患儿贫血的原因需要考虑

A. 失血性贫血　　B. 缺铁性贫血　　C. 溶血性贫血

D. 肺出血　　E. 消化道出血

14. 针对该患儿情况，可给予的治疗有（可多选）

A. 左氧氟沙星抗感染治疗　　B. 甲泼尼龙抗炎治疗

C. 继续万古霉素抗感染治疗　　D. 抗凝治疗

E. 大剂量免疫球蛋白冲击治疗

15. 本患儿难治性支原体肺炎的诊断依据为（可多选）

A. 持续高热不退　　B. 溶血性贫血

C. D-二聚体升高　　　　　　　　　　D. 治疗后胸腔积液新增
E. 正规大环内酯类药物治疗 7 天症状无缓解

（钟　琳　高晓琳）

第 3 节　支气管哮喘

一、病历资料

基本信息：患儿，女，10 岁。

主诉：咳嗽 5 天，喘息、胸闷 2 天。

现病史：入院前 5 天，患儿受凉后出现咳嗽，咳嗽为干咳、无痰，清晨和夜间加重，活动后加重，无气促、发绀、喘息等。自行口服止咳药物后症状无改善。入院前 2 天，患儿咳嗽加重，伴喘息，活动后感胸闷，影响睡眠，说话成句，无气促及呼吸困难，可平卧，无胸痛，无腹痛、腹泻，无皮疹。

患病以来，精神食欲可，大小便无异常，体重无明显改变。

既往史：每年秋冬季易咳嗽，每年有喘息发作约 2 ～ 3 次，多于秋冬季节发生，夜间为主，休息后可自行缓解或雾化治疗 1 ～ 2 天后缓解。幼年有"湿疹"史。经常有鼻痒，晨起或遇冷空气后常打喷嚏、流清涕。否认药物及食物过敏史。否认遗传性疾病、免疫缺陷疾病家族史，无结核患者接触史。

个人史：G1P1，孕 39 周，经阴道分娩，无生后窒息抢救史。

家族史：父亲患"过敏性鼻炎"。

体格检查：T 36.5℃，P 90 次/分，R 22 次/分，BP 105/75mmHg，体重 56kg。急性病容，神志清楚，无气促、发绀，全身浅表淋巴结未扪及肿大，无皮疹及出血点，双侧瞳孔圆形等大、对光反射灵敏，颈软，无鼻翼扇动，鼻黏膜苍白、水肿，三凹征阴性，咽部充血、双侧扁桃体Ⅰ度肿大、未见分泌物附着。呼气相延长，双肺呼吸音粗糙，闻及广泛哮鸣音，未闻及湿啰音。心律齐，心音有力，未闻及杂音。腹软，肝脾未扪及，无压痛及反跳痛。神经系统查体无异常。

辅助检查：血常规示 WBC 8.3×10^9/L，N 0.60，L 0.33，EOS 5%，RBC 4.2×10^{12}/L，Hb 125g/L，PLT 257×10^9/L。CRP 6mg/L。胸部 X 线片：双肺纹理增多、模糊。

二、思 考 题

1. 患儿的初步诊断为（可多选）
A. 肺炎　　B. 支气管异物　　C. 支气管哮喘　　D. 喘息性支气管炎
E. 过敏性鼻炎

2. 下列哪些检查有助于明确诊断（可多选）
A. 胸部 CT+气道三维重建　　B. 痰培养　　C. 肺功能
D. 过敏原检查　　E. 肺炎支原体抗体检测

3. 为明确患儿是否存在可逆性气流受限，需要进行（可多选）
A. 肺通气功能检查　　B. 支气管激发试验
C. 支气管舒张试验　　D. 肺弥散功能检测
E. 呼出气一氧化氮检测

4. 患儿行肺功能检查，FEV_1 为预测值的 60%，FEV_1/FVC 为预测值的 65.2%，吸入沙丁胺醇后 15 分钟，复查 FEV_1 增加 16%，提示
A. 患儿存在气流受限　　B. 患儿存在气道高反应性
C. 患儿存在可逆性气流受限　　D. 患儿不存在气流受限

E. 患儿不存在气道高反应性

5. 患儿胸部CT及气道三维重建未见明确肺炎及气道异物征象，过敏原检测粉尘螨4+、屋尘螨4+。诊断明确后，应给予患儿（可多选）

A. 静脉使用抗生素抗感染治疗　B. 静脉使用糖皮质激素治疗

C. 口服糖皮质激素治疗　D. 雾化吸入糖皮质激素（ICS）治疗

E. 雾化吸入 β_2 受体激动剂治疗

药物治疗3周后，患儿咳嗽及胸闷症状消失，家长自行停药。2个月后，患儿在进入刚换过床单的房间后突发咳嗽、胸闷、喘息，逐渐出现气促、呼吸困难，送入急诊抢救室。查体：HR 135次/分，R 32次/分，SpO_2 90%，神志清楚，烦躁，可见鼻翼扇动及三凹征，双肺呼吸音粗，呼气时间及广泛哮鸣音，心腹及神经系统查体无异常。

6. 患儿哮喘急性发作，其严重度为

A. 轻度　B. 中度　C. 重度　D. 危重度　E. 哮喘持续状态

7. 患儿血气变化最可能的是

A. pH↓，PaO_2↓　B. pH↓，PaO_2↓，$PaCO_2$↑

C. pH↑，PaO_2↓，$PaCO_2$↓　D. pH↑，$PaCO_2$↑

E. pH↓，BE↓

8. 下列治疗中哪些是可以选择的（可多选）

A. 吸氧　B. 吸入沙丁胺醇及异丙托溴铵

C. 使用低剂量ICS　D. 静脉使用硫酸镁

E. 静脉使用糖皮质激素

9. 哮喘重度发作时应禁用

A. 肾上腺素　B. 异丙嗪　C. 吗啡　D. 氨茶碱

E. 静脉用甲泼尼龙

10. 经治疗，患儿喘息、气促缓解，5天后出院。出院时应告知患儿及其监护人（可多选）

A. 注意自我保健、减少呼吸道感染　B. 注意环境卫生、除螨除尘、避免接触过敏原

C. 规律使用ICS，遵医嘱逐渐减量　D. 规律使用短效 β_2 受体激动剂

E. 定期呼吸专科门诊随访，定期复查肺功能

11. 在哮喘的治疗中，需要使患儿家长明白哮喘的治疗目标为（可多选）

A. 达到并维持症状的控制　B. 维持肺功能水平不恶化

C. 维持正常生活水平，包括运动能力　D. 预防哮喘急性发作

E. 避免因哮喘药物治疗导致的不良反应

12. 患儿2个月后复诊，诉近2周运动后及夜间常感胸闷，在咳嗽后偶有喘息，吸入沙丁胺醇后可缓解，每天均需要吸入沙丁胺醇，丙酸氟替卡松吸入气雾剂偶尔漏用，不愿进行体育锻炼、活动量减少。评估目前患儿的哮喘控制水平为

A. 哮喘急性发作　B. 哮喘控制　C. 哮喘部分控制

D. 哮喘未控制　E. 哮喘临床缓解期

13. 针对患儿目前情况，应进行哪些处理（可多选）

A. 询问是否规律吸入ICS，按需使用速效β受体激动剂

B. 询问患儿是否接触了花粉、灰尘、真菌孢子等过敏原

C. 评估患儿的吸药技术是否正确　D. 进行肺通气功能检查

E. 立即升级治疗，增加白三烯受体拮抗剂

14. 导致病情反复的原因可能是（可多选）

A. 未按医嘱规律应用ICS　B. 吸药技术错误　C. 未避免与过敏原的接触

D. 未能去除诱因，如经常呼吸道感染　E. 存在导致哮喘发作的危险因素

15. 经询问及观察，发现患儿未正确吸入药物。在教会正确的吸入方法后，下一步应该（可多选）
A. 指导患儿控制体重、减肥
B. 指导患儿及家属学会回避过敏原
C. 升级治疗，加用白三烯受体拮抗剂孟鲁司特和口服糖皮质激素
D. 治疗过敏性鼻炎
E. 维持现治疗方案，1 个月后复诊

16. 经过规律治疗，患儿咳嗽、喘息症状完全消失，6 个月后复查肺功能恢复至正常水平，予降阶梯治疗，但丙酸氟替卡松减量后鼻部症状和喘息症状有反复。再次进行过敏原筛查：屋尘螨+++、粉尘螨+++。下一步的治疗方案可以考虑（可多选）
A. 强化环境控制措施，除尘除螨
B. 加用白三烯受体拮抗剂
C. 加用鼻用激素
D. 特异性免疫治疗（脱敏治疗）
E. 更换吸入药物为布地奈德/福莫特罗

（钟　琳　高晓琳）

第 13 章　心血管系统疾病

第 1 节　室间隔缺损

一、病历资料

基本信息： 患儿，男，3 月龄 28 天。

主诉： 咳嗽 1 周，加重伴气促、奶量下降 1 天。

现病史： 1 周前患儿出现阵发性单声咳嗽，无发热、喘息、呛奶、吐沫、发绀等症状，于当地医院就诊，诊断为“急性上呼吸道感染”，予口服药物（具体不详）等治疗 6 天后咳嗽频次较前明显增多，伴气促、奶量下降（平素 1/2，每次 50ml）、吃奶时间延长（每次超过 40 分钟）、吃奶中断、少尿、多汗等症状，无发热、喘息、吐泻、抽搐等症状，再次于当地医院就诊，建议转上级医院就诊，后为进一步诊治收入我科。患儿近 1 ～ 2 日精神反应、奶量欠佳，奶量下降一半，大便正常，小便量减少，现体重 5.0kg。

既往史、个人史及家族史： G1P1，38^{+5} 周，顺产，出生情况良好，出生体重 3.5kg，出生至今有 3 次肺炎病史，平素吃奶时间长，有吃奶中断表现，余个人史、既往史及家族史无特殊。

体格检查： T 36.5℃，HR 165 次/分，R 54 次/分，BP 85/50mmHg，未吸氧下 SpO_2 维持在 92% 左右，精神反应欠佳，皮下脂肪菲薄，前囟平软，直径 2.5cm×2.5cm，瞳孔等大等圆，直径 3mm，对光反射灵敏，三凹征阳性，鼻翼扇动，口唇面色微绀，双侧呼吸音对称、粗糙，双肺可闻及较多固定中细湿啰音，未闻及喘鸣，心音有力，心律齐，胸骨左缘 3 ～ 4 肋间可闻及Ⅲ级收缩期杂音，第二心音增强，未闻及奔马律，腹软，肝肋下 4cm 触及，质中，表面光滑，脾未触及，未扪及包块，颈软，四肢肌力、肌张力正常，膝腱反射正常引出，病理征阴性，四肢肢端暖和，双下肢足背动脉搏动对称有力。

辅助检查： 胸片示心影增大，心胸比 0.62，双肺炎症，右下肺实变。

二、思 考 题

1. 根据该患儿临床表现、心脏查体，该患儿最可能的先天性心脏病是
A. 房间隔缺损　B. 室间隔缺损　C. 动脉导管未闭　D. 肺动脉瓣狭窄
E. 法洛四联症

2. 患儿完善心脏彩超提示先天性心脏病：室间隔缺损（膜周型，7mm），结合患儿临床表现、查体

及辅助检查，患儿的初步诊断为（可多选）

A. 重症肺炎　B. 心力衰竭　C. 先天性心脏病：室间隔缺损

D. 营养不良　E. 肺动脉高压

3. 该患儿诊断心力衰竭的依据是（可多选）

A. 奶量下降、吃奶中断、吃奶时间延长　B. 心率增快　C. 呼吸增快

D. 肝增大　E. 双肺闻及啰音

4. 室间隔缺损的典型杂音是

A. 胸骨左缘 2 ～ 3 肋间连续性杂音　B. 胸骨左缘 2 ～ 3 肋间舒张期杂音

C. 胸骨左缘 3 ～ 4 肋间收缩期杂音　D. 胸骨左缘 3 ～ 4 肋间舒张期杂音

E. 胸骨左缘 3 ～ 4 肋间连续性杂音

5. 结合患儿的临床诊断，下一步的治疗措施有（可多选）

A. 适当镇静，减轻氧耗　B. 呼吸支持

C. 适当限液，保持适当负平衡　D. 抗感染　E. 强心、利尿

6. 该患儿可以选择的强心药物有（可多选）

A. 地高辛　B. 多巴胺　C. 多巴酚丁胺　D. 米力农　E. 左西孟旦

7. 该患儿加用了地高辛强心，使用过程中，地高辛中毒的副作用不包括

A. 食欲缺乏、呕吐　B. 嗜睡　C. 室性期前收缩

D. 房室传导阻滞　E. 室内传导阻滞

8. 儿童先天性心脏病中最常见的是

A. 房间隔缺损　B. 室间隔缺损　C. 动脉导管未闭　D. 肺动脉瓣狭窄　E. 法洛四联症

9. 室间隔缺损有哪些类型（可多选）

A. 肌部型　B. 膜周型　C. 干下型　D. 嵴内型　E. 嵴上型

10. 室间隔缺损血流动力学变化首先引起哪一项改变

A. 左心室扩大　B. 右心房扩大　C. 左心房扩大　D. 右心室扩大　E. 肺动脉扩张

11. 室间隔缺损的临床表现及血流动力学改变取决于哪些因素

A. 缺损大小　B. 缺损类型　C. 两侧心室的相对顺应性

D. 体、肺循环的相对阻力　E. 以上都是

12. 室间隔缺损患儿在未发生艾森曼格综合征之前，胸片的表现应除外哪一项

A. 肺动脉段突出　B. 肺纹理增多、肺血管影增粗

C. 左心房、左心室增大　D. 主动脉影正常或较小　E. 肺纹理减少

13. 下列哪项不是室间隔缺损的可能并发症

A. 生长发育落后　B. 反复下呼吸道感染　C. 肺动脉高压

D. 感染性心内膜炎　E. 蹲踞现象

14. 室间隔缺损伴显著肺动脉高压时，不应出现的是

A. 右心室显著增大　B. 肺动脉瓣区第二心音显著亢进

C. 右心室压力显著增高　D. 原有的心脏杂音显著增强

E. 胸片示肺动脉段显著突出

15. 艾森曼格综合征是指

A. 紫绀型先天性心脏病　B. 无分流型先天性心脏病

C. 肺动脉瓣狭窄伴跨瓣压增大

D. 左向右分流先天性心脏病晚期合并器质性肺动脉高压产生右向左分流

E. 室间隔缺损的严重并发症

（王　川　周开宇　高晓琳　王一斌）

第 2 节 法洛四联症

一、病历资料

基本信息：患儿，男，4 月龄 25 天。

主诉：哭闹时口唇发绀 4^{+}个月，加重 1 周。

现病史：4^{+}个月前（患儿出生后）出现哭闹时口唇发绀，安静时发绀缓解，无发热、咳嗽、呛奶、吐奶、吐沫、气促及呼吸困难等症状，患儿父母未予处理。入院前 1 周，患儿安静时可见口唇发绀，活动、喂养及哭闹时发绀加重，无抽搐、意识障碍等症状，至当地医院就诊，予吸氧后发绀无明显缓解，现为进一步诊治收入我科。患儿自患病以来精神反应、奶量尚可，二便正常，体重 6.9kg。

个人史、既往史及家族史：无特殊。

体格检查：T 36.5℃，R 45 次/分，HR 127 次/分，SpO_2 88%（未吸氧），BP 80/45 mmHg，体重 6.9kg。精神反应欠佳，口唇及肢端微绀，双肺呼吸音粗，未闻及干湿啰音。心前区无隆起，叩诊心界向右扩大，心音有力，律齐，胸骨 2 ～ 3 肋间闻及Ⅱ级收缩期杂音，第二心音减弱。腹软，肝肋下未及肿大，肠鸣音正常，四肢无水肿，脊柱无畸形，神经系统未见异常。

辅助检查：血常规示 WBC 7.8×10^9/L，N 0.503，L 0.438，Hb 170g/L，PLT 365×10^9/L；胸部 X 线检查：心尖圆钝，轻度翘起，肺动脉段凹陷，心影形态呈靴形，两肺门影较小，两肺纹理稀少，主动脉弓略增宽，升主动脉右移，心胸比 0.54，两膈未见异常。

二、思 考 题

1. 结合患儿临床表现、体征及实验室检查，考虑患儿存在先天性心脏病，最可能的是

A. 室间隔缺损　B. 房间隔缺损　C. 动脉导管未闭

D. 肺动脉瓣狭窄　E. 法洛四联症

2. 对明确患儿诊断最重要的检查是

A. 心电图　B. 心脏 MRI　C. 胸部 CT

D. 心脏彩超　E. 胸部大血管 CTA

3. 法洛四联症由哪 4 种畸形组成

A. 主动脉狭窄，室间隔缺损，肺动脉骑跨，右心室肥厚

B. 主动脉狭窄，房间隔缺损，主动脉骑跨，左心室肥厚

C. 肺动脉狭窄，室间隔缺损，主动脉骑跨，右心室肥厚

D. 肺动脉狭窄，房间隔缺损，肺动脉骑跨，左心室肥厚

E. 肺动脉瓣狭窄，房间隔缺损，主动脉骑跨，右心室肥厚

4. 法洛四联症患儿临床表现及病理生理改变主要取决于

A. 肺动脉狭窄程度　B. 主动脉骑跨程度

C. 患儿年龄　D. 室间隔缺损大小

E. 病程长短

5. 下列哪项不是法洛四联症的主要临床表现

A. 肺炎　B. 发绀　C. 缺氧发作　D. 杵状指　E. 蹲踞现象

6. 法洛四联症患儿在哭闹或者情绪激动后突然晕厥、抽搐的最可能原因是

A. 脑栓塞　B. 脑脓肿　C. 感染性心内膜炎　D. 缺氧发作　E. 脑膜炎

7. 法洛四联症缺氧发作的主要原因是

A. 肺动脉狭窄　B. 室间隔缺损　C. 主动脉骑跨　D. 右心室肥厚

E. 右心室流出道痉挛

8. 法洛四联症患儿出现蹲踞现象的原因是因为蹲踞可（可多选）

A. 缓解漏斗部肌肉痉挛　　B. 减少心脑等重要脏器的氧耗

C. 使劳累及气促缓解　　D. 增加体循环阻力，右向左分流减少

E. 减少静脉回心血量，减轻了心脏负荷

9. 法洛四联症胸片的典型表现为（可多选）

A. 靴形心　　B. 肺血管影显著减少

C. 球形心　　D. 肺血管影显著增加

E. 梨形心

10. 法洛四联症常见的并发症为（可多选）

A. 脑栓塞　　B. 脑脓肿

C. 感染性心内膜炎　　D. 反复下呼吸道感染

E. 肺动脉高压

11. 法洛四联症患儿缺氧发作的处理不包括（可多选）

A. 平卧位　　B. 吸氧

C. 皮下注射吗啡　　D. 碳酸氢钠纠正酸中毒

E. 给予去甲肾上腺素

12. 法洛四联症患儿心脏查体的可能表现不包括

A. 胸骨左缘 2 ～ 4 肋间闻及Ⅱ～Ⅲ级粗糙喷射性收缩期杂音

B. 第二心音减弱

C. 无杂音

D. 肺动脉瓣区可闻及来源于主动脉的单一响亮的第二心音

E. 胸骨左缘 2 ～ 4 肋间闻及连续性杂音

13. 法洛四联症患儿实验室检查可出现的异常表现为（可多选）

A. 血红蛋白浓度升高　　B. 血小板计数降低

C. 血氧分压降低　　D. 凝血酶原时间延长

E. 血红蛋白浓度降低

14. 法洛四联症患儿出现反复发热，应考虑可能的并发症为（可多选）

A. 脑梗死　　B. 脑脓肿　　C. 感染性心内膜炎

D. 肺炎　　E. 以上都是

15. 法洛四联症患儿手术方案及手术时机主要取决于（可多选）

A. 肺动脉发育情况　　B. 缺氧发作的频次

C. 发绀发生的时间及严重程度　　D. 室间隔缺损大小

E. 主动脉骑跨程度

（王　川　周开宇　高晓琳　王一斌）

第 3 节　病毒性心肌炎

一、病历资料

基本信息：患儿，男，9 岁 8 个月。

主诉：呕吐 2^+天，纳差、神萎 1^+天。

现病史：入院前 2^+天，患儿进食时出现呕吐少量胃内容物 2 次，非喷射性，未见咖啡色样物质，伴发热 1 次，体温 38.2℃，无寒战，无腹泻，无咳嗽、气促，家属自行服用小儿氨酚黄那敏及物理降温后，体温降至正常。入院前 1^+天患儿出现纳差、神萎，无发热、呕吐，无气促、发

绀、大汗等，于当地医院就诊，完善心电图：完全性房室传导阻滞；心脏彩超提示：左心室收缩功能测值减低（EF=39%），左心房及左心室扩大；心肌损伤标志物：肌钙蛋白 18.80ng/L，CK-MB 64.5ng/ml；考虑“急性重症心肌炎”，予免疫球蛋白、甲强龙冲击、保心等治疗，患儿病情无明显缓解，仍神萎、纳差，无气促、咳嗽、呼吸困难，无抽搐、发绀等，现为进一步诊治收入我科。患儿患病以来精神、食欲差，二便外观未见异常，目前体重 14.4kg。

个人史、既往史及家族史：无特殊。

辅助检查：心电图示完全性房室传导阻滞；心脏彩超提示：左心室收缩功能测值减低（EF=39%），左心房及左心室扩大；心肌损伤标志物：肌钙蛋白 18.80ng/L，CK-MB 64.5ng/ml。

二、思 考 题

1. 该患儿诊断心肌炎的依据不包括下列哪项

A. 心功能不全　B. 呕吐、神萎、纳差　C. 心脏大

D. 心电图提示完全性房室传导阻滞　E. 肌钙蛋白和 CK-MB 增高

2. 下列哪项属于引起病毒性心肌炎的常见病毒

A. 巨细胞病毒感染　B. 柯萨奇病毒 B 组　C. 水痘病毒

D. 呼吸道合胞病毒　E. 柯萨奇病毒 A 组

3. 目前认为对心肌炎有诊断价值的血清酶是下列哪项

A. LDH 增高　B. 肌酸激酶（CK）增高

C.AST 增高　D.ALT 增高　E. CK-MB 增高

4. 心肌炎患儿的心电图改变包括下列哪项（可多选）

A. 室性期前收缩　B. 传导阻滞　C. ST-T 段改变

D. 病理性 Q 波　E. 房性心动过速

5. 下列哪一点不是病毒性心肌炎的主要临床依据

A. 心功能不全　B. 室性期前收缩呈二联律　C. 心脏扩大

D. 发病前 1 ～ 3 周有病毒性上呼吸道感染　E. CK-MB 升高

6. 病毒性心肌炎的病原学诊断最有价值的确诊依据是下列哪项

A. 患者血液中分离到病毒　B. 患者粪便中分离到病毒

C. 从患者鼻咽冲洗物中分离到病毒　D. 恢复期血清抗体滴度比急性期增高 4 倍以上

E. 从患者的心包穿刺液中分离到病毒

7. 诊断心肌炎时，需要排除哪些疾病（可多选）

A. 风湿性心肌炎　B. 中毒性心肌炎　C. 扩张型心肌病

D. 冠脉起源异常　E. 先天性心脏病

8. 病毒性心肌炎的常见体征是下列哪项

A. 心尖区收缩期杂音　B. 肺动脉区第二心音减弱　C. 心包摩擦音

D. 心尖区第一心音低钝和期前收缩　E. 肝脾肿大

9. 以下哪项不属于病毒性心肌炎的治疗药物

A. 糖皮质激素　B. 呋塞米　C. 静脉丙种球蛋白　D. 阿司匹林

E. 多巴胺

10. 病毒性心肌炎并发心功能不全时，不能选择的强心药物为

A. 地高辛　B. 多巴胺　C. 多巴酚丁胺　D. 米力农　E. 左西孟旦

11. 暴发性心肌炎的临床特点为（可多选）

A. 起病急　B. 进展快　C. 容易并发心源性休克

D. 容易并发各种恶性心律失常　E. 死亡率低

12. 心肌炎并发室性心动过速时，首选的药物为

A. 普罗帕酮　B. ATP　C. 利多卡因　D. 胺碘酮　E. 维拉帕米

13. 心肌炎并发完全性房室传导阻滞，且出现反复阿斯发作时，首选的治疗方案是

A. 持续滴注异丙肾上腺素　B. 安置临时起搏器　C. 丙种球蛋白

D. 激素　E. 利尿剂

14. 关于病毒性心肌炎的预后下列哪项是错误的

A. 多数可以治愈　B. 可在短时间内急剧恶化或者死亡

C. 可出现心功能不全　D. 是否转化为心肌病尚未定论

E. 新生儿急性心肌炎预后好

15. 下列哪项不是左心衰竭的临床表现

A. 呼吸困难　B. 肝脏肿大　C. 夜间端坐呼吸

D. 咳嗽　E. 肺部可闻及湿啰音

（王　川　周开宇　高晓琳　王一斌）

第 14 章　泌尿系统疾病

第 1 节　原发性肾病综合征

一、病历资料

基本信息： 患儿，男，10 岁，住址：四川省成都市。

主诉： 水肿、尿量减少 3 天。

现病史： 3 天前患儿无明显诱因出现晨起眼睑水肿，不伴有其他异常，家属未予重视。后水肿逐渐加重，蔓延至颜面部、腹部、双下肢，伴尿量减少，小便可见较多泡沫。无发热、咳嗽、气促，无腹痛、呕吐、腹泻。到我院就诊，以“水肿原因待查”收入院。患儿自患病以来精神可，食欲较前下降，尿量减少约平素的 1/3，大便无异常，体重增加约 1kg。

既往史： 无特殊，按时接种疫苗。

个人史： G1P1，孕 39 周，剖宫产，出生体重 3.00kg。

体格、运动、生长发育同正常同龄儿。

家族史： 否认遗传疾病家族史。

体格检查： T 36.8℃，HR 97 次/分，R 26 次/分，BP 93/64mmHg，体重 31kg。精神欠佳，眼睑、颜面部、双下肢轻-中度凹陷性水肿，腹部稍膨隆，无压痛，移动性浊音阳性，肠鸣音正常，肝脾肋下未扪及。其他系统查体无异常。

辅助检查： 血常规示 WBC 4.1×10^9/L，N% 60%，L% 40%，RBC 4.0×10^{12}/L，Hb 110g/L，PLT 120×10^9/L。生化：ALT 20U/L，AST 30U/L，总蛋白 40g/L，白蛋白 18g/L，尿素 8.1mmol/L，肌酐 12μmol/L。晨尿尿常规：蛋白 3+，红细胞 5 个/HP，比重 1.020。

二、思考题

1. 该患儿最可能的诊断是

A. 原发性肾病综合征（单纯型）　B. 原发性肾病综合征（肾炎型）　C. 紫癜性肾炎

D. 急性肾小球肾炎　E. 狼疮性肾炎

2. 需完善哪些实验室检查以明确诊断（可多选）

A. 自身免疫　B. 血脂全套　C. 补体

D. 24 小时尿蛋白定量　　E. 复查两次晨尿尿常规

3. 治疗原发性肾病综合征的首选药物是

A. 口服地塞米松　　B. 甲泼尼龙冲击治疗　　C. 环磷酰胺冲击

D. 泼尼松口服　　E. 霉酚酸酯

4. 该患儿如果诊断原发性肾病综合征单纯型，最适当的糖皮质激素选择是

A. 泼尼松 20mg/次，每日 3 次　　B. 泼尼松 64mg/次，晨起顿服

C. 泼尼松 24mg/次，每日 2 次　　D. 甲泼尼龙片 20mg/次，每日 3 次

E. 地塞米松片 20mg/次，每日 3 次

5. 儿童原发性肾病综合征激素治疗敏感的常见的病理类型为以下哪种

A. 微小病变型　　B. 局灶节段性肾小球硬化

C. 单纯性系膜增生　　D. 膜性肾病

E. 膜增生性肾小球肾炎

6. 儿童原发性肾病综合征的基本病理生理改变是以下哪项

A. 肾小球基膜通透性增加引起大量蛋白尿

B. 低蛋白血症引起的水肿

C. 高脂血症导致的系膜细胞和系膜基质增生

D. 脂蛋白代谢异常导致的高脂血症

E. 水钠潴留引起的高度水肿

7. 如果该患儿足量泼尼松治疗 2 周后，复查尿常规 3 次尿蛋白均阴性，该患儿对激素的治疗反应类型和需要足量每日服用的疗程是

A. 激素敏感型，4 周　　B. 激素敏感型，6 周

C. 激素部分敏感型，6 周　　D. 激素依赖型，8 周

E. 激素耐药型，8 周

8. 该患儿诊断为原发性肾病综合征，应用足量的泼尼松治疗 4 周后尿蛋白转阴，改为隔日激素口服，总剂量按照每 2 ～ 4 周减 2.5 ～ 5mg，维持剂量在泼尼松 10mg 隔日口服时，出现发热、咳嗽，查尿蛋白 2+，此时治疗最好首先采用

A. 泼尼松 10mg/d，隔日 1 次+抗感染治疗

B. 泼尼松 10mg/d，每日 1 次+抗感染治疗

C. 泼尼松 60mg/d，隔日 1 次+抗感染治疗

D. 泼尼松 60mg/d，每日 1 次+抗感染治疗

E. 抗感染治疗

9. 该患儿治疗 2 周后颜面及四肢水肿好转，但尿蛋白仍波动于 2+ ～ 3+，伴有明显腹水，考虑发生下列哪项并发症可能性最大

A. 深静脉血栓形成　　B. 电解质紊乱　　C. 肾衰竭

D. 肾小管功能障碍　　E. 低血容量

10. 接上题，为进一步明确诊断，首先应进行下列哪项检查

A. 腹部 CT　　B. 胸部 CT　　C. 腹部 B 超　　D. 双下肢血管彩超

E. 心脏彩超

11. 该患儿诊断为原发性肾病综合征，治疗过程中突然出现腰痛及肉眼血尿，尿常规红细胞增加至 4+，镜检提示混合来源，推测最可能的原因是

A. 血小板减少　　B. 肾静脉血栓　　C. 急性肾小球肾炎　　D. 泌尿系结石　　E. 尿道感染

12. 若该患儿治疗 1 周后仍有明显双下肢水肿，且双下肢肿胀不一致，左下肢较右下肢粗约 2cm，不随体位改变而改变，可扪及足背动脉搏动，尿蛋白 3+，最可能的并发症是

A. 左下肢蜂窝织炎　　B. 左下肢深静脉血栓

C. 左肾静脉血栓　　D. 左下肢动脉血栓　　E. 急性肾衰竭

13. 该患儿尿激酶溶栓治疗后，血尿及双下肢水肿消退，尿蛋白阴转出院，门诊随访期间，半年内 2 次因呼吸道感染出现尿蛋白由阴转变为 3+，加用抗感染治疗尿蛋白均能够阴转。该患儿的完整临床诊断为

A. 单纯性肾病综合征，激素敏感型，复发

B. 肾炎性肾病综合征，激素敏感型，复发

C. 单纯性肾病综合征，激素敏感型，频复发

D. 单纯性肾病综合征，激素耐药型，复发

E. 单纯性肾病综合征，激素耐药型，频复发

14. 该患儿进一步应该采用哪种治疗方案为最佳

A. 加用免疫抑制剂　　B. 加用免疫抑制剂+白蛋白　　C. 加用白蛋白

D. 加用免疫调节剂　　E. 加用免疫调节剂+免疫抑制剂

15. 若患儿复发后经泼尼松治疗 4 周，尿蛋白仍是 3+，且出现眼压明显升高，下一步治疗方案为

A. 加大泼尼松治疗剂量　　B. 加用免疫抑制剂，逐渐减少泼尼松用量

C. 给予低分子量肝素治疗　　D. 给予尿激酶治疗

E. 给予抗感染治疗

（郭　慧　高晓琳）

第 2 节　急性肾小球肾炎

一、病历资料

基本信息：患儿，男，11 岁，住址：四川省成都市。

主诉：水肿、肉眼血尿 2 天，少尿 1 天。

现病史：患儿 2 天前无明显诱因出现颜面部、双下肢水肿，呈非凹陷性水肿，伴肉眼血尿，未予特殊处理。1 天前患儿出现小便量较平素减少约 1/2，不伴有尿频、尿急、尿痛及泡沫尿，伴有轻微头昏、乏力，无呕吐、胸闷，无发热、抽搐，到我院急诊就诊。患病以来，精神食欲稍差，大便正常，小便如上所述，体重增加约 0.5kg。

既往史：12 天前曾患急性扁桃体炎，已治愈，无高血压、贫血、糖尿病等病史，按时接种疫苗。

个人史：G1P1，孕 39 周，剖宫产，出生体重 3.00kg。

体格、运动、生长发育同正常同龄儿。

家族史：否认遗传疾病家族史。

体格检查：HR 115 次/分，R 28 次/分，BP 125/91mmHg，体重 31kg。急性重病容，精神差，颜面、双下肢水肿明显，双下肢呈非凹陷性水肿。心率快，心音有力，未闻及杂音。双肺呼吸音粗，双肺底可闻及小水泡音。腹软，肝脾肋下未扪及，移动性浊音阴性。神经系统查体未见异常。

辅助检查：尿常规示蛋白 1+，红细胞 3 个/HP，肾小球来源。

二、思　考　题

1. 最可能的诊断是

A. 急性肾小球肾炎　　B. 急进性肾小球肾炎　　C. 尿路结石

D. 肾炎性肾病　　E. 慢性肾炎急性发作

2. 引起该病最常见的病原体为

A. A 组溶血性链球菌　　B. B 组溶血性链球菌　　C. 克雷伯杆菌

D. 大肠埃希菌　　E. 金黄色葡萄球菌

3. 该患儿候诊过程中突然出现剧烈头痛、呕吐、烦躁、气促，HR 136 次/分，R 31 次/分，BP 145/101mmHg，该患儿目前最重要的治疗措施是

A. 控制感染+降血压　　B. 控制感染+利尿　　C. 利尿+降血压
D. 强心+扩血管　　E. 控制感染+强心

4. 急性肾小球肾炎合并急性肾功能不全时的临床表现有（可多选）

A. 严重少尿或无尿　　B. 氮质血症　　C. 高钾血症
D. 代谢性酸中毒　　E. 以上均是

5. 如患儿就诊过程中突然出现抽搐，BP 160/110mmHg，处理首选哪项措施

A. 镇静剂　　B. 镇静剂+硝普钠+呋塞米　　C. 呋塞米
D. 20% 甘露醇　　E. 静脉滴注硫酸镁溶液

6. 该患儿最适合下列哪项嘱托

A. 卧床休息，可入厕　　B. 卧床休息，不可入厕　　C. 正常活动
D. 正常饮食　　E. 流质饮食

7. 若患儿经卧床休息，限盐限水，静脉推注呋塞米、静脉输注硝普钠等治疗 2 小时后，血压逐渐降至 120/85mmHg，但仍气促，双肺仍可闻及细湿啰音，腹部肝肋下约 2cm，下列哪项措施最佳

A. 加强抗感染　　B. 联合使用降压药
C. 联合使用利尿剂　　D. 血液透析治疗
E. 去乙酰毛花苷抗心力衰竭治疗

8. 若患儿经治疗后血压正常，肺部啰音消失，抽搐停止，但尿量进一步减少，50ml/d，血 BUN 较前升高 3 倍，进一步治疗是

A. 口服泼尼松　　B. 加用免疫抑制剂　　C. 进行肾移植
D. 使用利尿合剂　　E. 透析治疗

9. 急性肾小球肾炎水肿的主要机制是哪项

A. 醛固酮增高致水钠潴留　　B. 毛细血管通透性增加引起水肿
C. 大量蛋白尿引起低蛋白血症导致水肿　　D. 肾小球滤过率下降所致水钠潴留
E. 高血压导致心力衰竭

10. 诊断急性链球菌感染后肾小球肾炎的实验室检查为

A. 抗核抗体+血沉　　B. ASO+补体 C3　　C. 24 小时尿蛋白定量
D. 白蛋白水平　　E. 尿蛋白电泳

11. 急性链球菌感染后肾小球肾炎最常见的病理类型是

A. 微小病变型　　B. 新月体性肾小球肾炎
C. 毛细血管内增生性肾小球肾炎　　D. 膜增生性肾小球肾炎
E. 系膜增生性肾小球肾炎

12. 急性链球菌感染后肾小球肾炎电镜下主要的病理改变是

A. 电镜下足细胞足突广泛融合
B. 肾小球基膜上皮侧“驼峰”样电子致密物沉积
C. 肾小球基膜系膜区可见电子致密物沉积
D. 肾小球基膜内皮下大量电子致密物沉积
E. 肾小球基膜呈“双轨”征样电子致密物沉积

13. 在急性肾小球肾炎患儿临床表现中恢复最慢的是

A. 补体 C3　　B. 血沉　　C. 水肿　　D. 急性肾衰竭　　E. 镜下血尿

14. 急性肾炎患儿恢复体力活动的指标是

A. 水肿消退　　B. 血压降至正常　　C. 肉眼血尿消失　　D. 尿常规正常　　E. 血沉接近正常

15. 患儿好转出院后，门诊随访 1 年，尿常规检查红细胞仍有 1 个/HP，下一步应进行下列哪项检查
A. 肾活检　B. 肾脏疾病遗传学基因检查　C. 肾脏彩超　D. 肾脏 CT
E. 双肾 MRI

（郭　慧　高晓琳）

第 3 节　泌尿道感染

一、病历资料

基本信息：患儿，女，6 月龄，住址：四川省成都市。

主诉：反复发热 7 天。

现病史：7 天前患儿无明显诱因出现发热，体温波动于 38 ～ 39℃，伴精神萎靡、奶量下降、阵发性哭吵，无咳嗽、呕吐、腹泻，小便量可、色黄，大便正常。

患病以来，精神食欲如上所述，大小便正常，体重无明显变化。

既往史：无特殊，按时接种疫苗。

个人史：G1P1，孕 38^{+2} 周，剖宫产，出生体重 2.60kg。

体格、运动、生长发育同正常同龄儿。

家族史：否认遗传疾病家族史。

体格检查：T 39℃，HR 138 次/分，R 40 次/分，体重 6.5kg。神志清楚，精神萎靡，眼眶稍凹陷、口唇干燥。全身皮肤未见皮疹。咽部无充血。心、肺查体未见异常。腹软，肝肋下 2cm，质软，脾肋下未扪及。尿道口无红肿及分泌物。神经系统查体未见异常。

辅助检查：血常规示 WBC 15.8×10^9/L，N 0.78，L 0.24，RBC 4.2×10^{12}/L，Hb 121g/L，PLT 297×10^9/L，CRP 36mg/L。尿常规：尿比重 1.02，白细胞 3 个/HP，RBC 10 ～ 12 个/HP，查见脓细胞。生化：未见异常。胸片：心、肺未见异常。

二、思　考　题

1. 该患儿目前最可能的诊断是
A. 急性泌尿道感染　B. 细菌性脑膜炎　C. 肾结核　D. 急性肾小球肾炎
E. 肺炎

2. 该患儿如果使用抗生素，治疗前需完善的检查是
A. 降钙素　B. 尿培养　C. 泌尿系统 B 超　D. 血沉　E. 以上都不是

3. 引起上行性泌尿道感染最常见的病原菌是
A. 变形杆菌　B. 金黄色葡萄球菌　C. 大肠埃希菌　D. 革兰氏阳性菌
E. 屎肠球菌

4. 若患儿普通尿培养阴性，需进一步做下列哪项检查
A. 重复普通尿培养　B. 血普通细菌培养
C. 尿液 L 型细菌培养　D. 血真菌培养　E. 尿结核杆菌培养

5. 儿童泌尿道感染的最常见感染途径是
A. 血行播散　B. 邻近组织感染直接蔓延　C. 淋巴感染
D. 导尿引起的感染　E. 上行性感染

6. 下列哪项在诊断泌尿系统感染中最有意义
A. 清洁中段尿白细胞＞ 5 个/HP　B. 尿亚硝酸盐还原试验阳性
C. 发热、白细胞增高　D. 尿频、尿急、尿痛

E. 清洁尿培养菌落计数＞10^5/ml

7. 儿童发生泌尿道感染的宿主易感因素包括以下哪些（可多选）

A. 年龄小，抗感染能力差　B. 细菌毒力强　C. 泌尿道畸形

D. 长期服用糖皮质激素患儿　E. 膀胱输尿管反流患儿

8. 婴幼儿泌尿道感染最突出的临床表现为

A. 消化道症状　B. 尿频、尿急　C. 发热　D. 血尿　E. 泡沫尿

9. 以下预防泌尿系感染的措施中正确的是（可多选）

A. 间断服用抗生素　B. 多喝水、勤排尿　C. 注意外阴清洁

D. 男孩应注意包茎的清洁　E. 经常导尿

10. 患儿完成尿培养后首选治疗是

A. 头孢菌素类抗感染治疗　B. 导尿　C. 碱化尿液治疗

D. 诺氟沙星抗感染治疗　E. 磺胺类药物治疗

11. 若该患儿选用抗生素治疗，疗程应该多久

A. 全程静脉抗菌药物治疗 10 ～ 14 天

B. 全程口服抗菌药物治疗 10 ～ 14 天

C. 先静脉使用 2 ～ 4 天后改口服抗菌药物治疗，总疗程 10 ～ 14 天

D. 静脉使用 2 ～ 4 天

E. 口服抗菌药物 2 ～ 4 天

12. 该患儿入院后追问病史，既往曾有发热史，当时未完善尿常规检查，住院期间行泌尿系统 B 超检查提示双侧肾脏积水，该患儿需进一步完善哪些检查（可多选）

A. 腹部 CT　B. 腹部 X 线片　C. 膀胱镜　D. 核素肾静态扫描

E. 排泄性膀胱尿路造影

13. 如该患儿经抗感染治疗 10 天后体温正常，尿常规正常出院。半个月后再次出现发热入院，行尿常规检查提示仍为泌尿道感染。再发泌尿道感染的治疗方案首选哪项

A. 选用一种抗菌药物治疗　B. 选用两种抗菌药物治疗

C. 选用一种抗菌药物治疗 14 天后服用小剂量药物维持

D. 选用两种抗菌药物治疗 14 天后服用小剂量药物维持

E. 选用两种抗菌药物治疗 14 天，同时行膀胱内药物灌注

14. 该患儿出院后，需定期随访哪些检查（可多选）

A. 泌尿系统超声　B. 尿常规　C. 肾功能　D. 身高、体重　E. 以上均是

15. 关于膀胱输尿管反流的预后，下列说法正确的是（可多选）

A. 可能发生肾瘢痕形成　B. 可能是儿童终末期肾衰竭的原因

C. 可能需要手术治疗　D. 可能发生肾积水

E. 可能发生急性肾小球肾炎

（郭　慧　高晓琳）

第 15 章　造血系统疾病

第 1 节　营养性贫血

一、病历资料

基本信息：患儿，女，11 月龄，民族：藏族，住址：西藏拉萨。

主诉：发热6天，皮疹2天，血便半天。

现病史：面色苍白、纳差4个月。

入院前4个月家属发现患儿面色稍苍白，活动减少，无呕血、血便、黑便、皮肤黄染等，伴有食欲降低，食量下降，未予重视。患儿唇及皮肤苍白加重，精神欠佳，不愿活动。入院前3周到当地诊所就诊，考虑消化不良，予胃蛋白酶、金双歧、健胃消食口服液等治疗，病情无好转。入院前5天到我院门诊就诊，查血常规提示：Hb 69g/L，肝功能未见明显异常，以“贫血原因待诊”收入血液科进一步诊治。

患病以来，患儿精神稍差，大小便正常，体重增长稍慢。

既往史：既往多次患急性上呼吸道感染、急性支气管炎。否认肝炎、结核或其他传染病病史。按时接种疫苗。

个人史：G4P4，40周，剖宫产，出生体重3.00kg。前4个月母乳喂养，4个月后间断添加糌粑，6个月后仅食用糌粑。现能抬头，不能独坐，不能爬，不能独站。

家族史：无肿瘤及遗传性疾病史。

体格检查：HR 140次/分，R 33次/分，BP 84/62mmHg，SpO_2 97%，体重7.0kg。神志清楚，贫血貌，毛发稍稀疏，皮肤黏膜苍白，无黄染，皮肤无出血点，浅表淋巴结未扪及肿大，巩膜无黄染，睑结膜苍白，唇苍白，双肺呼吸音清，未闻及干湿啰音，心律齐，心音有力，未闻及杂音，腹平软，肝肋下触及，脾肋下未扪及，腹部未扪及包块，肠鸣音4次/分，四肢肌张力及肌力正常，神经系统查体未见异常。甲床苍白。

辅助检查：

1. 血常规　WBC 8.0×10^9/L，N 0.37，RBC 3.4×10^{12}/L，Hb 69g/L，MCV 73fl，MCH 23pg，MCHC 29%，PLT 210×10^9/L，RET 0.1%。

2. 肝功能　ALT 30U/L，AST 30U/L，TBIL 115μmol/L，BU 104μmol/L，BC 6μmol/L，ALB 33g/L，GLB 23g/L，LDH 550U/L。

3. 大便常规　正常。大便隐血试验阴性。

二、思　考　题

1. 患儿目前Hb 69g/L，属于何种程度贫血

A. 轻度贫血　B. 中度贫血　C. 重度贫血　D. 极重度贫血　E. 特重度贫血

2. 婴儿期生理性贫血一般出现的时间是生后

A. 1个月　B. 2～3个月　C. 4～6个月　D. 7～9个月　E. 10个月

3. 与贫血患儿临床表现符合的是（可多选）

A. 烦躁不安，精神不振，食欲减退　B. 皮肤黏膜苍白　C. 肝、脾、淋巴结肿大

D. 体重减轻，可出现异食癖　E. 不易反复发生感染

4. 根据患儿血常规分析，属于下列哪种形态贫血

A. 大细胞、高色素性贫血　B. 正细胞性、正色素性贫血

C. 正细胞、低色素性贫血　D. 小细胞、低色素性贫血

E. 小细胞、正色素性贫血

5. 根据患儿目前资料，最先考虑需要完善以下何种检查

A. 骨髓形态学　B. 铁代谢相关检查　C. Coombs试验　D. 胸部影像学　E. 大便隐血

6. 患儿目前最可能的诊断是

A. 慢性失血性贫血　B. 溶血性贫血　C. 营养性缺铁性贫血

D. 营养性巨幼细胞性贫血　E. 纯红细胞再生障碍性贫血

7. 导致该患儿贫血的原因最可能的是

A. 体内先天储存不足　B. 肠道吸收障碍　C. 有慢性溶血

D. 有慢性隐性失血　　E. 喂养不当

8. 患儿完善铁代谢相关检查回示：血清铁蛋白 12μg/L ↓，红细胞游离原卟啉 1.4μmol/L ↑，血清铁 8.0μmol/L ↓，总铁结合力 72μmol/L ↑，转铁蛋白饱和度 10% ↓。患儿处于贫血的何种时期

A. 铁减少期　　B. 铁负荷过多　　C. 红细胞生成缺铁期　　D. 铁不缺

E. 缺铁性贫血期

9. 患儿目前最迫切的治疗是

A. 立即输血纠正贫血　　B. 继续母乳喂养

C. 改铁强化的配方奶喂养　　D. 口服补充铁剂治疗

E. 添加猪肝等辅食

10. 关于贫血输血，以下哪些描述正确（可多选）

A. 贫血越严重，每次输血越少

B. 贫血合并严重感染时应考虑输血

C. 急性失血，血红蛋白 85g/L，有心率增快，出冷汗表现，应该输血

D. 急需外科手术时应输血

E. 慢性贫血，无论什么原因均严格按照血红蛋白低于 60g/L 时输血

11. 该患儿以下治疗恰当的是（可多选）

A. 加强护理，保证充足睡眠，避免感染

B. 增加含铁丰富的食物

C. 予口服铁剂（4 ～ 6）mg/（kg•d），分次口服

D. 口服铁剂时同时予牛奶口服减轻铁剂药物不良反应

E. 同时口服维生素 C 有利于铁吸收

12. 给予铁剂口服后，以下不正确的是

A. 补充铁剂 12 ～ 24 小时后，烦躁精神症状减轻，食欲增加

B. 网织红细胞于服药 2 ～ 3 天开始上升，5 ～ 7 天达高峰，2 ～ 3 周下降至正常

C. 治疗 1 ～ 2 周后血红蛋白逐渐上升，3 ～ 4 周达到正常

D. 血红蛋白恢复正常后需继续服铁剂 6 ～ 8 周

E. 口服补铁 3 周后患儿血红蛋白上升小于 20g/L，继续口服补铁

13. 关于静脉补铁适应证，下面合理的是（可多选）

A. 胃肠手术后　　B. 口服铁剂口感不好，疗效慢，静脉输注补铁更快

C. 口服补铁消化道反应严重，对症处理后无法减轻反应

D. 诊断肯定，口服铁剂无效　　E. 口服铁剂吸收不良

14. 该患儿经口服补铁 3 周后，复查血红蛋白为 75g/L，可能的原因是（可多选）

A. 患儿可能存在铁吸收障碍　　B. 患儿的诊断可能有误

C. 可能没有按医嘱服用铁剂　　D. 可能与牛奶同时服用

E. 可能因为没有服用叶酸、维生素 B_{12}

15. 关于小细胞低色素性贫血，以下选项哪些符合（可多选）

A. 地中海贫血　　B. 肺含铁血黄素沉着症

C. 慢性感染性贫血　　D. 铅中毒

E. 再生障碍性贫血

16. 根据患儿血常规提示，需要鉴别的疾病是

A. 维生素 B_{12}、叶酸缺乏　　B. 纯红细胞再生障碍性贫血

C. 地中海贫血　　D. G6PD 酶缺乏

E. 急性白血病

17. 为了预防婴儿贫血，以下预防措施包括（可多选）
A. 提倡母乳喂养
B. 做好喂养指导，及时添加辅食
C. 婴儿辅食可以包括精肉、血、内脏、鱼
D. 婴幼儿食品应加入适量铁剂加以强化
E. 对于早产儿，尤其非常低体重的早产儿，宜自 2 个月左右给予铁剂预防

（林　超　高晓琳）

第 2 节　免疫性血小板减少症

一、病历资料

基本信息： 患儿，男，8 月龄，住址：四川省成都市。

主诉： 发热 6 天，皮疹 2 天，血便半天。

现病史： 入院前 6 天患儿无明显诱因出现发热，伴有喷嚏、咳嗽。每日均有发热，体温最高 38℃，无呕吐、腹泻、皮疹、气促、喘息、寒战等。到当地诊所予口服“对乙酰氨基酚、柴胡颗粒、复方福尔可定口服液”等治疗 3 天后，患儿体温降至正常，流涕、咳嗽好转。入院前 2 天家属发现患儿全身有红色针尖样大小皮疹，以胸腹部居多，无烦躁不安，无鼻衄、血便等，家属未重视。入院前半天患儿突然解鲜红色大便 1 次，量多（具体量家属不能描述）。患儿烦躁不安，尿少，遂于我院急诊就诊，查血常规提示 Hb 68g/L，PLT 5×10^9/L，予 0.9% 氯化钠溶液静脉扩容后，急诊以“贫血、血小板减少原因待诊”收入我科。

患病以来，患儿烦躁，食欲差，小便减少，大便如上所述，体重减少 0.5kg。

既往史： 无特殊，否认肝炎、结核或其他传染病病史。按时接种疫苗。

个人史： G1P1，孕 40 周，顺产，出生体重 2.80kg。4 月龄添加辅食，现混合喂养。体格生长发育同正常同龄儿。

家族史： 近亲属无肿瘤、免疫性疾病史。否认遗传病家族史。

体格检查： T 38.3℃，HR 155 次/分，R 40 次/分，BP 70/40mmHg，SpO_2 94%。神志清楚，贫血貌，哭闹不安，全身皮肤及黏膜苍白，胸腹部皮肤及四肢可见较多的针尖样大小出血点，不高于皮面，压之不褪色，出血点以四肢分布居多。浅表淋巴结未扪及肿大。双侧瞳孔等大等圆，均为 3mm，对光反射灵敏。唇苍白，咽充血，双侧扁桃体Ⅱ度肿大，未见分泌物。颈软，双肺呼吸对称，呼吸音清，未闻及干湿啰音。心律齐，心音有力，未闻及杂音。腹部平软，肝、脾肋下均未扪及，肠鸣音约 5 次/分。神经系统查体未见异常。四肢稍凉，毛细血管再充盈时间 4 秒。

辅助检查： 血常规示 WBC 3.1×10^9/L，N 0.35，L 0.50，RBC 2.5×10^{12}/L，Hb 68g/L，MCV 80fl，MCH 31pg，MCHC 36%，PLT 5×10^9/L，RET 0.24，CRP 5mg/L。

大便常规： RBC 4^+ 个/HP，WBC 4 个/HP，脓细胞 0 个/HP，吞噬细胞 0 个/HP，隐血试验阳性。

二、思　考　题

1. 患儿目前入院后优先处理的是
A. 首先嘱家属多给患儿饮水、喝奶　　B. 首先禁食，予 0.9% 氯化钠溶液静脉扩容
C. 首先红细胞及血小板输注　　D. 首先予止血药等处理，作肠镜检查
E. 首先完善血型、输血免疫全套、凝血功能、生化等检查

2. 患儿目前贫血处于何种程度
A. 轻度　　B. 中度　　C. 重度　　D. 极重度　　E. 特重度

3. 患儿目前最主要的诊断最可能的是

A. 过敏性紫癜（腹型） B. 再生障碍性贫血

C. 免疫性血小板减少症 D. 急性白血病 E. 继发性血小板减少症

4. 以下是该病的诊断依据，除了

A. 必须要做骨髓检查才能确诊后用药 B. 可以有或无出血的临床表现

C. 一般无肝脾肿大 D. 需排除继发性血小板减少症

E. 至少 2 次血常规检查 PLT 均小于 100×10^9/L，且血细胞形态正常

5. 对于患儿此病发病机制的描述，下列哪项不对

A. 病毒感染后体内形成的抗原抗体复合物附着于血小板表面，使血小板被单核巨噬细胞系统破坏

B. 病毒感染后产生相应抗体，与血小板膜发生交叉反应，使血小板被单核巨噬细胞系统清除

C. 病毒感染直接导致血小板破坏

D. 抗血小板抗体作用于骨髓中的巨核细胞，导致巨核细胞成熟障碍，使巨核细胞生成和释放受到严重影响

E. 患者血清中血小板相关抗体含量增高

6. 患儿目前消化道出血属于几级出血

A. 0 级 B. 1 级 C. 2 级 D. 3 级 E. 4 级

7. 该患儿经补液治疗后血压升至正常范围，四肢暖，小便可，未再烦躁不安，下一步可采用的治疗措施是（可多选）

A. 患儿需继续补充丢失液体，可大量饮用口服补液盐补充循环血容量

B. 静脉输注丙种球蛋白 1g/kg，连用 2 天

C. 予泼尼松龙（10 ～ 30）mg/（kg•d）冲击治疗 3 天

D. 让患儿保持安静，避免剧烈活动和哭闹

E. 予血小板和红细胞悬液输注

8. 使用丙种球蛋白治疗该患儿的作用机制下列正确的是（可多选）

A. 在血小板上形成保护膜 B. 抑制自身免疫反应，从而使血小板抗体减少

C. 封闭巨噬细胞受体 D. 抑制病毒对血小板的直接破坏性

E. 在血小板上形成保护膜抑制血浆中的 IgG 或免疫复合物与血小板结合

9. 使用糖皮质激素治疗此病的原因是（可多选）

A. 可以降低毛细血管通透性 B. 抑制血小板抗体产生

C. 抑制单核巨噬细胞系统破坏有抗体吸附的血小板

D. 泼尼松可以短期大剂量使用，效果好

E. 抑制病毒对血小板的直接破坏

10. 关于该病的治疗，描述正确的是（可多选）

A. 目前可以按预防疫苗接种本正常预防接种疫苗

B. 治疗措施取决于出血表现，而非血小板数量

C. 避免使用影响血小板功能的药物

D. 当 PLT 大于 20×10^9/L 时，如无活动性出血，可先随访观察，不予特殊治疗

E. 适当限制活动，避免外伤

11. 若该患儿经过口服泼尼松治疗 4 周后，2 次复查 PLT 计数（间隔时间 10 天）分别是 40×10^9/L，50×10^9/L，患儿目前治疗疗效属于

A. 完全反应 B. 有效 C. 激素依赖 D. 无效 E. 难治性

12. 患儿现已治疗 8 周，若 PLT 仍较低，为 15×10^9/L，属于以下分型中的哪种

A. 迁延性 ITP B. 持续性 ITP C. 慢性 ITP D. 新诊断 ITP E. 难治性 ITP

13. 患儿经口服泼尼松治疗 5 周后，PLT 为 18×10^9/L，可能需要采取以下措施除了下面哪项
A. 治疗无效，迅速减量并停用泼尼松，改用大剂量地塞米松
B. 给予促血小板生成剂　　C. 做骨髓检查评估
D. 给予抗 CD20 单克隆抗体　　E. 无须其他治疗，观察
14. 给予患儿口服地塞米松一段时间后，某天突然出现抽搐昏迷，无发热，下列哪项原因可能性最小
A. 电解质紊乱　B. 高血压　C. 颅内出血　D. 颅内感染　E. 高血糖所致
15. 对于 ITP 患儿，以下哪个不是脾切除指征
A. 现有的一线和二线药物治疗均无反应
B. 有反复严重出血（3 ～ 4 级）和（或）生活受到疾病干扰
C. 持续性 ITP　　D. 病程超过 1 年　　E. 年龄大于 5 岁
16. 当 ITP 患儿发生 4 级出血时，如何进行抢救治疗（可多选）
A. 血小板输注　　B. 大剂量甲泼尼龙冲击
C. 大剂量静脉用丙种球蛋白冲击　　D. 0.9% 氯化钠溶液扩容
E. 给予输注营养液
17. 对于 ITP 患儿护理注意事项为（可多选）
A. 密切观察病情，注意观察皮肤有无新增出血点及内脏有无活动性出血
B. 消除恐惧心理，对于年龄较大的患儿，应注意安抚，避免因哭闹、躁动、不合作而增加出血风险
C. 避免损伤
D. 饮食应以软食为主，禁食坚硬及多刺的食物
E. 保持大便通畅，避免因排便致腹压增高诱发颅内出血

（林　超　高晓琳）

第 3 节　血　友　病

一、病历资料

基本信息：患儿，男，1 岁 6 月龄，民族：汉族，住址：四川内江市。

主诉：肌内注射后臀部肿胀 2 天。

现病史：入院前 2 天患儿因“咽痛、咳嗽、发热”就诊于当地诊所，体温最高 38℃，无喘息、气促、呕吐、腹泻等，诊断为“急性扁桃体炎”，予“头孢曲松钠”0.85g 臀部肌内注射。回家后患儿诉臀部注射部位疼痛，并逐渐出现注射部位肿胀，肿胀逐渐加重，并出现皮肤黏膜稍苍白，体温仍有反复。遂就诊于我院，急诊查血常规提示 WBC 15×10^9/L，N 0.70，RBC 2.9×10^{12}/L，Hb 85g/L，PLT 220×10^9/L，RET 0.3%，CRP 45mg/L。凝血功能示 APTT 90 秒，余值正常范围。为进一步诊治收入我科住院。患病以来，患儿精神可，大小便正常，体重无明显变化。

既往史：既往有多次碰撞后皮肤瘀斑史，可自行消退。无手术史。否认肝炎、结核或其他传染病病史。按时接种疫苗。

个人史：G2P2，39 周，顺产，出生体重 2.90kg。喂养史无特殊。

家族史：患儿舅舅有反复碰撞出血史。有一姐，6 岁，无出血病史。患儿父母无类似病史。

体格检查：HR 142 次/分，R 35 次/分，BP 83/60mmHg，SpO_2 97%，体重 11kg。神志清楚，贫血貌，急性病容，皮肤黏膜稍苍白，无黄染，皮肤无出血点，浅表淋巴结未扪及肿大，双侧睑结膜及唇苍白，咽部充血，双侧扁桃体Ⅱ度肿大，未见分泌物，颈软，双肺呼吸音清，未闻及干湿啰音，心律齐，心音有力，未闻及杂音，腹平软，肝肋下触及，脾肋下未扪及，腹部未扪及包块，肠鸣音 4 次/分，右侧臀部肿胀，局部皮温增高，有压痛，左侧臀部正常，四肢肌张力及肌力正常，

神经系统查体未见异常。甲床苍白。

辅助检查：血常规示 WBC 15×10^9/L，N 0.70，RBC 2.9×10^{12}/L，Hb 85g/L，PLT 220×10^9/L，RET 0.4%。凝血功能：PT 13 秒，APTT 90 秒↑，Fg 200mg/dl，TT 18 秒，INR 1.1。

二、思 考 题

1. 患儿 APTT 延长，凝血功能其余指标均正常，考虑可能的原因是

A. DIC　B. ITP　C. 血友病

D. 灭鼠药中毒　E. 维生素 K 缺乏

2. 患儿目前需要做的检查最合适的是

A. DIC 检查　B. 血小板功能　C. 凝血Ⅷ、Ⅸ、Ⅺ因子检测

D. 凝血Ⅱ、Ⅴ、Ⅶ、Ⅹ因子检测　E. 凝血 vWF 因子检测

患儿入院后查凝血因子：FⅧ：C 0.4%，FⅨ：C 67%，FⅪ：C 71%。

3. 患儿目前最可能的诊断是

A. 血友病 A　B. 血友病 B　C. DIC　D. 维生素 K 缺乏

E. 血小板功能异常

4. 患儿此病遗传方式为以下哪种

A. 常染色体显性遗传　B. 常染色体隐性遗传

C. X 染色体连锁隐性遗传　D. X 染色体连锁显性遗传

E. Y 染色体遗传

5. 若患儿考虑为血友病，患儿属于哪种分型

A. 亚临床型　B. 轻型　C. 中间型　D. 重型　E. 极重型

6. 对于患儿目前急需要的处理，下列最优先选择的是

A. 输注维生素 K_1　B. 输注凝血酶原复合物

C. 优先输注新鲜冰冻血浆　D. 优先输注冷沉淀

E. 优先输注人基因重组凝血Ⅷ因子制剂

7. 针对该患儿的治疗，以下描述正确的是（可多选）

A. 应采取制动、休息　B. 使用凝血因子替代治疗

C. 对肿胀的臀部进行冷敷　D. 对臀部进行手术止血

E. 待出血控制后行康复训练

8. 关于凝血因子的使用，以下正确的是（可多选）

A. 输注Ⅷ因子 1IU/kg 可提高体内Ⅷ因子 2%

B. 输注Ⅷ因子 1IU/kg 可提高体内Ⅷ因子 1%

C. 输注凝血酶原复合物 1IU/kg 可提高体内Ⅸ因子 2%

D. 输注凝血酶原复合物 1IU/kg 可提高体内Ⅸ因子 1%

E. 只要血友病有出血，凝血因子都可以按照 40 ～ 60IU/kg 输注

9. 若该患儿需要凝血因子治疗，首次需要给予的合适剂量是

A. Ⅷ因子 20 ～ 30IU/kg　B. Ⅷ因子 40 ～ 50IU/kg

C. Ⅷ因子 80 ～ 100IU/kg　D. Ⅸ因子 40 ～ 60IU/kg

E. Ⅸ因子 80 ～ 100IU/kg

10. 该患儿可选用以下哪些治疗药物（可多选）

A. 基因重组Ⅷ因子制剂　B. 病毒灭活的血源性Ⅷ因子制剂

C. 冷沉淀　D. 新鲜冰冻血浆

E. 凝血酶原复合物

11. 若患儿给予相应的凝血因子治疗，以下使用正确的是
A. 每 12 小时输注Ⅷ因子
B. 每 24 小时输注Ⅷ因子
C. 每 24 小时输注冷沉淀
D. 每 12 小时输注Ⅸ因子
E. 每 24 小时输注新鲜冰冻血浆
12. 若该患儿连续输注Ⅷ因子 5 天后，臀部肿胀无明显消退，以下措施可行的是（可多选）
A. 增加 1 倍Ⅷ因子剂量
B. 活化因子Ⅶ或活化凝血酶原复合物
C. 大剂量丙种球蛋白
D. 免疫抑制剂
E. 换一种Ⅷ因子制剂输注
13. 血友病患儿长期反复输注后可产生抑制物，使输注凝血因子效果不好，以下针对抑制物阳性时的治疗，不正确的是
A. 6 个月的免疫耐受治疗
B. 9 ～ 33 个月的免疫耐受治疗
C. 急性出血可以选择 1-去氨基-8-*D*-精氨酸加压素（DDAVP）治疗
D. 高剂量Ⅷ因子饱和替代治疗
E. 存在高反应抑制物时，可用猪Ⅷ因子旁路途径因子的重组人凝血因子Ⅶ和血浆源性活性凝血酶原复合物进行治疗
14. 关于物理治疗和康复训练，以下不对的是
A. 可以促进肌肉、关节血吸收，消炎消肿
B. 维持正常肌纤维长度，维持和增强肌肉力量
C. 关节出血应待出血完全停止，肿胀消退后进行关节康复训练
D. 维持和改善关节活动范围
E. 在出血初期应进行休息、冰敷、压迫、抬高治疗
15. 血友病的预防很关键，对于目前国际上预防治疗以下正确的是（可多选）
A. 标准治疗方案：血友病 A 25 ～ 50IU/kg，3 次/周；血友病 B 25 ～ 40IU/kg，2 次/周
B. 中等剂量方案：血友病 A 15 ～ 25IU/kg，2 ～ 3 次/周；血友病 B 30 ～ 50IU/kg，1 ～ 2 次/周
C. 中国的小剂量方案：血友病 A 10IU/kg，2 ～ 3 次/周；血友病 B 20IU/kg，1 次/周
D. 无论年龄大小、出血轻重、经济状况均应使用标准方案预防
E. 应根据年龄、静脉通路、出血表现及凝血因子供应情况尽可能制订个体方案
16. 针对血友病患儿，主要护理事项包括（可多选）
A. 给予患儿及家属心理护理，解释这个疾病的发生、发展及预后，让患儿树立战胜疾病的信心
B. 防止外伤，预防出血，不要过度负重及做剧烈接触性的运动
C. 避免手术治疗，必须要做手术时，应根据手术大小补充相应凝血因子
D. 尽量采用口服药物治疗，不用或者少用肌内注射或静脉注射
E. 注意口腔卫生，避免拔牙，不吃一些带刺的食物

（林 超 高晓琳）

第 4 节 急性白血病

一、病历资料

基本信息：患儿刘某，女，9 岁，住址：四川省绵阳市。

主诉：间断发热 1 周，发现皮肤出血点 3 天。

现病史：1 周前，患儿受凉后出现发热，体温最高 38.9℃，不伴咳嗽、流涕、气促、神萎、纳差、呕吐、腹泻、腹痛、皮疹等。于当地医院门诊就诊，考虑急性上呼吸道感染，予口服感冒药

物（具体不详）治疗后患儿体温正常，2 天后再次反复，每天体温波动于 37 ～ 38℃，继续口服感冒药物。3 天前，患儿父母发现患儿双下肢针尖大小出血点，压之不褪色，后逐渐蔓延至躯干及双上肢，不伴血便、血尿、呕血、腹痛、鼻衄等不适，未予重视，未就诊。1 天前，患儿再次出现高热，体温 39℃，不伴咳嗽、流涕、气促、神萎、纳差、呕吐、腹泻、腹痛、皮疹等。于我院门诊就诊，完善血常规后门诊医生以“急性白血病”收入院。

既往史：无特殊，否认肝炎、结核或其他传染病病史，体重无明显变化。

个人史：G1P1，孕 38^{+6} 周，顺产，出生体重 3.30kg，体格、运动、生长发育同正常同龄儿。

家族史：家族成员均体健，否认遗传病家族史。

体格检查：T 39℃，P 132 次/分，R 29 次/分。神志清楚，精神状态一般，营养良好，面色、口唇稍苍白。颌下、颈部、腋下、腹股沟可扪及数个 2cm×3cm 大小淋巴结，部分融合，质韧，无压痛、溃破、红肿及分泌物。咽充血，双侧扁桃体Ⅱ度肿大，未见分泌物。全身散在针尖大小出血点，以双下肢为主，未见明显皮疹。腹软，肝肋下 4cm，剑下 5cm，质中，边缘钝，无触痛。脾肋下 6cm，边缘圆钝，质中。肠鸣音稍活跃。心肺及神经系统查体未见异常。

辅助检查：我院门诊血常规示 WBC 44.8×10^9/L，N 0.12，L 0.38，M 0.10，幼稚细胞 0.40，Hb 60g/L，PLT 13×10^9/L。

二、思 考 题

1. 小儿白细胞分类中，粒细胞与淋巴细胞百分数曲线的交叉发生于
A. 1 岁，6 岁　B. 4 ～ 6 周，4 ～ 6 岁　C. 4 ～ 6 天，4 ～ 6 周
D. 7 天，1 岁　E. 4 ～ 6 天，4 ～ 6 岁

2. 该患者入院后应尽快安排进行的检查为
A. 腰椎穿刺　B. 血培养　C. DIC　D. 骨髓穿刺　E. 胸腹 CT

3. 该患者拟诊急性白血病的依据不正确的是
A. 发热　B. 浅表淋巴结肿大　C. 肝脾肿大　D. 肠鸣音稍活跃
E. 外周血白细胞分类以淋巴细胞为主，查见大量幼稚细胞

4. 儿童急性白血病的常见临床表现不包括
A. 骨痛　B. 淋巴结肿大　C. 肝脾肿大　D. 肛周脱屑　E. 睾丸质地变硬

5. 以下哪一个实验室检查对诊断儿童白血病最有价值
A. 血常规　B. 肝肾功能　C. 凝血功能　D. 骨髓穿刺涂片　E. 血培养

6. 儿童骨髓穿刺可以选取的穿刺部位为（可多选）
A. 髂骨　B. 胸骨　C. 棘突　D. 胫骨　E. 顶骨

7. 骨髓穿刺在临床上常用于（可多选）
A. 脓毒血症　B. 遗传代谢性疾病　C. 部分恶性肿瘤　D. 寄生虫　E. 白血病

8. 儿童白血病最常见的类型为
A. 急性粒细胞白血病　B. 急性淋巴细胞白血病
C. 慢性粒细胞白血病　D. 慢性淋巴细胞白血病
E. 幼年粒单核细胞白血病

9. 急性白血病与慢性白血病的区别在于
A. 起病快慢　B. 病程长短　C. 骨髓涂片中恶性克隆细胞的成熟程度
D. 受累脏器的数目　E. 预后

10. 目前对于急性白血病的诊断提出了 MICM 分型，其目的在于个体化精准治疗，改善预后。那么 MICM 分型指的是
A. 形态学、免疫学、细胞遗传学、分子生物学
B. 形态学、组织学、细胞遗传学、分子生物学

C. 生物学、组织学、细胞遗传学、分子遗传学
D. 生物学、免疫学、分子遗传学、分子生物学
E. 生物学、免疫学、细胞遗传学、分子生物学
11. 该患者入院需要尽快接受的治疗为（可多选）
A. 输注血小板预防重要脏器出血　　B. 输注红细胞悬液纠正贫血
C. 抗感染治疗　　D. 水化碱化，减轻肿瘤负荷　　E. 放疗
12. 儿童临床输血的相关知识不正确的是
A. Hb ＜ 90g/L 需要输注红细胞悬液　　B. PLT ＜ 20×10^9/L 输注血小板
C. 输血前需完善乙型肝炎标志物、HIV、丙型肝炎等检查
D. 输血过程中需要监测有无输血不良反应
E. 输注红细胞悬液前要交叉配血
13. 对于儿童白血病中常见的融合基因说法错误的是
A. inv（16）（p13；q22）：见于 AML-M4Eo 染色体倒位的结果
B. t（15；17）（q24；q21）：见于 AML-M5 形成 PML/RARα 融合基因
C. t（8；21）（q22；q22）易位：主要见于 AML-M2 位于 8q22 的 ETO 基因
D. t（1；19）（q23；p13）：多见于儿童 pre-BALL 形成 E2A/PBXI 融合基因
E. t（9；22）（q34；q11）见于 CML 形成 BCR/ABL 融合基因
14. 在治疗白血病的过程中我国医学科学家做出突出贡献的是
A. 急性淋巴细胞白血病 L1　　B. 急性淋巴细胞白血病 L2
C. 急性早幼粒细胞白血病　　D. 急性粒细胞白血病，部分分化型
E. 急性单核细胞白血病
15. 随着诊断的精准、个体化的化疗方案不断改进，儿童急性淋巴细胞白血病 5 年无病生存率可达到
A. 10% ～ 30%　　B. 30% ～ 50%　　C. 50% ～ 70%　　D. 70% ～ 90%　　E. ＞ 90%

（杨　雪　高晓琳）

第 5 节　颈部包块待诊

一、病历资料

基本信息： 患儿李某，女，4 岁，住址：四川省成都市。

主诉： 间断发热 20^+天，发现颈部包块 2 周。

现病史： 20^+天前，患儿无明显诱因出现发热，最高体温 38℃，精神稍差，饮食尚可。予物理降温及自服“柴黄颗粒”等药物后患儿体温持续正常。2 周前，患儿母亲于患儿向左扭头时发现右侧颈部包块，约鸡蛋大小，可推动，无明显压痛、红肿，其间体温波动于 37 ～ 37.4℃，不伴咳嗽、流涕、气促、神萎、纳差、呕吐、腹泻、腹痛、皮疹等。遂于我院儿科门诊就诊，考虑不能排除细菌性淋巴结炎，予输注抗生素 5 天，患儿持续体温正常，颈部包块大小较前无明显改变。门诊以“颈部包括原因待诊”收入院。

既往史： 无特殊，否认肝炎、结核或其他传染病病史，体重无明显变化。

个人史： G3P2，孕 40^{+6} 周，剖宫产，出生体重 3.75kg，体格、运动、生长发育同正常同龄儿。

家族史： 家族成员均体健，否认遗传病家族史。

体格检查： T 36.3℃，P 102 次/分，R 21 次/分。神志清楚，精神状态一般，营养良好，面色、口唇稍苍白。咽部稍充血，双侧扁桃体Ⅱ度肿大，未见分泌物。结膜无充血，口唇红润，未见皲裂。全身未见皮疹及瘀斑瘀点。右侧颈部扪及 3cm×3cm 大小淋巴结，质韧，无明显压痛，周围稍红肿，

未见流脓，活动度可。全身其余部位未扪及肿大淋巴结。心肺查体未见异常。腹软，肝脏肋下未扪及。脾脏未扪及，全腹无压痛、反跳痛及肌紧张，肠鸣音不活跃，肛周无脱屑。神经系统查体未见异常。肢端无硬性水肿及脱皮。

辅助检查：暂缺。

二、思 考 题

1. 儿童期以颈部包块为表现的疾病不包括

A. 手足口病　B. 川崎病　C. 淋巴瘤　D. 传染性单核细胞增多症

E. 甲状舌管囊肿伴感染

2. 传染性单核细胞增多症最常见的病因是

A. 人疱疹病毒 6 型　B. 风疹病毒　C. 金黄色葡萄球菌

D. EB 病毒　E. 巨细胞病毒

3. 传染性单核细胞增多症的临床表现包括

A. 发热、咽峡炎、杨梅舌、口周苍白圈

B. 发热、皮疹、结膜充血、口唇皲裂

C. 发热、耳后淋巴结肿大、热退疹出

D. 发热、颈部淋巴结肿大、肝脾肿大

E. 发热、肢端硬性水肿脱皮、肛周脱屑

4. 以下不支持传染性单核细胞增多症诊断的是

A. 发热　B. 皮疹　C. 单个淋巴结无痛性肿大

D. 咽峡炎　E. 肝脾肿大

5. 传染性单核细胞增多症的患者血常规特征性表现为

A. 白细胞明显升高　B. 外周血以淋巴细胞为主，查见异常淋巴细胞

C. 外周血以淋巴细胞为主，查见幼稚细胞

D. 贫血　E. 血小板降低

6. EB 病毒感染可以引起的疾病不包括

A. 鼻咽癌　B. 噬血细胞综合征　C. 手足口病　D. 传染性单核细胞增多症

E. 淋巴瘤

7. 该例患儿不支持川崎病诊断的依据是（可多选）

A. 抗感染治疗后体温正常　B. 结膜无充血　C. 口唇无皲裂

D. 肢端无硬性水肿及脱皮　E. 肛周无脱屑

8. 患儿继续住院期间观察 1 周，其间体温仍波动于 37 ～ 38℃，伴盗汗，颈部淋巴结较前肿大，质地偏硬，此时需要完善哪项检查明确诊断

A. 颈部彩超　B. 胸腹 CT　C. PPD 皮试　D. 骨髓检查

E. 颈部淋巴结活检

9. 患儿颈部淋巴结较前大，约 4cm×5cm，无压痛，伴低热、盗汗。在医生的建议下完善了颈部淋巴结活检。病理提示：霍奇金淋巴瘤。霍奇金淋巴瘤的活检标本镜下最具诊断意义的是

A. 满天星现象　B. 驼峰样致密物沉积　C. 假小叶形成

D. RS 细胞　E. 淡红色均染物质

10. 霍奇金淋巴瘤的临床表现，除了无痛性包块、发热以外，还包括（可多选）

A. 肢体水肿　B. 胸腹水　C. 低热、盗汗　D. 呼吸困难　E. 体重减轻

11. 霍奇金淋巴瘤的转移特点为

A. 跳跃式转移　B. 血源性转移多见　C. 远处转移多见　D. 种植转移

E. 由近及远向附近扩散

12. 国际上针对恶性肿瘤普遍采用 TNM 分期方法，其分期依据为
A. 发病年龄及病程、原发灶情况、有无远处转移
B. 肿瘤大小、浸润深度及范围、累及邻近器官
C. 原发灶情况、区域淋巴结受累情况、有无远处转移
D. 累及邻近器官、区域淋巴结受累情况、有无远处转移
E. 发病年龄及病程、累及邻近器官、区域淋巴结受累情况

13. 下列哪项技术不能用于肿瘤的分期和疗效评定
A. 电子计算机断层扫描　B. 心脏彩超　C. 正电子发射计算机断层显像
D. 骨髓检查　E. 骨扫描

14. 目前可用于霍奇金淋巴瘤的治疗方式不包括下列哪项
A. 手术切除　B. 放疗　C. 化疗　D. 造血干细胞移植
E. 基因治疗

15. 霍奇金淋巴瘤的病理组织类型包括（可多选）
A. 淋巴细胞为主型　B. 结节硬化型　C. 混合细胞型
D. 淋巴细胞耗竭型　E. 结节性淋巴细胞为主型

（杨　雪　高晓琳）

第 6 节　全血细胞减少

一、病历资料

基本信息： 患儿张某，男，4 岁，住址：四川省成都市。

主诉： 发热 1 周，面色苍白、发现皮肤出血点 5 天。

现病史： 1 周前，患儿无明显诱因出现发热，体温最高 39.5℃，伴咳嗽、流涕，不伴咳痰、气促、神萎、纳差、呕吐、腹泻、腹痛、皮疹等。于当地医院就诊，具体诊断不详，予口服退热药物（具体不详）后患儿体温持续反复，体温波动于 38 ～ 40℃，伴畏寒、寒战，进食少，精神欠佳。5 天前，患儿父母自觉患儿面色苍白，并发现双下肢针尖大小出血点，压之不褪色，后逐渐蔓延至躯干及双上肢，不伴头晕、晕厥、皮肤巩膜黄染、尿色加深、血便、血尿、呕血、腹痛、鼻衄等不适。遂于当地医院查血常规提示全血细胞减少（未见报告），故转至我院急诊。急诊查血常规提示：WBC 0.2×10^9/L，N 0.10，L 0.76，Hb 60g/L，PLT 3×10^9/L。考虑诊断为全血细胞减少。予输注去白红细胞悬液、辐照机采血小板支持治疗，抗感染等对症治疗后体温仍有反复，波动于 37 ～ 39.4℃。急诊以"全血细胞减少"收入院。

既往史： 无特殊，否认肝炎、结核或其他传染病病史，体重无明显变化。

个人史： G3P2，孕 37^{+6} 周，顺产，出生体重 2.80kg，体格、运动、生长发育同正常同龄儿。

家族史： 家族成员均体健，否认遗传病家族史。

体格检查： T 39℃，P 123 次/分，R 33 次/分。神志清楚，精神状态一般，营养良好，面色、口唇稍苍白。浅表淋巴结不大。咽充血，双侧扁桃体Ⅱ度肿大，未见分泌物。全身散在针尖大小出血点，以双下肢为主，未见明显皮疹。双肺呼吸音粗，未闻及啰音。腹软，肝脾扪诊不满意（患儿不配合），肠鸣音稍活跃。心及神经系统查体未见异常。

辅助检查： 血常规示 WBC 0.2×10^9/L，N 0.10，L 0.76，Hb 60g/L，PLT 3×10^9/L。

二、思　考　题

1. 儿童临床输血的相关知识正确的是
A. Hb ＜ 90g/L 需要输注红细胞悬液　B. PLT ＜ 50×10^9/L 输注血小板

C. 输血前，不需要每次都完善乙型肝炎标志物、HIV、丙型肝炎等检查
D. 输血过程中需要监测有无输血不良反应
E. 输注血小板前要交叉配血

2. 该年龄段儿童可以引起全血细胞减少的疾病有（可多选）
A. 急性白血病　B. 再生障碍性贫血　C. 病毒感染　D. 风湿免疫性疾病
E. 恶性肿瘤转移骨髓

3. 为了尽快明确患儿病因，应安排以下哪项检查（可多选）
A. 骨髓穿刺涂片　B. EB 病毒核酸　C. 自身抗体　D. 胸腹 CT　E. 血培养

4. 骨髓穿刺的禁忌证是（可多选）
A. 穿刺部位感染　B. 生命体征不稳定　C. 发热　D. 贫血
E. 凝血功能障碍

5. 如患儿骨髓涂片回示：骨髓有核细胞增生程度减低，骨髓小粒造血细胞减少，非造血细胞（淋巴细胞、网状细胞、浆细胞、肥大细胞等）比例增高，红系、粒系、巨核细胞明显减少。结合患儿病史，需考虑诊断为
A. 急性白血病　B. 再生障碍性贫血　C. 病毒感染　D. 风湿免疫性疾病
E. 恶性肿瘤转移骨髓

6. 患儿入院后监测血常规提示，中性粒细胞绝对计数波动于（0.01 ～ 0.05）$\times 10^9$/L，Hb 最低 58g/L，血小板波动于（1 ～ 40）$\times 10^9$/L，网织红细胞最低 18$\times 10^9$/L。结合患儿骨髓检查结果，诊断为哪一型再生障碍性贫血
A. 急性　B. 慢性　C. 重型　D. 极重型　E. 非重型

7. 下面关于网织红细胞的说法哪项是正确的
A. 参考值范围为（3 ～ 5）$\times 10^{12}$/L　B. 在贫血性疾病中均会升高
C. 是红细胞的未成熟阶段　D. 能够反映骨髓造血功能
E. 营养性缺铁性贫血补铁治疗有效的早期反应则是网织红细胞的下降

8. 患儿如诊断明确，最有效的治疗手段为
A. 输血　B. 抗感染　C. 造血生长因子
D. 造血干细胞移植　E. 免疫抑制治疗

9. 目前临床上广泛采用的造血干细胞移植的供者来源不包括
A. 父母　B. 同胞
C. HLA 配型良好的非血缘健康供者　D. HLA 配型良好的非血缘脐带血
E. 舅妈、姑父等

10. 如患儿骨髓涂片回示骨髓增生尚可，可见噬血现象。那么结合患儿病史，最需要警惕的疾病是
A. 急性白血病　B. 再生障碍性贫血　C. 病毒感染　D. 风湿免疫性疾病
E. 恶性肿瘤转移骨髓

11. 结合患儿反复发热、全血细胞降低及骨髓结果，需考虑病毒感染所致噬血细胞综合征。该病最常见的病毒为
A. 巨细胞病毒　B. 腺病毒　C. EB 病毒　D. 微小病毒 B19
E. 柯萨奇病毒

12. 噬血细胞综合征的诊断标准包括（可多选）
A. 外周血中至少两系减少　B. 脾肿大
C. 高甘油三酯血症和（或）低纤维蛋白原
D. 骨髓涂片查见噬血细胞，无恶性疾病的证据　E. 发热

13. 临床上噬血细胞综合征主要继发于（可多选）
A. 药物因素　B. 风湿免疫性疾病，如 SLE、川崎病

C. 恶性肿瘤，如 T 细胞淋巴瘤　　D. 造血干细胞移植术
E. 感染，包括细菌、病毒、真菌等
14. 患儿入院后给予的治疗措施，不正确的是
A. 肠外营养支持　　B. 输注血小板预防重要脏器出血
C. 输注红细胞悬液纠正贫血　　D. 抗感染治疗（细菌、真菌等）
E. 退热对症治疗
15. 经完善骨髓涂片、血脂、凝血功能、EBV 等相关检查后，患儿最终诊断为 EB 病毒感染相关噬血细胞综合征，预计接受化疗。国际上通用的化疗方案不包括
A. 地塞米松　　B. 依托泊苷　　C. 环孢素 A　　D. 甲泼尼龙　　E. 甲氨蝶呤

（杨　雪　高晓琳）

第 16 章　神经肌肉系统疾病

第 1 节　化脓性脑膜炎

一、病历资料

基本信息： 患儿，女，5 月龄，住址：四川省广元市。

主诉： 高热、呕吐 2 天。

现病史： 入院前 2 天，患儿受凉后出现发热，最高 40 ℃，伴哭闹、纳差、神萎，呕吐胃内容物，呕吐呈喷射样，无咖啡样物，无咳嗽、抽搐、皮疹等。于当地医院诊断考虑“发热、呕吐待诊”，辅助检查不详，予头孢曲松抗感染、甘露醇脱水降颅压、B 族维生素、补液等对症治疗，体温仍反复，为求进一步治疗遂转入我院。

既往史： 无特殊。

个人史： G1P1，孕 37 周，剖宫产，出生体重：3.135kg，认知、运动、生长发育同正常同龄儿。

家族史： 无特殊。

体格检查： T 39.8℃，P 180 次/分，R 64 次/分，BP 65/40mmHg，体重 6kg。

烦躁，双瞳孔等圆等大，对光反射迟钝，颈阻（+），双肺无啰音，心音有力，腹平软，肝脾肋下未触及。肢端凉，毛细血管再充盈时间 5 秒，四肢肌张力增高，腹壁反射存在，膝腱反射存在，克氏征（+），布鲁辛斯基征（简称布氏征）（+），巴氏征（–）。

辅助检查： 血常规示 WBC 10×10^9/L，N 0.14，L 0.50，PLT 80×10^9/L，CRP 10mg/L。

脑脊液： 外观清亮，白细胞总数 55×10^6/L，单核细胞 0.55，蛋白 0.67g/L，糖 3mmol/L。

二、思 考 题

1. 患儿高热、呕吐的初步诊断是
A. 化脓性脑膜炎　　B. 流行性乙型脑炎　　C. 病毒性脑炎
D. 结核性脑膜炎　　E. 新隐球菌脑炎
2. 除此之外，患儿还考虑诊断为
A. 肝功能损伤　　B. 脓毒性休克　　C. 急性肾损伤　　D. 心肌损伤　　E. 脓毒血症
3. 下一步需要首先完善的检查是
A. 脑电图检查　　B. 血培养、脑脊液培养检查　　C. DIC 检查
D. 头颅 B 超　　E. 头颅 MRI

4. 化脓性脑膜炎金标准是什么
A. 突然发热、头痛、呕吐　B. 硬膜下积液　C. 脑脊液检出病原菌
D. 脑脊液细胞数增多、糖下降　E. 血常规示白细胞明显升高，以中性粒细胞为主
5. 婴儿化脓性脑膜炎时颅内压增高表现不典型是由于以下哪种情况（可多选）
A. 脑膜炎症反应轻　B. 神经系统发育不够完善
C. 颈部肌肉不发达　D. 囟门未闭　E. 免疫系统发育不完善
6. 我国化脓性脑膜炎常见的病原菌是（可多选）
A. 脑膜炎球菌　B. 肺炎链球菌　C. 流感嗜血杆菌　D. 大肠埃希菌
E. 金黄色葡萄球菌
7. 3 个月以下幼婴和新生儿以及原发或继发性免疫缺陷病者，易感染的病原菌是（可多选）
A. 大肠埃希菌　B. B 族溶血性链球菌　C. 肺炎链球菌　D. 流感嗜血杆菌
E. 李斯特菌
8. 致病菌侵入婴幼儿脑膜的最常见途径是
A. 血行途径　B. 与颅腔存在直接通道　C. 邻近组织器官感染
D. 以上均不是　E. 以上均是
9. 以下关于发病季节正确的是
A. 流感嗜血杆菌感染春、秋季多见　B. 肺炎链球菌感染春、秋季常见
C. 脑膜炎球菌感染冬、春季多见　D. 金黄色葡萄球菌感染夏季多见
E. 肠道革兰氏阴性杆菌感染夏季多见
10. 化脓性脑膜炎典型临床表现是（可多选）
A. 发热、剧烈头痛、呕吐、全身抽搐、意识障碍或颈项强直等
B. 高热、易激惹、嗜睡、呼吸困难、黄疸等
C. 抽搐、角弓反张及呼吸暂停等　D. 可伴有皮肤黏膜瘀点或瘀斑
E. 脑神经功能障碍、恶病质、昏迷
11. 新生儿和婴儿化脓性脑膜炎的临床表现是（可多选）
A. 头痛、头晕、关节及肌肉疼痛　B. 体温高或低
C. 仅表现为吐奶、尖叫或颅缝开裂　D. 惊厥症状不典型
E. 脑膜刺激征不明显
12. 化脓性脑膜炎脑脊液的典型改变是
A. 外观浑浊，白细胞总数显著升高，以中性粒细胞为主，糖降低，蛋白升高
B. 外观浑浊，白细胞总数升高，以淋巴细胞为主，糖明显降低，蛋白显著升高
C. 外观清亮，白细胞总数升高，以淋巴细胞为主，糖明显降低，蛋白显著升高
D. 外观清亮，白细胞总数显著升高，以中性粒细胞为主，糖、氯化物正常，蛋白显著升高
E. 外观浑浊，白细胞总数无明显变化，糖、氯化物正常，蛋白显著升高
13. 治疗过程中患儿仍发热不退，频繁惊厥，甚至呼吸衰竭，意识障碍进行性加重，甚至角弓反张，脑脊液始终无法正常。头颅增强 MRI 提示：T_2 像可见脑室周围白质内有带状高信号区环绕，脑室内的脓性灶亦显高信号。提示患儿发生哪种并发症
A. 脑室管膜炎　B. 硬脑膜下积液　C. SIADH　D. 脑积水　E. 脑脓肿
14. 结合以下哪几点来进行化脓性脑膜炎经验性抗生素选择（可多选）
A. 年龄　B. 性别　C. 细菌入颅途径　D. 颅外感染灶
E. 该地区脑膜炎常见细菌谱
15. 病原菌明确后抗生素选择正确的是
A. 肺炎链球菌感染选用青霉素或头孢曲松或万古霉素，根据药敏情况决定
B. 脑膜炎球菌首选美罗培南　C. 李斯特菌首选三代头孢

E. 至少 10 年以上无发作

15. 以下关于癫痫的生活注意事项描述错误的有（可多选）

A. 规律的作息时间　B. 可以熬夜晚睡　C. 建议休学在家治疗

D. 避免进食含有咖啡因的物质　E. 避免感染

（蔡浅云　高晓琳）

第 4 节　儿童抽动症

一、病历资料

病史：患儿，男，6 岁，因“反复眨眼、扭动颈部 4 个月，加重伴清嗓音 3 个月”就诊。4 个月前患儿无明显诱因出现频繁眨眼动作，每次眨眼持续约 1 秒缓解，可连续多次发作，伴有扭动颈部动作，持续约 1 秒缓解，每日出现多次，看电视或手机时易出现。发作时无面色改变、无意识障碍、无四肢抽搐，均为清醒时出现，睡眠时消失。曾就诊于眼科，诊断考虑“结膜炎”，予“眼药水”滴注后无明显缓解。曾就诊于骨科，行颈椎 CT 检查未见异常。3 个月前患儿出现反复清嗓子现象，每日多次，无发热、咳嗽、气促、流涕、呕吐、腹泻等，清醒放松状态时易出现，睡眠后清嗓音消失。病后患儿精神、食欲、睡眠正常，大小便正常，体重无明显变化。

体格检查：T 36.5℃，R 20 次/分，HR 88 次/分，BP 96/60mmHg，神志清楚，全身皮肤未见皮疹，全身浅表淋巴结未扪及肿大。双眼外观正常，结膜未见充血，双眼未见异常分泌物。鼻腔通畅，未见异常分泌物。咽部无充血，未见明显淋巴滤泡。双肺呼吸音清，未闻及干湿啰音，心音有力，心律齐，心前区未闻及杂音，腹软，无压痛，肝脾未扪及肿大，肠鸣音正常。脑膜刺激征阴性，病理征阴性。

二、思　考　题

1. 根据患儿的病史，患儿的诊断考虑

A. 癫痫　B. 抽动症　C. 癔症　D. 咽炎　E. 舞蹈症

2. 抽动症的发病率为

A. 1% ～ 2%　B. 3‰ ～ 5‰　C.（2 ～ 3）/1000　D.（1 ～ 3）/100 000

E.（3 ～ 5）/100 000

3. 为明确诊断，需要完成的检查包括（可多选）

A. 心电图　B. 脑电图　C. 头部 MRI　D. 血沉　E. 血常规

F. C 反应蛋白　G. 铜蓝蛋白　H. 微量元素　I. 抗链球菌溶血素 O（ASO）

4. 抽动症需要与以下哪些疾病鉴别（可多选）

A. 肝豆状核变性　B. 风湿热　C. 药物不良反应　D. 汞中毒　E. 遗传综合征

5. 抽动症的表现可以分为（可多选）

A. 简单性运动抽动　B. 复杂性运动抽动　C. 局灶性发作

D. 全面性发作　E. 简单性发声抽动

F. 复杂性发声抽动

6. 该例患儿的临床表现有（可多选）

A. 简单性运动抽动　B. 复杂性运动抽动　C. 局灶性发作

D. 全面性发作　E. 简单性发声抽动

F. 复杂性发声抽动

7. 下列关于抽动症的发病机制描述正确的有（可多选）

A. 多巴胺能神经递质异常　B. 皮质-纹状体-丘脑-皮质环路去抑制

C. 单基因遗传病　D. 环境因素
E. 可能与多个基因相关

8. 下列哪些因素与抽动症的严重程度相关（可多选）
A. 抽动的种类　B. 抽动的频率　C. 抽动的强度　D. 抽动的复杂性
E. 抽动对生活、学习和社交的干扰　F. 儿童能不能自己控制抽动

9. 抽动症的严重程度可以分为（可多选）
A. 轻度　B. 中度　C. 重度　D. 极重度　E. 以上都对

10. 抽动症的治疗方法包括（可多选）
A. 认知行为治疗　B. 药物治疗　C. 中医治疗　D. 心理支持　E. 脑电生物反馈
F. 重复经颅磁刺激

11. 抽动症的常用治疗药物有（可多选）
A. 硫必利　B. 可乐定　C. 氟哌啶醇　D. 阿立哌唑　E. 托吡酯
F. 地西泮

12. 追问病史，患儿自 1 年多前开始有上课注意力不集中，做事情不专心，很容易受环境影响，好动，手脚小动作多，喜欢爬上爬下，摸这摸那，难以安静的玩耍，说话过多。需警惕该患儿合并存在以下哪种情况
A. 学习困难　B. 甲状腺功能亢进　C. 注意缺陷多动障碍（ADHD）　D. 焦虑症
E. 品行障碍

13. 抽动症的共患病包括（可多选）
A. ADHD　B. 强迫障碍　C. 学习困难　D. 睡眠障碍　E. 品行障碍
F. 癫痫

14. 以下关于抽动症的预后描述正确的是（可多选）
A. 近 1/2 的患儿在青春期或成年期完全缓解
B. 约 1/5 的患儿在青春期或成年期完全缓解
C. 约 1/3 的患儿在成年期抽动症状减轻
D. 约 1/5 的患儿的抽动症状会迁延到成年期或终生
E. 约 1/2 的患儿的抽动症状会迁延到成年期或终生

15. 以下关于抽动症的非药物干预措施正确的是（可多选）
A. 减轻学业负担，降低学习压力过大　B. 劳逸结合，保证充足的睡眠
C. 可以多玩电子游戏放松　D. 减少电子产品使用时间
E. 避免情绪激动和波动　F. 避免进食含有咖啡因和茶的物质
G. 家长提醒孩子不要抽动　H. 老师帮助教育其他学生不要嘲笑患儿

（蔡浅云　高晓琳）

第 5 节　重症肌无力

一、病历资料

病史：患儿，女，3 岁，因“右侧眼睑下垂 3 个月”入院。3 个月前患儿无明显诱因出现右侧上睑下垂，症状有波动性：晨起症状较轻，右侧睑裂变大；下午眼睑下垂加重。无发热、咳嗽、呕吐、腹泻，无四肢无力、呼吸困难，无吞咽困难、言语不清，无视物重影、感觉障碍、步态不稳，就诊于眼科，完成相关视力、眼球检查等未见异常。后未予进一步检查和治疗。3 个月来症状同前，左眼正常。病后患儿精神、食欲、睡眠正常，大小便正常，体重增长 0.5kg。

体格检查：T 36.6℃，R 25 次/分，HR 92 次/分，BP 93/61mmHg，神志清楚，全身皮肤未见

皮疹，全身浅表淋巴结未扪及肿大。右侧上睑下垂，左侧睑裂 10mm，右侧睑裂 5mm，双侧瞳孔等大等圆，对光反射灵敏，眼球运动正常，视力正常，无眼球突出，咽部无充血，咽反射正常，双肺呼吸音清，未闻及干湿啰音，心音有力，心律齐，心前区未闻及杂音，腹软，无压痛，肝脾未扪及肿大，肠鸣音正常。四肢肌力、肌张力正常，痛温觉正常，指鼻试验、轮替动作正常，脑膜刺激征阴性，病理征阴性。

辅助检查：新斯的明试验：阳性。

患儿新斯的明试验结果

新斯的明肌内注射后（分钟）	左侧睑裂（mm）	右侧睑裂（mm）
0	10	4
10	10	6
20	10	8
30	10	10

二、思　考　题

1. 根据患儿的临床资料，患儿的诊断考虑

A. 眼眶肿瘤　B. 动眼神经麻痹　C. 重症肌无力　D. Graves 眼病

E. 先天性眼睑下垂

2. 该病的临床特点是（可多选）

A. 症状呈波动性　B. 晨重暮轻　C. 活动后加重、休息后可减轻

D. 双侧瞳孔大小不等　E. 晨轻暮重

3. 该病的临床分型有（可多选）

A. 全身型　B. 眼肌型　C. 重度激进型　D. 迟发重度型　E. 肌萎缩型

4. 以下关于重症肌无力的发病机制描述正确的有（可多选）

A. 自身免疫性疾病　B. 神经变性病

C. 与乙酰胆碱受体（AChR）抗体有关　D. 与肌肉特异性酪氨酸激酶（MuSK）抗体有关

E. 神经肌肉接头传递障碍

5. 重症肌无力的确诊检查包括（可多选）

A. 胸部 CT 提示胸腺瘤　B. 新斯的明试验　C. 低频重复神经电刺激

D. 骨骼肌 AChR 抗体　E. 单纤维肌电图测定“颤抖增宽”

6. Graves 眼病和重症肌无力（眼肌型）的鉴别点包括（可多选）

A. 眼睑退缩见于 Graves 眼病

B. 眼睑下垂仅见于重症肌无力

C. 眼眶 MRI 显示眼外肌肿胀见于重症肌无力

D. 抗促甲状腺激素受体抗体阳性见于 Graves 眼病

E. 眼球活动障碍仅见于 Graves 眼病

7. 以下关于 Miller-Fisher 综合征与重症肌无力（眼肌型）的鉴别点描述正确的是（可多选）

A. 病理征阳性见于 Miller-Fisher 综合征

B. Miller-Fisher 综合征的三联征：眼睑下垂、共济失调和腱反射消失

C. 神经传导速度减慢见于重症肌无力

D. 抗人神经节苷脂抗体阳性见于 Miller-Fisher 综合征

E. 脑脊液蛋白-细胞分离现象见于重症肌无力

8. 重症肌无力（全身型）需要和以下哪些疾病鉴别（可多选）
A. GBS　B. 多发性肌炎　C. 代谢性疾病　D. 肉毒中毒
E. Lambert-Eaton 综合征
9. 重症肌无力的治疗药物包括（可多选）
A. 醋酸泼尼松　B. 溴吡斯的明　C. 甲泼尼龙　D. 硫唑嘌呤
E. 吗替麦考酚酯
10. 该患者目前的治疗方案可选择（可多选）
A. 血浆置换　B. 甲泼尼龙冲击治疗　C. 溴吡斯的明
D. 醋酸泼尼松　E. 利妥昔单抗
11. 患儿出院后没有坚持正规服药治疗，半年后出现四肢肌肉无力、心动过速、皮肤苍白、严重呼吸困难、口唇发绀，查体瞳孔大小和对光反射正常，考虑诊断为（可多选）
A. 重症肌无力（全身型）　B. 胆碱能危象　C. 肌无力危象
D. 心律失常　E. GBS
12. 以下关于肌无力危象和胆碱能危象的鉴别点描述正确的有（可多选）
A. 瞳孔缩小见于胆碱能危象　B. 心动过速见于肌无力危象
C. 心动过速见于胆碱能危象　D. 胆碱能危象患者皮肤潮红
E. 唾液分泌增加见于肌无力危象
13. 重症肌无力使用丙种球蛋白冲击治疗的指征有（可多选）
A. 重症肌无力（眼肌型）　B. 重症肌无力（全身型）　C. 肌无力危象
D. 胸腺摘除手术前准备　E. 糖皮质激素效果不好或减量后复发
14. 该患者使用糖皮质激素需注意哪些不良反应（可多选）
A. 体重增加　B. 血压升高　C. 血糖升高　D. 骨质疏松
E. 内分泌功能紊乱
15. 可能加重重症肌无力症状的药物有（可多选）
A. 氨基糖苷类抗生素　B. 头孢类抗生素　C. 利多卡因　D. 青霉胺
E. β 受体阻滞剂

（蔡浅云　高晓琳）

第 17 章　内分泌系统疾病

第 1 节　身材矮小症

一、病历资料

基本信息：患儿，女，6 岁，住址：四川成都市。

主诉：身高增长欠佳 3 年。

现病史：近 3 年来，患儿身高增长欠佳，身高低于同年龄儿童，和同龄儿童身高差距逐渐增大。平素不易生病，食欲可。父亲身高 172cm，母亲身高 160cm。

既往史：无特殊，否认肝炎、结核或其他传染病病史，按时接种疫苗。

个人史：G1P1，孕 39 周，出生体重 2.90kg。

家族史：否认遗传病家族史。

体格检查：身高 104cm（＜ −2SD），体重 14kg（＜ −2SD）。神清，精神好，对答切题，体形匀称，无特殊面容。全身皮肤未见皮疹，心肺腹及神经系统查体未见异常。

辅助检查： 暂缺。

二、思 考 题

1. 针对该患儿，需要询问下列哪些相关病史（可多选）

A. 出生身长　B. 出生史　C. 年生长速度　D. 母亲的妊娠情况

E. 家族中有无矮身材

2. 若身高低于同年龄、同性别、同种族正常健康儿童身高的（　　）水平，可诊断为矮小症

A. –2SD 或 P_3　B. –2.5SD 或 P_3　C. –2SD 或 P_{10}　D. –2.5SD 或 P_{10}

E. –2SD 或 P_{25}

3. 下列哪些原因可导致身材矮小症（可多选）

A. 宫内发育迟缓　B. 营养不良　C. 先天性心脏病　D. 父母身材矮小

E. 处于热带地区

4. 若门诊医生接诊后，考虑完成相关检查评估患儿情况，下面哪项检查不必要

A. 血生化　B. 骨龄　C. 甲状腺功能五项

D. 血清胰岛素样生长因子 1（IGF-1）　E. 随机生长激素测定

5. 若该患儿有肘外翻，面部多痣、盾状胸、乳距宽、后发际线低，最有可能是哪种疾病

A. 原发性生长激素缺乏症　B. 先天性甲状腺功能减退症

C. 特纳综合征　D. 21-三体综合征

E. 特发性矮小症

6. 若该患儿有肘外翻，面部多痣、盾状胸、乳距宽、后发际线低，下列哪项检查最能确诊病因

A. 肝肾功能　B. 染色体核型分析　C. 泌尿系统彩超　D. 生长激素激发试验

E. 甲状腺功能五项

7. 身材矮小患儿，诊断生长激素缺乏症的标准包括（可多选）

A. IGF-1 降低

B. 年生长速率下降＜ 7cm/年（3 岁以下）；＜ 5cm/年（3 岁～青春期）；＜ 6cm/年（青春期）

C. 匀称性矮小，面容幼稚，智力正常

D. 骨龄落后于实际年龄

E. 两项 GH 药物激发试验 GHF 峰值均＜ 10μg/L

8. 若该患儿近 3 年每年长高不足 5cm，腹部皮褶厚度 1cm，IGF-1 低于正常水平，骨龄 4 岁，导致该患儿身材矮小的病因最可能是

A. 生长激素缺乏症　B. 特发性矮小症　C. 营养不良

D. 家族性矮身材　E. 小于胎龄儿

9. 生长激素激发试验使用的药物不包括

A. 胰岛素　B. 精氨酸　C. 胰高血糖素　D. 左旋多巴　E. 可乐定

10. 关于生长激素，下列哪项说法不正确

A. 由腺垂体分泌　B. 由 191 个氨基酸组成的多肽

C. 呈脉冲式分泌　D. 无昼夜节律　E. 剧烈运动后可升高

11. 基因重组人生长激素治疗适应证不包括

A. 原发性生长激素缺乏症　B. 特发性矮小症　C. Prader-Willi 综合征

D. 短肠综合征所致矮小　E. 家长强烈意愿

12. 基因重组人生长激素治疗不良反应不包括

A. 甲状腺功能减退症　B. 甲状腺功能亢进症

C. 良性颅内压增高　D. 糖代谢异常　E. 股骨头滑脱

13. 原发性生长激素缺乏症，使用基因重组人生长激素治疗的适宜剂量是

A. 0.01 ～ 0.05U/（kg•d） B. 0.05 ～ 0.1U/（kg•d）

C. 0.075 ～ 0.15U/（kg•d） D. 0.15 ～ 0.25U/（kg•d）

E. 0.2 ～ 0.3U/（kg•d）

14. 腺垂体分泌各种重要激素，不包括下列哪项

A. 促性腺激素释放激素 B. 生长激素 C. 促肾上腺皮质激素

D. 黄体生成素 E. 促甲状腺素

15. 下列哪种因素可能导致生长激素分泌减少（可多选）

A. 单纯性肥胖 B. 颅脑外伤 C. 中枢神经系统感染

D. 垂体柄阻断 E. 垂体占位性病变

（袁传杰　孙小妹　高晓琳）

第 2 节　儿童 1 型糖尿病

一、病历资料

基本信息：患儿，女，10 岁，住址：四川省达州市。

主诉：多饮多尿 1 个月，恶心、气紧 1 天。

现病史：近 1 个月来，患儿饮水量增多，饮水频繁，每日饮水量约 3000ml，口渴感强，伴尿量增多，每日夜尿 2 ～ 3 次。1 天前出现恶心，伴气紧、精神差、尿量减少，无呕吐、发热、腹泻、抽搐等。外院急诊就诊，微量法测血糖 32mmol/L，血气分析示代谢性酸中毒，转入我院急诊科予补液治疗，收入我科。自发病以来，体重下降 2kg，大便正常，近 8 个小时无小便。

既往史：无特殊，否认肝炎、结核或其他传染病病史，按时接种疫苗。

个人史：G1P1，孕 39 周，出生体重 3.20kg。体格、运动、生长发育同正常同龄儿。

家族史：否认遗传病家族史。

体格检查：T 36.8℃，HR 130 次/分，R 32 次/分，BP 98/59mmHg。身高 138cm，体重 27kg。急性病容，精神差，对答切题。呼吸深大，口唇红，口唇干燥，眼眶凹陷，皮肤弹性差，全身皮肤未见皮疹，未见黑棘皮。双侧瞳孔等大等圆，对光反射灵敏。颈无阻力，气管居中，咽无充血，双扁桃体不大。双侧甲状腺Ⅰ度肿大，活动度正常，质地光滑，听诊未闻及血管杂音。呼吸音正常，双肺未闻及干湿啰音。心律齐，心音有力，心脏各听诊区均未闻及杂音。全腹柔软，脐周轻压痛，无反跳痛及肌紧张，肝脾肋下未触及，移动性浊音阴性。四肢末端凉，双上肢凉至腕，双下肢凉至踝，毛细血管充盈时间 4 秒。四肢肌力、肌张力正常，神经系统查体阴性。

辅助检查：暂缺。

二、思　考　题

1. 患儿的初步临床诊断为（可多选）

A. 尿崩症 B. 糖尿病 C. 代谢性酸中毒

D. 糖尿病酮症酸中毒（DKA） E. 中度脱水

2. 患者入院后应紧急进行的检查为（可多选）

A. 血酮 B. 血糖 C. 电解质 D. 血气分析 E. 甲状腺功能

3. 患者应紧急展开的治疗为（可多选）

A. 液体扩容 B. 补液开始 1 小时后，小剂量胰岛素静脉输注

C. 抗生素输注 D. 皮下注射胰岛素

E. 碳酸氢钠输注

4. 液体复苏措施，正确的是（可多选）
A. 生理盐水 10 ～ 20ml/kg，在 30 ～ 60 分钟内输入，必要时可重复
B. 可采用 24 小时或 48 小时补液法
C. 补液量=生理需要量+累积丢失量
D. 中度脱水时，液体累积丢失量约为体重的 10%
E. 对于输含钾液无禁忌的患儿，尽早补钾
5. 抢救糖尿病酮症酸中毒，最为首要和关键的治疗措施为
A. 防治诱因　B. 补液　C. 使用小剂量胰岛素　D. 补碱
E. 纠正脑水肿
6. 关于糖尿病酮症酸中毒的治疗，下列不正确的是
A. 当血糖每小时下降＞ 5mmol/L 时，在补充液体中加入葡萄糖
B. 当血糖下降至 14 ～ 17mmol/L 时，在补充液体中加入葡萄糖
C. 如血气分析＜ 7.1，输注碳酸氢钠
D. 血糖维持在 8 ～ 12mmol/L 为适宜
E. 血钾＞ 5.5mmol/L 停止补钾
7. 糖尿病酮症酸中毒继发脑水肿，下列正确的是（可多选）
A. 可表现为头痛、呕吐、嗜睡　B. 舒张压＞ 90mmHg
C. 与年龄不相称的大小便失禁　D. 心率持续下降超过 20 次/分
E. 静脉滴注甘露醇降颅压
8. 患儿应着重追问的病史为
A. 家族史　B. 出生抢救史　C. 年生长速度　D. 预防接种史
E. 饮食习惯
9. 下列说法正确的是（可多选）
A. 糖尿病诊断标准包括空腹血糖≥ 7.0mmol/L
B. 糖尿病诊断标准包括口服糖耐量负荷后 2 小时血糖≥ 11.1mmol/L
C. 糖尿病诊断标准包括随机血糖≥ 11.1mmol/L 且伴糖尿病症状体征
D. 糖化血红蛋白（HbA1c）可反映糖尿病患者采血前 12 ～ 16 周血糖的水平
E. 糖尿病患儿血糖＜ 3.9mmol/L 为需临床干预的阈值
10. 患者经抢救治疗后纠酮成功，病情处于稳定阶段，后续的治疗包括（可多选）
A. 血糖监测　B. 胰岛素治疗　C. 饮食管理　D. 糖尿病健康教育
E. 适宜运动
11. 短效胰岛素皮下注射后的作用高峰时间为
A. 0.5 ～ 1 小时　B. 1 ～ 2 小时　C. 2 ～ 4 小时　D. 3 ～ 5 小时
E.5 ～ 8 小时
12. 胰岛素最常见的不良反应为
A. 注射部位皮下脂肪萎缩或增生　B. 低血糖　C. 过敏反应
D. 胰岛素性水肿　E. 视物模糊
13. 1 型糖尿病的特点，包括下列哪项（可多选）
A. 多数起病急，可伴酮症酸中毒　B. 病初 C 肽低于正常或检测下限
C. 家族史 2% ～ 4%　D. 不伴黑棘皮病
E. 可伴其他自身免疫性疾病
14. 2 型糖尿病的特点，不包括下列哪项
A. 起病偏慢，酮症酸中毒少见　B. 病初 C 肽正常或增高

C. 自身抗体通常阴性　　D. 常伴黑棘皮病

E. 多无糖尿病家族史

15. 儿童 1 型糖尿病血糖控制理想目标，描述正确的是（可多选）

A. 餐前血糖 4.0 ～ 7.0mmol/L　　B. 餐后血糖 5.0 ～ 10.0mmol/L

C. 糖化血红蛋白＜ 7.0%　　D. 频繁发生低血糖患儿，糖化血红蛋白＜ 7.5%

E. 血糖控制目标需差异化、个体化

（孙小妹　高晓琳）

第 18 章　儿 童 急 救

第 1 节　婴幼儿心搏、呼吸骤停

一、病 历 资 料

基本信息：患儿女，2 岁，住址：四川省成都市。

主诉：发热、咳嗽 4 天，发绀伴呼之不应 1 小时。

现病史：入院前 4 天无明显诱因出现发热，体温 39℃，并有咳嗽，呈串性，干咳，伴明显喘息，自行口服咳嗽药物及雾化后无好转；来我院就诊途中，患儿突发全身发绀，呼之无应答，家属自行人工呼吸及胸外按压后入我院。患病以来，精神、食欲一般，大小便正常，体重无明显变化。

既往史：无特殊，否认肝炎、结核或其他传染病病史，按时接种疫苗。

个人史：G2P2，孕 40^{+1} 周，顺产，出生体重 2.90kg。

家族史：否认遗传病家族史。

体格检查：体温测不出，P 0 次/分，R 0 ～ 2 次/分，昏迷，对刺激无反应，全身发绀，呼吸极弱，颈动脉搏动不能扪及，心音未闻及。

辅助检查：暂缺。

二、思 考 题

1. 引起婴幼儿心搏、呼吸骤停最常见的原因是

A. 外伤及意外　　B. 继发于呼吸功能衰竭或呼吸停止

C. 心脏疾病　　D. 电解质平衡失调　　E. 中毒

2. 心搏、呼吸骤停最严重的危害是

A. 中枢神经系统不可逆损害　　B. 再灌注损伤　　C. 复苏后肠坏死

D. 心功能损害　　E. 肾功能不全

3. 以下哪项不是心搏、呼吸骤停的主要临床表现

A. 突然昏迷　　B. 外周动脉的搏动消失

C. 大动脉的搏动消失　　D. 心音消失　　E. 呼吸停止

4. 关于心搏、呼吸骤停的心电图表现，以下哪项不正确

A. 等电位线　　B. 心室颤动

C. 室上性心动过速　　D. 无脉性室性心动过速

E. 电机械分离

5. 胸外心脏按压手法正确的是

A. 儿童心肺复苏中，可使用单手或双手按压法

B. 儿童心肺复苏中，按压点选择胸骨下 1/2（乳头连线中点）
C. 婴儿胸外心脏按压时，可使用双指按压法
D. 婴儿进行胸外按压时，可使用双手环抱法
E. 以上均正确

6. 为患儿复苏，胸外心脏按压的频率为
A. 80 ～ 100 次/分　　B. 至少 90 次/分
C. 至少 120 次/分　　D. 60 ～ 100 次/分
E. 100 ～ 120 次/分

7. 该患儿入院后即刻胸外心脏按压，复苏囊正压通气，进行复苏囊人工通气的有效标志为
A. 双肺闻及呼吸音　　B. 胸廓随加压而起伏
C. 呼吸检测仪提示存在呼吸运动　　D. 心率增快、好转
E. 尿量增多

8. 双人心肺复苏已持续 2 分钟，患儿仍无自主呼吸心率，拟行气管插管，此患儿应选择的气管导管尺寸是
A. 不带球囊的气管导管内径 3mm　　B. 不带球囊的气管导管内径 3.5mm
C. 不带球囊的气管导管内径 4mm　　D. 不带球囊的气管导管内径 4.5mm
E. 不带球囊的气管导管内径 5mm

9. 关于高质量心肺复苏要点，以下哪项不正确
A. 胸外按压快速有力，频率 100 ～ 120 次/分
B. 按压幅度≥ 1/2 胸部前后径，保证胸廓完全回弹
C. 每 2 分钟轮换一次按压员，尽量减少胸外按压过程中断
D. 如有高级气道，应进行持续按压，并每 2 ～ 3 秒给予一次人工呼吸
E. 避免过度通气

10. 心肺复苏有效的标志，以下哪项不正确
A. 每次按压可触及动脉搏动，停止心肺复苏时脉搏仍然存在
B. 面色由发绀转为红润　　C. 出现自主呼吸
D. 心电图呈等电线　　E. 意识恢复

11. 关于电除颤，以下说法正确的是
A. 又称同步电复律
B. 一旦心搏骤停，应立即电除颤
C. 心搏骤停时如为可除颤心律，应尽早除颤，除颤前后无须进行 CPR
D. 心搏骤停时如为可除颤心律，应在 CPR 同时尽早除颤，1 次除颤后应立即恢复 CPR，2 分钟后再做评估
E. 心搏骤停时如为可除颤心律，应在 CPR 同时尽早除颤，1 次除颤后应立即评估是否恢复窦性节律，如未恢复可立即进行第 2 次和第 3 次除颤

12. 循环复苏改善的指标，以下哪项不包括
A. 血压上升　　B. 心率上升至 180 次/分以上
C. 血氧饱和度监测恢复正常　　D. 呼气末二氧化碳水平增加
E. 尿量增多

13. 患儿心肺复苏成功后，在有创呼吸机辅助通气下，心率 160 次/分，血氧饱和度 88%，血压 60/30mmHg，四肢凉，毛细血管再充盈时间 5 秒，此时采取的正确措施是
A. 提高呼吸机吸入氧浓度　　B. 生理盐水扩容
C. 碳酸氢钠纠正酸中毒　　D. 去乙酰毛花苷强心　　E. 利尿剂

14. 呼吸机辅助通气过程中，患儿突发血氧饱和度从 98% 下降至 80%，心率 170 次/分，右侧胸廓

饱满，叩诊呈鼓音，同时右肺呼吸音明显降低，此刻应考虑发生以下哪种情况可能性大

A. 心力衰竭　　B. 中毒性脑病　　C. 肺不张　　D. 气胸　　E. 休克

15. 患儿经心肺复苏成功后 24 小时，有创呼吸机辅助通气下，出现惊厥性癫痫持续状态，以下处理哪些合理（可多选）

A. 甘露醇降低颅内压　　B. 亚低温脑保护治疗

C. 使用抗惊厥类药物比如咪达唑仑　　D. 应用 3%NaCl 液体输注减轻脑细胞水肿

E. 改有创辅助通气模式为无创辅助通气模式

16. 患儿经心肺复苏成功后，还需要进行以下哪些合理处理及治疗（可多选）

A. 治疗原发疾病　　B. 脏器功能修复及维护

C. 预防二次感染　　D. 营养支持　　E. 维持内环境稳定

（卢国艳　罗黎力　高晓琳　乔莉娜）

第 2 节　儿童危急重症与急救

一、病历资料

基本信息：患儿，男，8 岁，住址：四川省绵阳市。

主诉：发热、咳嗽 5 天，腹痛、反应差 1 天。

现病史：5 天前患儿接触“感冒”家人后出现咳嗽，咳嗽较频繁，无犬吠样咳嗽，无声嘶，无喘息，无气促，伴有发热，最高体温 38.5℃，热型不规则，无寒战，无畏寒，无皮疹，无流涕，精神食欲欠佳，自行口服“双扑伪麻分散片，3 片，每日 3 次；对乙酰氨基酚 200mg/次”治疗，咳嗽较前加重，3 天前出现食欲下降，睡眠增多，无抽搐及行为异常，于当地市医院就诊后住院治疗，1 天前出现阵发性腹痛，无呕吐及腹泻，伴有精神萎靡，反应差，诊断为“支气管肺炎、胰腺炎”，给予头孢噻肟抗感染治疗及禁食补液等治疗 1 天患儿咳嗽稍减轻，仍有发热、腹痛、精神萎靡、反应差，转往我院继续治疗。

患病以来，患儿精神食欲差，大便无异常，小便减少，体重无明显变化。

既往史：无特殊，否认肝炎、结核或其他传染病病史，按时接种疫苗。

个人史：G1P1，孕 39^{+1} 周，顺产，出生体重 3.10kg。

家族史：否认遗传病家族史。

体格检查：T 38℃，P 164 次/分，R 32 次/分，BP 78/40mmHg，SpO_2 92%（面罩吸氧）。急性危重病容。意识模糊，Glasgow 评分 9 分（E3V2M4），全身皮肤未见皮疹。双侧瞳孔等大，直径 3mm，对光反射正常。呼吸急促，三凹征阴性，双肺可闻及湿啰音，心律齐，心音有力，未闻及病理性杂音，腹软，上腹部压痛，无肌紧张及反跳痛，肠鸣音每分钟 3 次，肝脾肋下未扪及，颈阻阴性，四肢肌张力正常，肌力五级，双侧巴氏征阴性，克氏征阴性，肢端冷，毛细血管再充盈时间 5 秒。

辅助检查：血常规示 WBC 26×10^9/L，N 0.8，Hb 100g/L，PLT 80×10^9/L；CRP 120mg/L。血气分析 pH 7.26，PO_2 85mmHg，PCO_2 28mmHg，BE −12mmol/L，HCO_3^- 13mmol/L，乳酸 4.3mmol/L，Na^+ 128mmol/L，K^+ 3.4mmol/L，Ca^{2+} 1.2mmol/L。

二、思　考　题

1. 目前危及患儿生命的疾病状态是

A. 胃肠炎　　B. 休克　　C. 颅内感染　　D. 低氧血症　　E. 血小板减少

2. 下列哪项不是观察微循环的指标

A. 每小时尿量　　B. 四肢末端温度　　C. 面色　　D. 动脉血压

E. 毛细血管再充盈时间

3. 该患儿目前的休克最有可能的是

A. 脓毒性休克　B. 心源性休克　C. 低血容量性休克

D. 梗阻性休克　E. 过敏性休克

4. 该患儿休克属于下列哪个临床分期

A. 休克前期　B. 休克代偿期　C. 休克失代偿期　D. 休克不可逆期　E. 休克后期

5. 首次扩容的液体选择

A. 生理盐水　B. 白蛋白　C. 中分子右旋糖酐

D. 新鲜冰冻血浆　E. 10% 葡萄糖注射液

6. 休克在充分扩容基础上血压仍不能恢复，应考虑加用下列药物，但不包括

A. 多巴胺　B. 去甲肾上腺素　C. 肾上腺素　D. 新鲜冰冻血浆

E. 甘露醇

7. 抗休克治疗有效评估包括（可多选）

A. 毛细血管再充盈时间＜ 2 秒　B. 四肢温暖　C. 意识状态良好

D. 血压正常　E. 尿量大于 1ml/（kg•h）

8. 关于儿童心率的说法不正确的是

A. 婴儿和儿童的基础心律较高　B. 婴儿的每搏量固定，心动过缓严重降低心输出量

C. 儿童可显著增加全身血管阻力　D. 低血压和（或）心动过缓是临终事件

E. 在迷走神经刺激后不会出现心动过缓

9. 以下关于儿童呼吸的说法正确的是（可多选）

A. 不同年龄的儿童呼吸频率的正常值不同

B. 呼吸频率最好通过观察来评估，暴露儿童的胸部，观察胸部和腹部的起伏

C. 呼吸频率＞ 60 次/分，对于任何年龄段的儿童都是异常的

D. 呼吸频率异常缓慢提示可能存在呼吸衰竭

E. 呼吸异常增快提示可能存在呼吸衰竭

10. 该患儿给予生理盐水 20ml/kg 扩容治疗后嗜睡，测 BP 82/60mmHg，T 39℃，HR 155 次/分，R 30 次/分，仍气促，毛细血管充盈时间 4 秒，此时考虑的治疗措施为（可多选）

A. 再次给予生理盐水 20ml/kg 扩容　B. 给予头孢曲松抗感染治疗

C. 给予去甲肾上腺素维持循环　D. 可考虑气管插管呼吸机辅助通气

E. 应在完善腰椎穿刺后使用抗生素治疗

11. 以下关于气管插管的指征说法正确的是（可多选）

A. 呼吸衰竭

B. 在 FiO_2 ＞ 0.6 时，PaO_2 ＜ 60mmHg（8.0kPa）（排除紫绀型先天性心脏病），$PaCO_2$ ＞ 55mmHg（7.3kPa）

C. 过多的呼吸功　D. 上气道梗阻　E. 气道保护

12. 该患儿在使用生理盐水扩容，气管插管呼吸机辅助通气以及去甲肾上腺素静脉泵注维持循环后，查体 BP 92/65mmHg，患儿肢端暖和，毛细血管充盈时间小于 3 秒，此时应该进行的检查包含（可多选）

A. 胸片　B. 血气分析　C. 腰椎穿刺　D. 肝肾功能　E. 头颅 MRI

13. 下列哪项不是机械通气的指征

A. 呼吸困难伴发绀　B. 血气分析提示二氧化碳明显潴留

C. 严重循环衰竭　D. 自主呼吸微弱

E. 大量胸腔积液

14. 患儿进行呼吸机辅助通气治疗过程中以下哪一项最有可能引起患者血氧饱和度突然下降

A. 心输出量减少，气管导管梗阻，急性气胸，呼吸机管道断开

B. 气管导管移位，气管导管阻塞，急性气胸，呼吸机管道断开

C. 气管导管移位，气管导管阻塞，纵隔气肿，呼吸机管道断开

D. 心输出量减少，气管导管阻塞，急性气胸，呼吸机设备断开

E. 气管导管移位，胃管梗阻，急性气胸，呼吸机管道断开

15. 经过治疗，患儿病情好转，达到如下标准可以考虑脱离呼吸机（可多选）

A. 肺部感染较重，出现右肺实变　　B. 自主呼吸节律规整

C. 咳嗽反射正常　　D. 休克纠正

E. 自主呼吸测试通过，呼吸机参数下调后患儿血氧饱和度维持佳

（卢国艳　罗黎力　高晓琳　乔莉娜）

第3篇　儿科常用基本药物及其注意事项

第19章　抗感染药

一、青霉素类

青霉素G

【用法用量】

肌内注射　2.5万～5万U/（kg•次），每12小时1次或每8小时1次。

静脉滴注　①儿童剂量2.5万～5万U/（kg•次），每6小时1次，大剂量：5万～10万U/（kg•次），每6小时1次。②新生儿剂量5万U/（kg•次），每12小时1次（≤1周），每8小时1次（＞1周）；早产儿剂量3万U/（kg•次），每12小时1次（第1周），每8小时1次（第2～4周），每6小时1次（4周后）。

【注意事项】

（1）禁忌证：对青霉素类患者过敏者或青霉素皮肤试验阳性者禁用本品，对普鲁卡因过敏者禁用普鲁卡因青霉素。

（2）用药前应按规定方法进行青霉素皮肤试验，皮试液为每1ml含500单位青霉素，皮内注射0.05～0.1ml。

（3）重度肝功能异常和过敏性哮喘、急性荨麻疹等过敏性病史患者慎用。

（4）大剂量使用钠盐或钾盐剂型应定期检查血钠或血钾。

（5）不宜作鞘内注射。

苯唑西林钠

【用法用量】

静脉滴注　①儿童剂量12.5～25mg/（kg•次），每6小时1次，单次最大剂量2g；体重超过40kg者给予成人剂量。②新生儿剂量25mg/（kg•次）出生体重≤2kg，0～14天为每12小时1次，＞14天为每8小时1次；出生体重＞2kg，0～14天为每8小时1次，＞14天为每6小时1次。

【注意事项】

（1）有青霉素类药物过敏史或青霉素皮肤试验阳性患者禁用。

（2）有哮喘、湿疹、花粉症、荨麻疹等过敏性疾病及肝病患者慎用本品。

（3）过敏反应：荨麻疹等各类皮疹常见，白细胞减少、间质性肾炎、哮喘发作等和血清病型反应少见；过敏性休克偶见，一旦发生，必须就地抢救，予保持呼吸道通畅、吸氧及使用肾上腺素、糖皮质激素等治疗措施。

（4）本品与氨基糖苷类、去甲肾上腺素、间羟胺、苯巴比妥、维生素B族、维生素C等药物存在配伍禁忌，不宜同瓶滴注。

哌拉西林钠 - 他唑巴坦钠

【用法用量】

静脉滴注 2 ～ 9 月龄 90mg/（kg•次），每 8 小时 1 次；9 月龄以上 112.5mg/（kg•次），每 8 小时 1 次；体重大于 40kg 者，用法用量同成人。

【注意事项】

（1）禁忌证：对青霉素类、头孢菌素类抗生素或 β- 内酰胺酶抑制药过敏者禁用。

（2）2 个月以下婴儿使用本药的安全性和有效性尚不确切。

（3）本药的滴注时间应为 30 分钟。

二、头 孢 类

头孢曲松钠

【用法用量】

肌内注射或静脉滴注 14 天以内新生儿 20 ～ 50mg/（kg•次），每天 1 次；14 天以上新生儿及儿童剂量 20 ～ 80mg/（kg•次），每天 1 次。

【注意事项】

（1）禁忌证：对头孢菌素过敏者禁用。

（2）头孢曲松钠不得用于高胆红素血症的新生儿或早产儿。

（3）头孢曲松钠与含钙剂合并使用可能导致致死性不良结局。

头 孢 他 啶

【用法用量】

静脉滴注 儿童剂量 15 ～ 50mg/（kg•次），每天 2 ～ 3 次；2 个月龄以内婴儿和新生儿 12.5 ～ 30mg/（kg•次），每天 2 次。

【注意事项】

（1）禁忌证：对头孢菌素类过敏者禁用。

（2）所有广谱抗生素包括头孢他啶都可能导致伪膜性肠炎。

（3）有肾功能减退者使用本品，需根据肾功能损害程度减量。

头 孢 克 肟

【用法用量】

口服 1.5 ～ 3mg/（kg•次），每天 2 次；对效果不明显及重症病例，可增加至 6mg/（kg•次），每天 2 次；体重 30kg 以上儿童，每次 50 ～ 100mg，每天 2 次。

【注意事项】

（1）禁忌证：对本品或其他头孢菌素类过敏者禁用。

（2）严重肾功能障碍者慎用。

（3）对于早产儿、新生儿用药的安全性尚未确定。

头孢哌酮钠 - 舒巴坦钠

【用法用量】

静脉滴注（规格：2 ∶ 1 注射剂） ①常用剂量 22.5 ～ 45mg/（kg•次），每 6 ～ 12 小时 1 次，其中头孢哌酮钠剂量为 15 ～ 30mg/（kg•次），舒巴坦钠剂量为 7.5 ～ 15mg/（kg•次）；②大剂量 60 ～ 120mg/（kg•次），每 6 ～ 12 小时 1 次，其中头孢哌酮钠剂量为 40 ～ 80mg/（kg•次），舒巴坦钠剂量为 20 ～ 40mg/（kg•次）；舒巴坦钠每日最大剂量不超过 80mg/kg。

【注意事项】

（1）禁忌证：对青霉素或头孢菌素类抗生素过敏者禁用，对舒巴坦过敏者禁用。

（2）静脉滴注时间为15～60分钟。

（3）治疗期间饮酒或使用含乙醇的药物可导致双硫仑样反应。

三、大环内酯类

红霉素

【用法用量】

口服 10～15mg/（kg•次），每天3次。

静脉滴注 10～15mg/（kg•次），每日2次。

【注意事项】

（1）对本品或大环内酯类过敏者禁用。

（2）肝功能不全者慎用。

（3）一旦发生过量，应立即停止用药，给予催吐、洗胃等常规处理，并给予对症治疗。

阿奇霉素

【用法用量】

口服 10mg/（kg•次），每天1次，轻症3天为1个疗程，重症可连用5～7天，停药4天后可重复第2个疗程。

【注意事项】

（1）禁忌证：对阿奇霉素、红霉素或其他任何一种大环内酯类药物过敏者禁用。

（2）进食可影响阿奇霉素的吸收，故需在饭前1小时或饭后2小时口服。

（3）肝功能不全者慎用，严重肝病患者不应使用。

（4）婴儿使用阿奇霉素，尤其是静脉制剂需慎重。

四、碳青霉烯类

亚胺培南-西司他丁钠

【用法用量】

静脉滴注 15mg/（kg•次），每6小时1次。每天总剂量不超过2g。本品的推荐剂量是以亚胺培南的使用量表示，也表示同等剂量的西司他丁。

【注意事项】

（1）禁忌证：对本品任何成分过敏者禁用。

（2）3个月以内的婴儿或肾功能损害的儿童，尚无足够临床资料将本品作为推荐依据。

（3）已有报道本品可以起中枢神经系统副作用，如肌阵挛、精神障碍，包括幻觉、错乱状态或癫痫发作，感觉异常和脑病亦有报道。

（4）本品不适用于脑膜炎的治疗。

美罗培南

【用法用量】

静脉滴注 10～20mg/（kg•次），每8小时1次；治疗颅内感染推荐剂量为40mg/（kg•次），每8小时1次。

【注意事项】

（1）禁忌证：对本品过敏者禁用。

（2）本品不推荐用于耐甲氧西林葡萄球菌引起的感染。

（3）3 个月以内婴儿使用本品安全性和有效性尚未确立。

（4）有报道抗癫痫药与本品合用可使抗癫痫药的血浆浓度降低。

五、糖 肽 类

万古霉素

【用法用量】

静脉滴注 ① 10mg/（kg•次），每 6 小时 1 次；或 20mg/（kg•次），每 12 小时 1 次。最大剂量不超过 0.5g/次。②婴儿及新生儿：初次为 15mg/kg，以后 10mg/（kg•次）；1 周龄以内新生儿，每 12 小时 1 次；1 周龄至 1 月龄新生儿，每 8 小时 1 次。

【注意事项】

（1）禁忌证：对本品过敏者禁用。

（2）快速输注可出现类过敏反应、血压降低等，静脉滴注时间大于 60 分钟。

（3）本品可引起听力减退、耳鸣、肾功能损害等。

（4）用药期间需监测血药浓度判断疗效和毒性。

六、抗结核药

异 烟 肼

【用法用量】

口服 10mg/（kg•次），每天 1 次顿服，剂量范围 7 ～ 15mg/kg，最大剂量 300mg/d。

静脉滴注 10mg/（kg•次），每天 1 次，剂量范围 7 ～ 15mg/kg，最大剂量 300mg/d。

【注意事项】

（1）禁忌证：肝功能异常者，精神病患者及癫痫患者禁用。

（2）主要不良反应：肝毒性、末梢神经炎、过敏、皮疹和发热。

（3）异烟肼中毒可用大剂量维生素 B_6 对抗。

利 福 平

【用法用量】

口服 15mg/（kg•次），每天 1 次，剂量范围 10 ～ 20mg/kg，最大剂量 600mg/d。

【注意事项】

（1）禁忌证：对本品或利福霉素类抗菌药过敏者禁用；肝功能严重不全、胆道阻塞者禁用。

（2）进食影响吸收，应于餐前 1 小时或餐后 2 小时服用。

（3）主要不良反应：肝毒性，恶心、呕吐及流感样综合征。

吡嗪酰胺

【用法用量】

口服 35mg/（kg•次），每天 1 次，剂量范围 30 ～ 40mg/（kg•次）。

【注意事项】

（1）推荐剂量适用于体重低于 25kg 儿童，体重大于 25kg 儿童给药剂量同成人。

（2）主要不良反应：肝毒性、高尿酸血症、关节痛、过敏。

乙胺丁醇

【用法用量】

口服 20mg/（kg•次），每天 1 次顿服，剂量范围 15 ～ 25mg/（kg•次）。

【注意事项】

（1）肝肾功能不全者慎用。

（2）主要不良反应：视神经炎、皮疹。

七、抗真菌药

氟　康　唑

【用法用量】

口服或静脉滴注　①新生儿，首剂量12mg/（kg•次），维持6mg/（kg•次），预防3mg/（kg•次）；孕周≤29周，0～14天每72小时1次，14天以上每48小时1次；孕周30～36周，0～14天每48小时1次，大于14天每24小时1次；孕周37周以上，0～7天每48小时1次，大于7天每24小时1次。②婴儿及儿童，浅表念珠菌病，每天3mg/kg；全身念珠菌病或隐球菌感染，每天6mg/kg；严重感染，每天12mg/kg。

【注意事项】

（1）禁忌证：对本品或其他三唑类药物过敏者禁用。

（2）肝功能不全者慎用。

伏立康唑

【用法用量】

静脉滴注或口服　①2岁以上儿童，负荷剂量（第1个24小时），静脉9mg/（kg•次），每12小时1次；口服未建议。维持治疗（开始用药24小时后），8mg/（kg•次），每12小时1次；口服9mg/（kg•次），每日2次，最大剂量350mg/次。②12岁以上，体重大于40kg，负荷剂量（第1个24小时），200mg/次，每天2次；维持剂量（开始用药24小时后），100mg/次，每天2次。

【注意事项】

（1）肝、肾功能不全者慎用。

（2）本品配置浓度不高于5mg/ml，滴注时间不超过3mg/（kg•h），每次需1～2小时。

（3）口服本品应在餐后或餐前至少1小时。

（4）与西罗莫司或他克莫司合用，可导致西罗莫司或他克莫司血药浓度显著升高。

八、抗病毒药

阿昔洛韦

【用法用量】

静脉滴注　①单纯疱疹病毒脑炎：10mg/（kg•次），每8小时1次，连用10天。②免疫缺陷者合并水痘：10mg/（kg•次）或500mg/m^2，每8小时1次，连用10天。③免疫缺陷者合并皮肤黏膜单纯疱疹：250mg/（m^2•次），每8小时1次，连用5～10天。④生殖器疱疹：2～12岁儿童，250mg/（m^2•次），每8小时1次，连用5～10天。

【注意事项】

（1）禁忌证：对本品过敏者禁用。

（2）儿童用量每次不超过500mg/m^2。

（3）小于2岁幼儿用药安全性不明，慎用。

更昔洛韦

【用法用量】

静脉滴注　诱导治疗：5mg/（kg•次），每12小时1次，疗程2～3周；维持治疗：5mg/（kg•次），每24小时1次，连续5～7天。

【注意事项】

（1）禁忌证：对本品过敏者禁用。

（2）每次静脉滴注时间大于 1 小时，应给予充分水分，以免增加毒性。

（3）用药期间应监测肾功能。

第 20 章　呼吸系统用药

乙酰半胱氨酸

【用法用量】

口服　① 2 ～ 5 岁，50 ～ 100mg/次，每天 3 次；② 6 ～ 14 岁，100mg/次，每天 3 次。

雾化吸入　每次 1 安瓿，每日 1 ～ 2 次。也可气管内给药。

【注意事项】

（1）禁忌证：支气管哮喘禁用，苯丙酮尿症患者禁用。

（2）在空气中易氧化，应临用前配置，安瓿开启后剩余药液封存放入冰箱，并在 24 小时内使用。

（3）使用本品特别是喷雾剂方式治疗可液化支气管内分泌物，刺激分泌物量增加，如果患者不能适当排痰，应通过体位引流或支气管内吸痰等将分泌物排出，避免阻塞气道。

盐酸丙卡特罗

【用法用量】

口服　1.25μg/（kg•次），每天 2 次；大于 6 岁，25μg/次，每天 1 ～ 2 次。

【注意事项】

（1）甲状腺功能亢进、高血压、心脏病、糖尿病患者慎用。

（2）不良反应有心悸、震颤、面色潮红等，连续过量使用会引起心律失常甚至停搏。

孟鲁司特钠

【用法用量】

口服　2 ～ 5 岁，4mg/次，每晚 1 次；6 ～ 14 岁，5mg/次，每晚 1 次；15 岁以上，10mg/次，每晚 1 次。

【注意事项】

（1）禁忌证：对本品任何成分过敏者禁用。

（2）本品一般耐受性良好，不良反应轻微，通常不需要停止治疗。

布地奈德

【用法用量】

混悬液雾化吸入　0.5 ～ 1mg/次，每天 2 次，哮喘急性发作期必要时 4 ～ 6 小时重复给药 1 次。

气雾剂　2 ～ 7 岁儿童，每天 200 ～ 400μg，分 2 ～ 4 次吸入；7 岁以上儿童，每天 200 ～ 800μg，分 2 ～ 4 次吸入。

【注意事项】

（1）使用不当可能出现口腔真菌感染，吸药后清水漱口。

（2）运动员慎用。

（3）中重度支气管扩张患者禁用。

硫酸沙丁胺醇

【用法用量】

雾化吸入　1 岁半～ 12 岁儿童常用剂量每次 2.5mg（0.5ml），加生理盐水稀释至 2 ～ 3ml，部分可加至 5mg。

口服片剂　5 岁以下，每次 0.5 ～ 1mg；5 ～ 14 岁，每次 2mg，每天 3 次。

【注意事项】

（1）对本品成分及其他肾上腺素受体激动药过敏者禁用。

（2）运动员慎用。

（3）不良反应主要有心脏及中枢神经系统兴奋症状，如失眠、恶心、头痛、肌肉和手指震颤等。

丙酸氟替卡松

【用法用量】

吸入剂　①小于 6 岁：低剂量 100μg/d；② 6 ～ 11 岁：低剂量 100 ～ 200μg/d，中剂量 200 ～ 500μg/d，大剂量＞ 500μg/d；③≥ 12 岁：低剂量 100 ～ 250μg/d，中剂量 250 ～ 500μg/d，大剂量＞ 500μg/d。

【注意事项】

（1）禁忌证：对制剂中任何成分过敏者禁用。

（2）支气管哮喘的控制应按照阶梯治疗原则进行，应通过临床和肺功能试验进行监测。

第 21 章　消化系统用药

奥美拉唑

【用法用量】

口服　大于 8 岁儿童，0.4mg/（kg•次），每天 1 次。

静脉注射或静脉滴注　0.4mg/（kg•次），每天 1 ～ 2 次。

【注意事项】

（1）对本品过敏者禁用。

（2）当怀疑有消化道溃疡时，应尽早通过 X 线、内镜检查确诊，以免治疗不当。

复方甘草酸苷

【用法用量】

口服　儿童一般 1 粒/次，每天 3 次，根据年龄、症状适当增减。

静脉滴注　1.5ml/（kg•次），每天 1 次。

【注意事项】

（1）用药时间要求：饭后服药。

（2）醛固酮症、肌病、低钾血症患者，终末期肝硬化患者，不宜给药。

枯草杆菌二联活菌

【用法用量】

口服　2 岁以下儿童，每次 1 袋，每天 1 ～ 2 次；2 岁以上儿童，每次 1 ～ 2 袋，每天 1 ～ 2 次。

【注意事项】

（1）不宜与抗生素及吸附剂同时应用。

（2）用 40℃以下温开水或牛奶冲服，或直接服用。

蒙脱石散

【用法用量】

口服　≤ 1 岁，每次 1/3 袋，每天 3 次；1 ～ 2 岁，每次 1/3 ～ 2/3 袋，每天 3 次；2 ～ 3 岁，

每次 2/3 ～ 1 袋，每天 3 次；＞ 3 岁，每次 1 袋，每天 3 次。

【注意事项】

（1）1 袋粉末溶于 50ml 温水中，充分摇匀。

（2）服用本品前后 1 小时不宜服用其他药物。

昂丹司琼

【用法用量】

用于放化疗所致呕吐，缓慢静脉注射或静脉滴注，化疗前 5mg/m^2，12 小时后再口服给药。用于麻醉术后恶心、呕吐，缓慢静脉注射，0.1mg/kg，最大剂量 4mg。

【注意事项】

（1）禁忌证：对本品过敏者禁用。

（2）与地塞米松合用可加强止吐效果。

第 22 章　心血管系统用药

地　高　辛

【用法用量】

口服　负荷剂量总量，早产儿 0.02 ～ 0.03mg/（kg•d），1 月龄以下新生儿 0.03 ～ 0.04mg/（kg•d），1 月龄～ 2 岁 0.05 ～ 0.06mg/（kg•d），2 ～ 5 岁 0.03 ～ 0.04mg/（kg•d，5 ～ 10 岁 0.02 ～ 0.035mg/（kg•d），10 岁及 10 岁以上按照成人剂量；总量分 3 次或 6 ～ 8 小时给药。维持剂量为总量的 1/5 ～ 1/3，每 12 小时 1 次或每天 1 次。

静脉注射　负荷剂量按每天 3 次或 6 ～ 8 小时给予。早产儿 0.02mg/（kg•d），新生儿 0.03mg/（kg•d），1 月龄～ 2 岁 0.04 mg/（kg•d），2 ～ 5 岁 0.03mg/（kg•d），5 ～ 10 岁 0.025mg/（kg•d），10 岁及 10 岁以上 0.5 ～ 1mg/d。维持剂量：早产新生儿按洋地黄化总量的 20% ～ 30%，分 2 ～ 3 次给予，足月新生儿、婴儿及 10 岁以下儿童为总量 25% ～ 35%，分 2 ～ 3 次给予；10 岁及以上，为总量 25% ～ 35%，每天 1 次。

【注意事项】

（1）禁忌证：对本品或其他洋地黄类药过敏者；洋地黄制剂中毒者；室性心动过速、心室颤动者；梗阻性肥厚型心肌病（伴心力衰竭或心房颤动仍可考虑使用本药）；伴心房颤动或扑动的预激综合征；禁止与钙注射剂合用。

（2）若地高辛血药浓度＞（2 ～ 2.5）ng/ml，应警惕地高辛过量或毒性反应。

（3）慎用：低钾血症，不完全性房室传导阻滞，高钙血症，甲状腺功能低下，缺血性心脏病，急性心肌梗死早期，活动性心肌炎，肾功能损害。

普萘洛尔

【用法用量】

口服　（0.5 ～ 1）mg/（kg•d），分 3 ～ 4 次。

静脉注射　（0.01 ～ 0.1）mg/kg，缓慢注射（＞ 10 分钟），不宜超过 1mg。

【注意事项】

（1）禁忌证：支气管哮喘；心源性休克；二度或三度房室传导阻滞；重度或急性心力衰竭；窦性心动过缓。

（2）运动员慎用。

氨氯地平

【用法用量】

口服　6～17岁儿童推荐剂量2.5～5mg/次，每天1次。

【注意事项】

（1）禁忌证：对本药及二氢吡啶类药过敏者；严重低血压者；重度主动脉瓣狭窄患者。

（2）本药对6岁以下儿童血压影响尚不明确。

卡托普利

【用法用量】

口服　0.3mg/（kg•次），每天3次，必要时每隔8～24小时增加0.3mg/kg，直至最低有效量。

【注意事项】

（1）禁忌证：对本品或其他血管紧张素转化酶抑制药过敏者禁用。

（2）宜在餐前1小时服药。

多巴胺

【用法用量】

静脉滴注　严重低血压：初始剂量2～5μg/（kg•min），最大剂量30μg/（kg•min）。

【注意事项】

（1）禁忌证：对本品过敏者禁用。

（2）应用多巴胺治疗前必须先纠正低血容量。

（3）选择粗大的静脉作静脉注射或静脉滴注，防止药液外渗导致局部组织缺血性腐烂和坏死。

腺苷

【用法用量】

快速静脉注射　阵发性室上性心动过速：体重＜50kg儿童，初始剂量0.05～0.1mg/kg，每次推注后用生理盐水冲洗；重复给药可以更高剂量进行额外推注，将给药量增加0.05～0.1mg/kg，直至恢复窦性心节律或达最大单剂量0.3mg/kg（最大12mg）；体重≥50kg儿童按成人剂量给药，初始剂量3mg；第2次给药剂量6mg，第3次给药剂量12mg。如心动过速未缓解，1～2分钟内重复给药。

【注意事项】

（1）禁忌证：对本品过敏者；二度或三度房室传导阻滞（具有人工起搏器患者除外）；窦房结疾病，如病态窦房结综合征或有症状的心动过缓（具有人工起搏器患者除外）。

（2）阵发性室上性心动过速患者使用本药前，建议先采用适当的迷走神经刺激方法。

（3）用药前应配置复苏设备。

第23章　泌尿系统用药

呋塞米

【用法用量】

口服　1mg/（kg•次），每天2～3次。

静脉注射或静脉滴注　0.5～1mg/（kg•次），每天3～4次，最大剂量可达6mg/（kg•d）。

【注意事项】

（1）禁忌证：对呋塞米过敏患者。

（2）新生儿体内半衰期明显延长，新生儿用药间隔应延长。

（3）大剂量应用可引起暂时性耳聋或听力减退。

氢氯噻嗪

【用法用量】

口服　每天 1 ～ 2mg/kg 或 30 ～ 60mg/m^2，每天 1 ～ 2 次，按疗效调整剂量。

【注意事项】

（1）禁忌证：对本品或其他磺酰胺类药物过敏者禁用。

（2）应从小剂量开始，以减少不良反应。

（3）与洋地黄类、胺碘酮等合用，应防低钾血症引起的不良反应。

螺内酯

【用法用量】

口服　每天 1 ～ 3mg/kg 或 30 ～ 90mg/m^2，分 2 ～ 4 次服用，最大剂量每天 3 ～ 9mg/kg，或 90 ～ 270mg/m^2。

【注意事项】

（1）禁忌证：对本品或其他磺酰胺类药物过敏者禁用，高钾血症者禁用。

（2）应于进食时或餐后服用，以减少胃肠道反应，并可能提高本品生物利用度。

第 24 章　造血系统用药

酚磺乙胺

【用法用量】

静脉注射　10mg/（kg•次），每天 3 ～ 4 次。

【注意事项】

（1）禁忌证：对本品过敏者禁用；急性卟啉症患者禁用。

（2）有血栓史者慎用。

（3）不可与氨基己酸混合使用。

维生素 K_1

【用法用量】

预防新生儿出血　肌内注射，＜ 1500g 早产儿 0.5mg，新生儿 1mg。

新生儿出血症　肌内注射或皮下注射，1mg/次，可每天 3 次。

低凝血酶原血症　肌内注射或皮下注射，2 ～ 10mg/次，每天 1 ～ 3 次。

抗凝血杀鼠药中毒　肌内注射或静脉注射 10mg/次，每天 2 ～ 3 次，最大可至 50 ～ 100mg/d。

【注意事项】

（1）本品可能引起严重药物不良反应，如过敏性休克甚至死亡。

（2）静脉注射不宜过快，给药速度不超过 1mg/min，曾有快速静脉注射致死报道。

（3）肌内注射可引起局部红肿和疼痛。

重组人凝血因子Ⅷ

【用法用量】

静脉推注　1IU/kg 凝血因子Ⅷ可使血浆凝血因子Ⅷ的活性升高 2IU/dl。

所需剂量（IU）=体重（kg）× 因子Ⅷ期望提高值（IU/dl 或 %）×0.5[(IU/kg)/(IU/dl)]

【注意事项】

（1）禁忌证：对本品任何成分过敏者禁用；对小鼠或仓鼠蛋白过敏者禁用。

（2）大量输注本品会引起肺水肿。

重组人粒细胞刺激因子

【用法用量】

皮下注射或静脉注射 用于化疗所致粒细胞减少，2～5μg/（kg•次），每天1次；用于急性白血病化疗所致中性粒细胞减少症，2μg/（kg•次），每天1次；用于周期性粒细胞减少症，1μg/（kg•次），每天1次；用于促进骨髓移植患者粒细胞增加，骨髓移植后第2～5天用药，2μg/（kg•次），每天1次。无论何种情况可视年龄、症状适当增减药量。

【注意事项】

（1）一般在化疗药物给药结束24～48小时后开始用药。

（2）使用本品过程中应定期监测血常规，特别是中性粒细胞数目变化情况。

右旋糖酐铁

【用法用量】

口服 体重≤5kg，25mg/d；体重5～9kg，25～50mg/d；体重大于9kg，（50～100）mg/d。每天1～3次。

【注意事项】

（1）维生素C与本品同服，有利于本品吸收。

（2）本品宜在饭后或饭时服用，以减少胃部刺激。

（3）本品可减少肠蠕动，引起便秘，并排黑便。

第25章 神经肌肉系统用药

苯巴比妥

【用法用量】

抗惊厥 肌内注射或静脉注射，（3～5）mg/（kg•次），必要时4～6小时可重复1次。抗惊厥持续状态，负荷剂量15～20mg/kg，维持剂量（3～5）mg/（kg•d）。

新生儿高胆红素血症 （5～8）mg/（kg•d），分次口服。

镇静、抗癫痫 口服、肌内注射或静脉注射，（1～2）mg/（kg•次），每天2～3次。

【注意事项】

（1）禁忌证：严重肺功能不全、肝硬化、血卟啉病、贫血、哮喘、未控制的糖尿病、过敏等。

（2）长期使用可发生药物依赖，停药后易发生停药综合征。

地西泮

【用法用量】

静脉注射 抗癫痫：（0.2～0.5）mg/（kg•次），单次最大剂量小于5岁为5mg，大于5岁为10mg，必要时2～4小时后可重复治疗。重症破伤风痉挛时：5岁以下1～2mg，必要时3～4小时重复注射，5岁以上5～10mg，间隔15～30分钟可重复。

口服 6个月以上，1～2.5mg/次，或（0.04～0.2）mg/（kg•次），或按体表面积（1.17～6）mg/m^2，每天3～4次，根据情况酌量增减，每天最大剂量不超过10mg。

【注意事项】

（1）禁忌证：对地西泮过敏患者禁用，6月龄以内婴儿禁用；重症肌无力、严重呼吸功能不全、严重肝功能不全和睡眠呼吸暂停综合征患者禁用；急性闭角型青光眼患者禁用。

（2）苯二氮䓬类和阿片类药物同时使用会增加呼吸抑制风险。

（3）静脉注射宜缓慢，速度过快可能引起呼吸抑制和循环抑制。

（4）避免长期大剂量使用而成瘾，如长期使用应逐渐减量，不宜骤停，癫痫患者突然停药可引起癫痫持续状态。

丙戊酸钠

【用法用量】

口服 15mg/（kg•d），分 2 ～ 3 次，按需每隔 1 周增加 5 ～ 10mg/kg，维持剂量一般为（20 ～ 30）mg/（kg•d）。

【注意事项】

（1）禁忌证：对本品过敏、卟啉病、有肝病或明显肝功能损害的患者禁用。

（2）用药期间避免饮酒，饮酒可加重镇静状态。

（3）停药应逐渐减量以防止再次发作；取代其他抗惊厥药物时，本品应逐渐增加用量，被取代药应逐渐减量。

（4）用药前和用药期间应定期监测血常规、肝功能。

左乙拉西坦

【用法用量】

口服 1 ～ 6 月龄婴儿，初始治疗剂量 7mg/（kg•次），每天 2 次。根据临床效果及耐受量，剂量可增加至 21mg/（kg•次），每天 2 次。剂量变化应每周增加或减少 7mg/kg，每天 2 次。应尽量使用最低有效剂量。6 ～ 23 月龄婴幼儿、2 ～ 11 岁儿童和青少年，体重＜ 50kg，初始治疗剂量 10mg/（kg•次），每天 2 次。根据临床效果及耐受性，剂量可增加至 30mg/（kg•次），每天 2 次。剂量变化应每 2 周增加或减少 10mg/kg，每天 2 次。应使用最低有效剂量。青少年（12 ～ 17 岁）体重≥ 50kg，初始治疗剂量为 500mg/次，每天 2 次。根据临床效果及耐受性，剂量可增加至 1500mg/次，每天 2 次。应每 2 ～ 4 周调整一次剂量，调整幅度为 500mg/次（即 1000mg/d）。

【注意事项】

（1）禁忌证：对左乙拉西坦过敏的患者禁用。

（2）如需停服本品，建议逐渐停药。

（3）肝肾功能不全，正在进行血液透析的患者慎用。

溴吡斯的明

【用法用量】

口服 每天 7mg/kg，分 5 ～ 6 次服用。

【注意事项】

（1）禁忌证：心绞痛、支气管哮喘、机械性肠梗阻及尿路梗塞患者禁用。

（2）心律失常、房室传导阻滞、术后肺不张或肺炎患者、孕妇慎用。

第 26 章 内分泌系统用药

基因重组人生长激素

【用法用量】

用于促儿童生长的剂量因人而异，推荐剂量为 0.1 ～ 0.15U/（kg•次），睡前半小时皮下注射，或遵医嘱。

用于重度烧伤治疗推荐剂量为 0.2 ～ 0.4U/（kg•次），每天 1 次，皮下注射，疗程一般为 2 周左右。

【注意事项】

（1）禁忌证：骨龄已完全闭合后禁用于促生长治疗；有肿瘤进展症状的患者禁用；严重全身感染等危重患者在机体急性休克期内禁用。

（2）应变动注射部位防止脂肪萎缩。

（3）少许患者在生长激素治疗过程中可能发生甲状腺功能减退，应及时纠正。

（4）患内分泌疾患（如生长激素缺乏症）的患者可能容易发生股骨头骺板滑脱，在生长激素治疗过程中如出现跛行应注意监测。

（5）糖尿病患者可能需要调整抗糖尿病药物剂量。

常规胰岛素

【用法用量】

皮下注射 1 型糖尿病每日胰岛素需用总量为 0.5 ～ 1 单位/kg，根据血糖结果调整。2 型糖尿病患者每日需用总量变化较大，剂量根据病情变化及血糖监测结果调整。一般为餐前 30 分钟用药，用药后 30 分钟必须进食碳水化合物的食物。本品常与中效或长效胰岛素合并使用。

静脉滴注 主要用于糖尿病酮症酸中毒、高血糖高渗性昏迷治疗，按 0.1 单位/（kg•h），持续滴注，根据血糖变化调整。

【注意事项】

（1）禁忌证：对胰岛素过敏患者禁用。

（2）低血糖反应、严重低血糖昏迷，有严重肝肾病变患者应密切观察血糖。

（3）不良反应包括过敏反应，低血糖反应，胰岛素抵抗，注射部位脂肪萎缩、脂肪增生，眼屈光失调。

（4）未开瓶使用的胰岛素应在 2 ～ 8℃冷藏密闭避光保存，已开瓶使用胰岛素在室温（不超过 25℃）保存 4 ～ 6 周。

（袁传杰 李秋菊）

儿科学 TBL 思考题参考答案与解析

第 5 章　儿童生长发育与儿童保健思考题参考答案与解析

第 1 节　儿童保健及婴幼儿喂养

1. 答案：E。生后有两个生长高峰，其中第一年体重增长最快，是生长的第一个高峰期；但体重的增长并非是匀速增长过程：例如，生后前 3 个月体重增长≈后 9 个月体重增长；前半年每月增长 600 ～ 800g，后半年每月增长 300 ～ 400g。

2. 答案：A。根据查表结果可进行儿童生长水平的评价：体重 10.05kg（P_{50}），身长 74.7cm（P_{25}），为正常体格生长；矮身材的定义为身高/年龄＜ P_3 百分位数；生长迟缓的定义为年龄别身高为＜ –2SD；该年龄段一般不用 BMI 值进行评价，而是用身高别体重。

3. 答案：E。儿童生长发育评价方法包含曲线图法，身体指数法，中位数及百分位数法，均值离差法等。

4. 答案：E。辅食添加的顺序：应该遵守关于食物质地的转化，泥状食物过渡为碎块状食物，最后转为成人食物，不应该一直吃米糊，长期食用米糊不能提供足够的能量密度以及无法锻炼儿童的口腔运动及咀嚼功能；在 12 月龄儿童的辅食添加中，主食类食物应该达到 75g/d，肉类的摄入量应该至少 50g/d；果泥添加时也无须加热，后期应该给予指状食物，不再吃泥状食物。

5. 答案：E。在婴幼儿辅食添加中，明确提出不能饮用果汁，其会增加龋齿及肥胖的风险，同时不推荐婴儿食用咖啡、茶等食物，盐类的添加一般在 1 岁以后。

6. 答案：E。进食技巧培养的核心是顺应性喂养，而顺应性喂养的核心为以儿童的参与和需求为中心。顺应性喂养包含了积极互动及消极互动，其中积极互动：孩子积极参加进食过程，享受就餐时间，父母积极响应婴幼儿合理的饮食需求。为建立良好的进食习惯，应遵守以下规则：进餐过程中避免干扰，规定进食时间（＜ 25 分钟），提供与年龄相符的食物（包含种类及质地），新食物引入时需要尝试 15 次以上，鼓励 1 岁以上儿童自主进食，允许与年龄相符的狼藉满地，营造快乐进食。

7. 答案：D。顺应性喂养需要建立以下规则帮助儿童形成良好的进食习惯：进餐过程中避免干扰（故事、玩具等），对食物保持中立的态度，规定进食时间（＜ 25 分钟），提供与年龄符合的食物（包含种类及质地），新食物引入时需要尝试 15 次以上，鼓励 1 岁以上儿童自主进食，限制两餐之间的零食，餐前不喝饮料，允许与年龄相符的狼藉满地，营造快乐进食。

8. 答案：D。语言发育过程中，6 ～ 12 个月：开始无意识发音，如“爸”、“妈”；12 ～ 18 个月：会说大约 15 个词汇，仍处于单个词阶段；24 个月左右：能大约有 50 个词汇，开始使用两个词的短语，如“妈妈抱”、“开车车”等名词+动词的形式；3 岁左右：能说 3 ～ 4 个词的长句；会用人称代词“我”指代自己；会使用简单方位词。大运动的里程碑发育：二抬四翻六会坐，八爬十站周岁走，双足跳高为 2 岁，自行扶着上楼梯为 18 个月。

9. 答案：E。儿童的主要发育程序为：3 个月俯卧抬头，4 个月竖头稳定，6 ～ 7 个月会坐，8 ～ 9 个月会爬行，12 ～ 15 个月独走稳，2 岁会跑、会双脚跳，4 岁独脚跳。

10. 答案：A。如果为 IgE 介导的牛奶蛋白过敏，则可以采用皮肤点刺试验（SPT）或血清特异性 IgE 抗体（sIgE）测定去辅助诊断。但是两者试验的阳性只能辅助诊断，不能作为确诊过敏标准。两者均敏感性高但是特异性低。当高度怀疑牛奶蛋白过敏但 SPT 及血清特异性 IgE 抗体检查阴性时，进一步的确诊仍然需要进行回避-激发的金标准试验。

11. 答案：C。世界过敏组织及欧洲儿科肠胃病学、肝病和营养学会关于牛奶蛋白过敏的其他种类配方奶建议：①部分水解配方（PHF）可能仍含有免疫反应性表位，只能用于预防过敏，但是不能用于确诊的牛奶蛋白过敏的儿童；② 90% 以上的患儿存在交叉过敏，因此不推荐使用羊奶配方；③由于 30% ～ 50% 的牛奶成分与大豆的交叉过敏，因此不推荐使用大豆配方；④深度水解配方奶适用于大多数轻中度牛奶蛋白过敏（cow's milk protein allergy，CMPA）患儿，仅有＜ 10% 的患儿不耐受需要使用氨基酸配方。

12. 答案：B。根据是否由 IgE 介导将牛奶蛋白过敏分为 IgE 介导的 CMPA，非 IgE 介导的 CMPA 及混合介导型三种。其中皮肤点刺试验或血清特异性 IgE 抗体测定可以用于 IgE 介导的 CMPA 的辅助诊断，但不能作为确诊检查，且其特点是敏感性高，特异性低。当病史和过敏测试结果不足以支持确诊 CMPA 时，需进行食物激发试验。皮肤点刺试验及血清特异性 IgE 抗体测定有助于对 IgE 介导的 CMPA 的诊断，但对非 IgE 介导的 CMPA 不具诊断价值。

13. 答案：D。1 岁以内的疫苗接种时间表

月龄	疫苗	疾病
出生 24 小时内	乙型肝炎疫苗（1）/ 卡介苗	乙型病毒性肝炎 / 结核病
1 月龄	乙型肝炎疫苗（2）	乙型病毒性肝炎
2 月龄	脊髓灰质炎糖丸（1）	脊髓灰质炎（小儿麻痹）
3 月龄	脊髓灰质炎糖丸（2）	脊髓灰质炎（小儿麻痹）
	百白破疫苗（1）	百日咳、白喉、破伤风
4 月龄	脊髓灰质炎糖丸（3）	脊髓灰质炎（小儿麻痹）
	百白破疫苗（2）	百日咳、白喉、破伤风
5 月龄	百白破疫苗（3）	百日咳、白喉、破伤风
6 月龄	乙型肝炎疫苗（3）	乙型病毒性肝炎
8 月龄	麻疹疫苗	麻疹

14. 答案：C。绝大多数疫苗并未含有食物相关成分，因此食物过敏并不是接种的禁忌。流感疫苗中有卵清蛋白成分，但是并不是鸡蛋过敏儿童的绝对接种禁忌证，但是针对鸡蛋全身过敏的儿童需要在医疗机构的严格监督下进行疫苗的接种。同时在接种时应该避开过敏的急性期（包括皮肤过敏，呼吸道过敏等）。

15. 答案：C。5 个月时大拇指参与握物，抓物入口；6 ～ 7 个月时出现换手与捏、敲等探索性动作；9 ～ 10 个月时可用拇指、示指拾物，撕纸；12 ～ 15 个月时学会用匙，乱涂画；18 个月时能叠 2 ～ 3 块方积木，拉脱手套或袜子；2 岁时可叠 6 ～ 7 块方积木，会一页一页地翻书，拿住杯子喝水，模仿画垂直线和圆。

（李晋蓉　高晓琳）

第 2 节　生长发育规律及儿童保健

1. 答案：A。体重是指人体的总质量，包括骨骼、肌肉、皮下脂肪、内脏及体液的综合总量；体重是短期营养的重要指标，其体脂及体液重量易受营养膳食、辅食添加、疾病等影响，是儿童体格生长评价中最敏感而重要的指标。身长/高指头顶至足底的垂直距离，是头部、脊柱与下肢的总长度，反映了长期的营养状况。身长不仅受营养的影响，同时受遗传背景、内分泌、种族及环境的影响。顶臀长（坐高）指头顶到坐骨结节的垂直距离，反映脊柱和头部的增长，坐高/身高比例一定程度上反映了身材匀称度。儿童头围的大小可以反映头颅和脑的发育程度，头围的生长速度及百分位数过高或过低需警惕颅内发育异常等疾病，但受头型、遗传及疾病等多方面的影响，

因此不能单一作为神经系统发育异常的判断指标。腰臀比一般用于肥胖儿童的评估。

2. 答案：C。针对个体儿童生长评估时，推荐采用本国的儿童生长标准，而群体儿童的评价采用国际生长标准为宜。Fenton 曲线是针对早产儿使用的曲线图；四川省和该医院的数据不能代表中国实际的现况标准。

3. 答案：A。体型匀称度评价时，小于 2 岁的儿童常采用身高别体重来表示一定身长的相应体重范围，而 2 岁以后的儿童则常采用年龄的 BMI 值；身材匀称度：通常通过坐高/身高的比值来反映下肢的发育情况。如正常儿童坐高/身长比值高于参考值，需警惕影响内分泌及骨骼发育异常疾病。

4. 答案：D。该儿童 6 月龄体重 7.77kg，身长 65.2cm，平均每月身长增长速度为 2.5cm，属于正常生长速度。按照生长水平评价，身高、体重均为正常，坐高/身高比例=0.63 属于正常范围。头围属于正常范围，如果头围过大或增长速度快，也不能作为脑积水的直接诊断依据。

5. 答案：E。从消化系统发育成熟与生长发育的需求考虑，婴儿出生后应纯母乳喂养至少到 6 月龄。6 月龄后仍然可以持续母乳喂养，但是如果母乳量不够，不能满足儿童正常的生长发育，可以添加配方奶或引入其他食物作为补充。母乳中含有丰富的维生素，特别是维生素 C、维生素 E 和 B 族元素，但是维生素 D 及 K 少，因此需要额外补充。母乳中的乳清蛋白含量高，但酪蛋白少，含磷少，乳凝块小。

6. 答案：B。1 ～ 2 月龄的婴儿白天按需喂养，但是如果日间长达 4 小时未苏醒吃奶，建议将婴儿唤醒喂哺，避免奶量摄入不足。夜间哺乳间隔时间可延长，可以长达 4 ～ 5 小时喂养。一天 24 小时母乳喂哺次数为 8 ～ 10 次。有些新生儿因吸吮能力差，可有单次哺乳时间较长（喂哺＞30 分钟/次），或喂哺频率过多情况（1.0 ～ 1.5 小时/次），均属按需哺乳，并非异常。

7. 答案：B。如果母乳质量正常，在 6 月龄后可以引入其他的固体食物，一起为儿童生长发育供能。辅食添加的顺序需要注意食物的能量密度且遵守食物质地的变化，最先添加的为强化铁的米粉，其次为果泥或菜泥，最后是蛋、肉类。质地从泥状食物变为碎块状食物，逐步过渡为成人食物。

8. 答案：E。6 个月以内的儿童有大运动、语言、精细及社交的发育，但是推理能力不在此阶段发育。

9. 答案：C。皮博迪图片词汇测验（PPVT）是图片词汇测试用于 2.5 岁以上儿童，韦氏智力量表用于 6 ～ 16 岁儿童，斯坦福-比奈智力量表适用于 2 ～ 18 岁儿童及青少年。格塞尔（Gesell）发育量表适用于 4 月龄至 3 岁婴幼儿，测试内容包括适应性行为、大动作、精细动作、语言和个人-社会性行为，可用于评价和诊断婴幼儿神经系统发育及功能成熟情况。

10. 答案：E。不同年龄的眼保健内容不一致，28 ～ 30 天眼保健包含眼外观及光照反射；3 个月包含眼外观 、瞬目反射及红球试验；6 个月包含眼外观、视物行为观察、眼位检查；1 ～ 3 岁包含眼外观、眼位检查、眼球运动检查以及视物行为观察；4 ～ 6 岁包含眼外观、视力检查、眼位检查及眼球运动检查。

11. 答案：B。根据 0 ～ 6 岁儿童保健技术规范，在 6 月龄、12 月龄均需要完成血常规，以筛查贫血，作为贫血的筛查工作只需要完成血常规即可，如果需要进一步寻找贫血的原因才需要完善血清铁以及地中海贫血基因筛查。肝功能及过敏原有相关的临床表现，才需要去完善相关检查，而不作为普通筛查。

12. 答案：A。该儿童在 6 月龄贫血筛查中为轻度贫血，且细胞形态为小细胞低色素，结合其喂养史，考虑为缺铁性贫血可能性大，其他小细胞低色素贫血如地中海贫血待排除，但是急性消化道出血史是正细胞正色素贫血，因此不支持。

13. 答案：E。发育性髋关节发育不良的主要临床表现为患儿双下肢不对称，患侧臀部增宽，腹股沟纹变短，臀纹升高或数量增多，Ortolani 征及 Barlow 试验阳性，髋关节外展受限等原因。臀位产和家族史是高危因素。但是单纯的腿纹不对称不是该疾病的特征。

14. 答案：D。预防畸形是胎儿期的保健重点。

15. 答案：A。掌握儿童神经发育的重要里程碑，大运动：二抬四翻六会坐，八爬十站周岁走。抓握小木块为精细动作，大运动在6个月需要训练的是独坐。

（李晋蓉　高晓琳）

第6章　儿童营养与营养障碍疾病思考题参考答案与解析

第1节　营养性维生素D缺乏性佝偻病

1. 答案：ABCDE。结合该患儿典型的下肢X形腿，同时合并方颅、鸡胸等骨骼异常，婴儿期至今奶制品喂养甚少等临床信息，不难想到该患儿诊断为“营养性维生素D缺乏性佝偻病”可能性大。本题主要涉及佝偻病发病的危险因素。包括：内源性维生素D摄取减少，如日照减少，导致皮肤合成维生素D减少；外源性摄取不足，如维生素D制剂摄入不规范，膳食钙摄入量不充分；维生素D转运利用受阻，如服用糖皮质激素、抗癫痫药物等；以及母胎、母婴转运来源的维生素D减少，如母亲孕期、哺乳期营养管理不善导致维生素D及钙剂储备不足。故本题选项都属佝偻病发病的高危因素，需在病史中予以追问完善。

2. 答案：C。根据患儿有典型的骨骼异常表现、钙缺乏高风险，不难考虑到佝偻病的可能性。但仍需与其他骨关节疾病鉴别。A、B项涉及髋关节，通常先天性髋关节发育不良若1岁后仍未发现，常可伴行走疼痛、跛行，查体可见双髋外展受限，双下肢不等长，臂纹/腿纹不对称等异常体征可予髋关节摄片辅助诊断；髋关节滑膜炎通常为急性起病，有自限的特点。临床上通常也有疼痛、跛行，通常制动1～2周可自行好转。D选项通常在疾病中晚期可以导致关节畸形，但早期有典型的关节红肿热痛等炎症表现，该患儿无此类症状。E项以病毒感染后肌肉酸痛、乏力为主要表现，可以影响行走，但无骨骼畸形。

3. 答案：D。母胎转运途径属维生素D摄取的重要途径之一，钙剂亦然。孕期及哺乳期建议母亲补充足够的钙剂及维生素D，如饮奶及摄入均衡的肉、蛋、蔬果、豆类等食物，以及口服维生素D制剂等，可帮助增加胎儿体内维生素D及钙的储备量，减少婴儿期出现因维生素D及钙不足导致骨骼肌肉发育异常的风险。

4. 答案：A。本题目考核佝偻病的常见颅骨异常：方颅。方颅通常于7～8月龄后开始出现，因额骨及顶骨两侧骨样组织堆积导致局部对称性隆起，从上向下看则类似“方盒”状。常导致头围相对增大，但不影响颅内脑组织发育，亦不影响神经功能。方颅显得头围增大，易与脑积水混淆。但脑积水通常有颅内感染、占位等诱因，所致的头颅形态异常主要因颅内压增高所致，通常伴头皮静脉怒张、前囟宽大并张力增高、颅缝分离、落日眼等表现，或出现头痛、呕吐、运动及智力发育迟缓等伴随症状。该患儿不具备脑积水的高危因素及特征性临床表现，故暂不需行相关影像学检查。

5. 答案：ACDE。佝偻病病程经过可分为四个期别：初期（早期）、活动期（激期）、恢复期及后遗症期。活动期主要的临床表现是在不同发育阶段出现的各类骨骼改变及运动功能发育迟缓。头部常见有颅骨软化，压之“乒乓感”，方颅、前囟闭合延迟、乳牙萌出延迟；胸部常见肋骨串珠、鸡胸/漏斗胸、哈里森沟；会坐后脊柱常见侧弯或后凸；待患儿直立承重后常见下肢X/O形改变。故选项B错误，其余均正确。

6. 答案：A。本题考核佝偻病初期的主要临床表现。初期以非特异性神经兴奋性增高为特点。患儿通常有烦躁、激惹、夜啼、与温度无关的多汗、摇头擦枕等非特异性症状。以6月龄以内，尤其3月龄内的小婴儿多见。B和C选项属同一时期的不同表达方式。故选A。

7. 答案：BCDE。X 形腿因膝关节及以下部位向外扩展，故亦称“膝外翻”。通常在患儿扶站、扶走，下肢承重后，因骨骼质地软、关节稳定性差，而导致关节变形。长此以往可因着力点不合理导致关节过度磨损，形成无菌性关节炎，严重者甚至致残。由于骨骼矿化不足，可出现青枝骨折。A 项“膝内翻”是针对“O 形腿”的描述。故 A 选项错误。

8. 答案：ABCDE。本题考核与疾病诊断有关的实验室检查。需要强调的是，在进行实验室检查之前，缺乏日光照射、维生素 D 及钙经口摄入不足的病史以及典型的骨骼形态改变，是疾病诊断最重要的信息。关于实验室检查，可选的辅助项目包括长骨 X 线摄片或超声骨密度检测，有助于了解骨质矿化程度、干骺端骨形成情况、有无骨骼弯曲、骨折等。肝肾功能检测有助于排除肝肾异常疾病导致的维生素 D 活化障碍。血清钙、磷及碱性磷酸酶水平可反映钙磷代谢状态，通常情况下血钙正常或稍低，血磷降低，碱性磷酸酶明显升高。而 25(OH)D_3 血清水平，则是早期敏感的判断指标，也是诊断本病的金标准。此类患儿通常伴有偏食挑食，食材单一，容易合并贫血，可通过血常规检查予以筛查。

9. 答案：D。在营养性维生素 D 缺乏性佝偻病发生发展过程中，维生素 D 的摄入不足或消耗过多为该疾病的始动因素，会导致机体中维生素 D 水平下降。而经过肝脏第一次羟化的 25(OH)D_3，由于其半衰期在体内较长（约 3 周），可作为反映某一段时间体内维生素 D 储备量的敏感生物学指标。A、C 选项通常为继发指标，其血清异常常滞后于 25(OH)D_3。

10. 答案：BCE。长骨 X 线摄片是诊断佝偻病重要的指标之一，在疾病活动期非常具有特征性。主要表现为干骺端异常及骨干异常。干骺端有骨骺临时钙化带消失，呈“杯口状、毛刷状”，软骨带代偿性增生，宽度＞ 2mm。长骨骨干由于矿化不足可见骨质疏松、骨皮质变薄。可伴有骨干弯曲畸形或青枝骨折，骨折可无临床症状。

11. 答案：D。本题考核与维生素 D 缺乏性佝偻病具有同样骨骼畸形的几种疾病的鉴别要点。维生素 D 缺乏性佝偻病的血清 25(OH)D_3 肯定是降低的，本题的题干中指出患儿 25(OH)D_3 水平属正常范围，说明并非维生素 D 摄入减少，而可能是：① 25(OH)D_3 下游路径不通，使 1，25-$(OH)_2D_3$ 生成减少；或 1，25-$(OH)_2D_3$ 生成正常，但靶器官对其不反应，导致钙、磷吸收障碍。代表性疾病为维生素 D 依赖性佝偻病，由于活性维生素 D 无法实现正常生理功能，导致肠道吸收钙、磷明显减少，血钙、磷显著降低，并继发甲状旁腺功能亢进。②骨骼畸形与 25(OH)D_3 对骨的正常矿化途径无关，而是其他原因导致机体丢失钙/磷过多致使骨骼矿化异常。如低血磷性抗维生素 D 佝偻病，其原发缺陷为肾小管重吸收磷受阻，故其特点为尿磷增加，血磷显著降低。同样，远端肾小管性酸中毒因肾小管泌氢异常，导致尿钙、尿磷及尿钾大量丢失，血钙、血磷及血钾水平降低。故其特点为尿 pH 呈碱性，血 pH 呈代谢性酸中毒，伴低钾症状。还有一种肾性佝偻病，其原发问题也不是维生素 D 摄入减少，而是慢性肾功能障碍导致的高磷低钙状态，继发明显甲状旁腺功能亢进，使得骨质普遍脱钙，形成骨骼佝偻病样改变。选项 D 中血尿 pH 的分析与正确答案相反，故选 D。

12. 答案：E。本题考核佝偻病活动期的治疗原则，目的是控制病情活动，防治骨骼畸形。本例患儿有明确的佝偻病高危因素，骨骼畸形明显，维生素 D 血清水平属缺乏状态，需给予治疗剂量（2000 ～ 4000IU/d）的维生素 D 补充，甚至根据病情给予大剂量维生素 D 肌内注射，而非使用预防性剂量（400IU/d）。其余选项均为增加维生素 D 及钙剂摄入的有效方法。

13. 答案：C。本题考查维生素 D 缺乏性佝偻病引起的血生化指标改变。维生素 D 缺乏性佝偻病引起骨骼畸形的根本机制，可理解为机体为了维持血钙浓度的稳定而导致的骨质脱钙。当维生素 D 水平低下时，肠道吸收钙磷减少，使得血清钙磷水平相应减少。但由于机体存在强大的反馈系统，会促使甲状旁腺代偿性分泌甲状旁腺激素增加，将骨骼中的钙脱失至血清中，以保证血钙正常，避免由于低血钙引发严重的肌肉及神经系统功能紊乱。故维生素 D 缺乏时，甲状旁腺素分泌通常是增加的，而经过补充维生素 D 治疗后，甲状旁腺素分泌应恢复正常，故 C 项不合理。其余选项均为治疗后的正常表现。

14. 答案：C。A、B 项主要考察佝偻病治疗过程中钙剂补充的重要性，以及对治疗过程中各指标监测的掌握情况。仅有维生素 D 的补充，而不注意补充钙剂，可能导致骨骼矿化过程中原料缺乏，治疗效果不佳。后三项考察对骨骼畸形的处理原则。一般对于下肢弯曲的患儿无须制动，可进行下肢关节结构及功能评估，做适当的支具矫形或手术矫形处理，避免发生关节炎。通常严重的骨骼畸形，即使各项血生化指标在治疗后可恢复正常，但形态异常会逐渐进入后遗症期，遗留不同程度的终身畸形。

15. 答案：ABCD。本题主要考察疾病的预防意识。根据维生素 D 的重要生理功能，以及母胎转运、外源性及内源性摄取三条重要获得途径，前四项正确答案不难确定。其中 C 选项强调了维生素 D 的预防剂量。根据 2016 年《营养性佝偻病防治全球共识》，建议＜ 1 岁儿童口服 VD 制剂 400IU/d，＞ 1 岁儿童口服 600IU/d；并且建议终身进行维生素 D 制剂的补充。故 E 选项描述的仅需补充至 3 岁是错误的，这也是许多家长在维生素 D 补充上的误区。

（卢　游　高晓琳）

第 2 节　蛋白质-能量营养不良

1. 答案：ABCDE。本题目考核对常用体格测量指标的熟悉程度。

2. 答案：BCD。本题考查对食欲低下、生长缓慢患儿的查体要点。患儿不愿进食，需考虑消化系统局部因素及全身因素。如口腔溃疡、鹅口疮、疱疹等引起吸吮、咀嚼、吞咽困难的问题；以及如发热、腹泻、呼吸道急性感染等疾病所致消化功能低下。生长缓慢常见体重下降，证据包括皮下脂肪变薄、上臂围变细等体征；亦可因严重蛋白质缺乏导致水肿。病史中已提到患儿认知、运动发育与月龄匹配，故 A、E 选项非本病例关注的重点。

3. 答案：B。准确的体格测量数据是评估儿童体格生长发育的基础。临床上不但要求同学们掌握常用体格指标测量方法，也要求能从患儿家长提供的信息中进行关键数据的挖掘或提取。本题已给出患儿出生时及第 3 月龄的身长及体重，以及 3 ～ 6 月龄、6 ～ 9 月龄的体重、身长增长绝对值，只要细心计算，不难得出 9 月龄时的体重为 6.95kg，身长为 68cm。

4. 答案：C。本题考查对体格生长发育评价工具的使用。目前常用的体格评价工具有两种，一种是 WHO 针对全球各国推出的数据表，另一种为我国于 2005 年制定的九城市儿童体格发育数据表。首先在工具的选择上，应选用更适应本国国情的研究数据，评价结果更有意义。其次，要求掌握查表方法，根据年龄进行某体格指标水平的评价，并正确表示。本题考核对标准差数值表的应用。通过上述计算，患儿在 9 月龄，体重 6.95kg，身长 68cm，在表中查得的发育水平为–3SD ＜体重＜ –2SD，–2SD ＜身长＜ –1SD。

5. 答案：B。本题考查对百分位数值表的应用。通过计算，该患儿 6 月龄身长为 66cm，查表可得 6 月龄身长水平位于 $P_{25} \sim P_{50}$，故 B 项错误。A 项考查小于胎龄儿的定义，出生身长/体重小于同胎龄 P_{10} 则为小于胎龄儿。C、D 项考查生长水平的另一种表示方法：五等级划分法。＞ P_{97} 为上等，＜ P_3 为下等；$P_{25} \sim P_{75}$ 为中等；$P_3 \sim P_{25}$ 为中下等，$P_{75} \sim P_{97}$ 为中上等。9 月龄身长为 $P_3 \sim P_{25}$，体重＜ P_3，均判断正确。该表格为年龄别身高/体重评价工具，不能反映身长别体重，故 E 项描述正确。

6. 答案：BE。本题考查身长别体重标准差数值表的应用。身长别体重反映儿童的体型匀称度。根据表格数据不难得出，患儿 9 月龄时，–2SD ＜身长别体重＜ –1SD，用五等级划分法，属中下等。

7. 答案：ABC。A 项病史询问是所有疾病诊断过程中的重中之重，营养不良患儿主要关注喂养、疾病史及体格指标变化情况。营养不良的分型包括低体重、生长迟缓及消瘦，分别对应的是年龄别体重、年龄别身高、身长别体重低于同年龄、同种族参考人群的均值–2SD。–2SD 到–3SD

为中度，小于–3SD 为重度。故 D 项将分度判定错误，E 项虽分度正确，却将消瘦的定义描述错误。

8. 答案：B。根据营养不良的定义，该患儿–3SD ＜体重＜ –2SD，可评估为营养不良（中度低体重）。但其就诊时的身长及身长别体重水平并未低于均值–2SD，故不满足生长迟缓及消瘦的诊断条件。

9. 答案：D。导致营养不良的因素应主要从能量供应不足、营养吸收障碍以及能量消耗过多三方面综合分析。本例患儿病程已半年，以长期奶量摄入不足、辅食添加少、喂养行为不当为主要喂养问题，导致能量摄入不能满足生长发育需求。近期虽有两次上呼吸道感染，但病程短。病史中描述大便基本正常，可除外消化功能不全。6 月龄添加辅食属大致正常的时机。故题干问及本例患儿营养不良的主要原因，应选 D。

10. 答案：ABCDE。本题主要考查引发营养不良的因素中易被忽略的方面，即喂养行为异常。患儿对母乳亲喂过度依恋，以至于拒绝奶瓶喂养，但母乳量不足以满足需求。由于白天喂养不充分，且含奶头安抚哄睡，夜间的饥饿感与行为依赖共存，导致夜间频繁有吸吮需求，昼夜颠倒。辅食性状过于细腻，导致口腔功能锻炼不足，无法顺利咀嚼吞咽固体食物。故 B、C、D 项均为临床上常见的导致营养摄入减少的原因。E 项考查纳差合并营养不良的诊断思路，需排查如甲状腺功能减退、食物过敏等特殊疾病。

11. 答案：E。对于营养不良患儿的治疗原则为祛除病因，调整饮食，补充营养物质以及防治并发症。A、B、C、D 选项的举措都有利于增加奶量及辅食的摄入，增加营养素种类及提升能量密度，对营养状态的改善有促进作用。E 项忽略了正确喂养行为的建立，9 月龄的婴儿应采取日间规律、足量喂养，夜间不进食的模式，而非用夜奶来满足整天的能量需求。

12. 答案：ABCDE。本题考查对营养不良的常见并发症掌握情况。选项中提到的各类实验室检查可了解患儿是否合并低蛋白血症；是否贫血、类型及严重程度；有无低血糖；是否为甲状腺功能减低引起的生长不良等信息。

13. 答案：BD。根据血常规中各指标变化，得出患儿为小细胞低色素性贫血。Hb 98g/L 属轻度贫血，而非中度。患儿贫血的主要原因应为长期奶量摄入不足，尤其是强化铁的配方奶及辅食添加不足，导致的营养性缺铁性贫血，而非主要由生理性贫血所致。题目中父母双方血常规正常，有助于初步排除小细胞低色素性贫血的另一可能原因：地中海贫血。

14. 答案：E。经治疗后，患儿应该呈现出体重、身长恢复增长，皮下脂肪增加，以及各种因营养素缺乏导致的合并症逐渐恢复的表现。E 项中继续目前辅食喂养的描述忽略了对婴儿食物能量密度的关注以及口腔功能的训练。10 月龄的婴儿不应继续食用泥糊状辅食，而需逐渐转变为颗粒状、碎末状食物，可同时获得热量的充分供应及咀嚼、抓握等能力的发展机会。

（卢 游 高晓琳）

第 7 章 新生儿与新生儿疾病思考题参考答案与解析

第 1 节 新生儿缺氧缺血性脑病（新生儿窒息）

1. 答案：ABCD。Apgar 评分是目前公认的评价新生儿窒息最实用简捷的方法；由美国麻醉科医师 Apgar 提出。在新生儿生后 1 分钟、5 分钟和 10 分钟分别评估。评分的五项内容包括皮肤颜色（appearance）、心率（pulse）、对刺激的反应（又称反射，grimace）、肌张力（activity）和呼吸（respiration）。具体评分项目如下表所示；五项总分 8 ～ 10 分为正常，4 ～ 7 分提示存在轻度窒息，0 ～ 3 分提示重度窒息。通常认为，1 分钟评分反映的是窒息的严重程度，而 5 分钟评分则反映了复苏的效果并有助于判定预后。

新生儿 Apgar 评分标准

评分项目	0 分	1 分	2 分
皮肤颜色	青紫或苍白	身体红、四肢青紫	全身红
心率（次/分）	无	＜ 100	＞ 100
弹足底及插鼻管反应	无反应	有些动作，如皱眉	哭，喷嚏
肌张力	松弛	四肢略屈曲	四肢活动
呼吸	无	慢，不规则	正常，哭声响

2. 答案：ABCDE。缺氧缺血可造成多脏器受损，包括：①中枢神经系统：可表现为新生儿缺氧缺血性脑病（hypoxic ischemic encephalopathy，HIE）和颅内出血；②呼吸系统：可表现为羊水吸入综合征、肺出血以及呼吸窘迫综合征等；③心血管系统：包括新生儿持续性肺动脉高压、缺氧缺血性心肌损伤，临床可表现为心律失常、心力衰竭、心源性休克等；④泌尿系统：可出现肾功能不全及肾静脉血栓形成等；⑤内环境及代谢：可表现为低血糖或高血糖、低钙血症及低钠血症、低氧血症、高碳酸血症等；⑥消化系统：可发生应激性溃疡、坏死性小肠结肠炎等；⑦血液系统：可出现弥散性血管内凝血、血小板减少等。

3. 答案：D。当缺氧缺血发生时，不同组织细胞及器官对缺氧的易感性各异，其中脑细胞最敏感，其次为心肌细胞、肝细胞和肾上腺，而骨骼肌细胞及纤维细胞、上皮组织等对缺氧耐受性最高。

4. 答案：ACDE。当缺氧发生时，脑组织细胞膜上钙通道开启异常，造成大量 Ca^{2+} 内流进入细胞内，而非外流。

5. 答案：ABCDE。根据我国 2005 年制定的 HIE 的诊断标准，对于足月儿而言，拟诊为 HIE 需同时具备：①有明确可导致胎儿宫内窘迫的异常产科病史，以及严重的胎儿宫内窘迫表现［胎心率＜ 100 次/分，持续 5 分钟以上和（或）羊水Ⅲ度污染］，或者在分娩过程中有明显窒息史；②出生时有重度窒息，指 Apgar 评分 1 分钟≤ 3 分，并延续至 5 分钟时仍≤ 5 分和出生时脐动脉分析血气 pH ≤ 7.00；③出生后不久出现神经系统症状，并持续至 24 小时以上，如意识改变（过度兴奋、嗜睡、昏迷），肌张力改变（增高或减弱），原始反射异常（吸吮、拥抱反射减弱或消失），严重者可有惊厥、脑干症状（呼吸节律改变、瞳孔改变、对光反射迟钝或消失）和前囟张力增高。该患儿具备脐带绕颈及扭转的异常产科病史，且胎心率持续低于 100 次/分；该患儿生后 Apgar 评分 1、5 分钟分别为 2、4 分，脐动脉血气分析示 pH 6.95；且出生后早期出现了意识改变、肌张力异常、原始反射异常及惊厥、脑干症状。故拟诊 HIE 是成立的。但确诊还需要排除电解质紊乱、颅内出血和产伤等原因引起的抽搐，以及宫内感染、遗传代谢性疾病和其他先天性疾病所引起的脑损伤。

6. 答案：B。HIE 的分度主要依据患儿的意识、肌张力、原始反射改变、有无惊厥、病程及预后等分为轻度、中度及重度。该患儿出生后早期出现惊厥表现，伴随有呼吸不规则、反应差等，原始反射减弱，故考虑为中度 HIE 可能性大。

新生儿缺氧缺血性脑病的临床分度

项目	分度		
	轻度	中度	重度
意识	激惹	嗜睡	昏迷
肌张力	正常	减低	松软
原始反射			
拥抱反射	活跃	减弱	消失
吸吮反射	正常	减弱	消失

续表

项目	分度		
	轻度	中度	重度
惊厥	可有肌阵挛	常有	有，可呈持续状态
中枢性呼吸衰竭	无	有	明显
瞳孔改变	扩大	缩小	不等大，对光反射迟钝
脑电图改变	正常	低电压，可有痫样放电	暴发抑制，等电位
病程及预后	症状在 72 小时内消失，预后好	病程 14 天内消失，可能有后遗症	数天至数周死亡，症状可持续数周，病死率高，存活者多遗留后遗症

7. 答案：ABDE。对于 HIE 患儿发生的惊厥，首选的抗惊厥药为苯巴比妥，负荷剂量为 20mg/kg（15 ～ 30 分钟）静脉滴入，若不能控制惊厥，1 小时后可追加 10mg/kg，12 ～ 24 小时后给予维持剂量［(3 ～ 5mg/(kg•d)］。因苯巴比妥具有肝毒性，需注意患儿肝功能情况；肝功能不良者可改用苯妥英钠。对顽固性惊厥者可加用咪达唑仑或采用水合氯醛灌肠。同时，应注意控制脑水肿，而避免输液过量是预防和治疗脑水肿的基础。

8. 答案：ABCDE。

9. 答案：D。亚低温是指人工诱导方法将核心温度下降 2 ～ 5℃，根据我国现行《足月儿缺氧缺血性脑病循证治疗指南》及《亚低温治疗新生儿缺氧缺血性脑病方案》，推荐将核心温度控制在 33.5 ～ 34℃（可接受范围为 33 ～ 34.5℃）。可选用头部亚低温或全身亚低温，目前尚无证据表明疗效孰优孰劣。亚低温治疗可降低能量消耗，减少细胞外谷氨酸、氧化反应而达到保护脑细胞的作用，为目前治疗 HIE 的唯一的同时论证了安全性和有效性的措施，研究表明亚低温治疗可降低严重 HIE 的伤残率和病死率。故推荐的应用指征为中、重度足月 HIE 新生儿。其治疗时间窗应于生后 6 小时内，越早效果越好，持续时间为 72 小时。

10. 答案：ACDE。HIE 的预后与 Apgar 评分、病情严重程度、抢救是否正确与及时有关。通常认为 5 分钟时的 Apgar 评分可以有助于判定预后。对 Apgar 评分≤ 3 分且持续超过 15 分钟或以上，惊厥、意识障碍、脑干症状持续超过 1 周，脑电图持续异常者死亡率高，幸存者后遗症程度重。

11. 答案：B。关于 HIE 患儿的脑影像学：① B 超具有无创、可在床旁操作等特点，有助于了解脑水肿、基底核和丘脑、脑室内及其周围出血、白质软化等病变，但对矢状旁区损伤不敏感。可在 HIE 病程早期（72 小时内）进行，并动态监测。②头颅 CT 有助于了解颅内出血的范围和类型，对于脑水肿、基底核和丘脑损伤、脑梗死有一定参考作用。最适检查时间为生后 4 ～ 7 天。③头颅 MRI 对脑灰质、白质的分辨率异常清晰，且能显示 B 超、CT 不易探及的部位，对于矢状旁区损伤尤为敏感，应尽可能早期（48 小时内）进行。磁共振弥散加权成像对早期缺血脑组织的诊断更敏感，在生后第 1 天即可显示病变性质。

12. 答案：ABCD。窒息的本质是缺氧，任何可能影响胎儿、新生儿气体交换的因素均可引起窒息，包括孕母因素（如合并慢性疾病或妊娠合并并发症包括高血压及糖尿病，吸毒，吸烟或被动吸烟、年龄≥ 35 岁或＜ 16 岁），胎盘因素（前置胎盘、胎盘老化或胎盘早剥等），脐带因素（包括脐带绕颈、脐带打结、脐带扭转或脐带脱垂等），胎儿因素（巨大儿或早产儿、各类先天畸形、宫内感染、胎粪吸入等），以及分娩因素（包括宫缩乏力、头盆不称等）。

13. 答案：ABCDE。胎儿宫内窘迫在早期可表现为胎动增加及胎心增快（≥ 160 次/分）；晚期则表现为胎动减少甚至消失，胎心率减慢（＜ 100 次/分）。足月儿羊水胎粪污染提示存在宫内窘迫可能，并不绝对等于胎儿已经发生宫内窘迫。

14. 答案：ABC。在新生儿复苏全过程中应遵循评估—决策—措施的程序在整个复苏中不断重复。评估主要基于呼吸、心率、脉搏血氧饱和度（三项均需评估），来确定每一步骤是否有效。建立有效的通气是新生儿复苏成功的关键因素；而心率对于决定进入下一步骤是最重要的。

15. 答案：AB。

（杨晓燕　高晓琳　母得志）

第 2 节　新生儿黄疸（新生儿溶血病、母乳性黄疸）

1. 答案：D。 新生儿娩出后黄疸出现早（生后 24 小时内）且进行性加重，母血型为 O 型、父血型为 AB 型，有夫妇血型不合的基础（子血型可能为 A 型或 B 型），实验室检查提示贫血伴网织红细胞比例增高，故应高度警惕 ABO 溶血病。母乳喂养相关的黄疸是指母乳喂养的新生儿在出生后 1 周内，由于热量及液体摄入不足、排便延迟等致使的血胆红素升高，常有体重下降过多、喂养不足的临床证据。而母乳性黄疸通常是指母乳喂养的新生儿在 3 个月内仍有黄疸表现，其诊断通常是排除性的；生理性黄疸更是排除性诊断，患儿生后未满 24 小时，已达光疗干预标准（38 周加上溶血的危险性因素，为中度危险，24 小时内应不高于 10mg/dl），故不再属于生理性黄疸范畴。

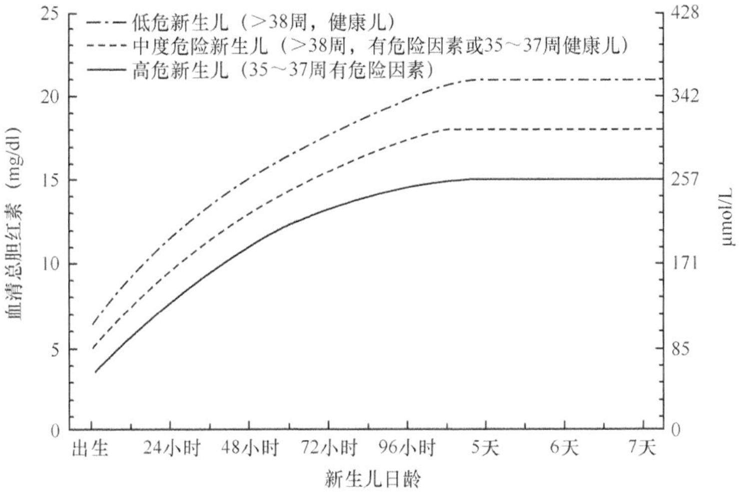

胎龄 > 35 周新生儿不同胎龄和生后小时龄的光疗标准

2. 答案：ABD。 鉴别诊断：①早发型败血症的黄疸：该患儿黄疸发生于生后 24 小时内，临床有反应差及可疑双眼凝视，入院发现体温升高，血常规提示白细胞总数较高且分类中中性粒细胞占比增高，非特异性指标 CRP 水平增高，故需要警惕早发型败血症的可能。② G6PD 缺乏症：红细胞葡萄糖-6-磷酸脱氢酶缺乏症（G6PD）是一种 X 连锁不完全外显遗传性红细胞酶缺陷，故本病以男婴多见。四川为高发地区之一。其临床表现之一便是出现新生儿期的黄疸。③ Lucey-Driscoll 综合征：又称家族性暂时性新生儿黄疸，其原因为某些孕妇血清中存在一种性质尚未明确的葡萄糖醛酸转移酶抑制物，致使新生儿肝脏的葡萄糖醛酸转移酶活性被抑制。新生儿常于生后 48 小时内表现为严重的高未结合胆红素血症，2 ～ 3 周自然消退；本病可有家族史。④胆道闭锁：胆道闭锁是新生儿期常见的阻塞性黄疸，因结合胆红素排泄障碍，临床表现为血清结合胆红素显著升高，常出现于生后 2 ～ 4 周内，伴有大便逐渐呈灰白色。

3. 答案：ABCD。 ABO 溶血病的实验室确诊包括了改良直接抗人球蛋白试验（即改良 Coombs 试验）和抗体释放试验（即放散试验），任意一项阳性即可实验室诊断为 ABO 溶血病。而血培养是败血症诊断的金标准；通过血培养和 G6PD 水平测定可分别明确或排除早发型败血症及 G6PD 缺乏症。

4. 答案：ABE。 患儿为孕 38 周顺产，有 ABO 溶血的高危因素，应属于中危组，按照 3 天 12

小时患儿的换血标准，患儿已具备换血指征，且患儿已出现急性胆红素脑病的临床表现（可疑双眼凝视、发热、反应差），故需换血治疗；在换血前后应继续予以蓝光光照治疗。同时，对于考虑新生儿 ABO 溶血病的患儿，输注免疫球蛋白可阻断单核巨噬细胞系统 Fc 受体，抑制吞噬细胞破坏已被致敏的红细胞，临床常用于治疗严重溶血病。

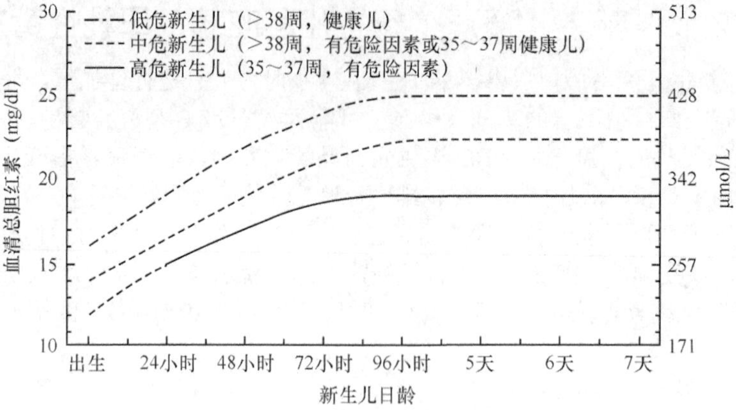

胎龄＞ 35 周新生儿不同胎龄和生后小时龄的换血标准

5. 答案：D。应优先选择无抗原抗体的组合，即 O 型红细胞（无抗原）及 AB 型血浆（无抗体）。

6. 答案：BCD。

7. 答案：ABCDE。目前公认将生后数周内胆红素所致的中枢神经系统损害称为急性胆红素脑病，包括了既往胆红素脑病四期分期的前三期。分别为：①警告期：表现为嗜睡、反应低下、吸吮无力、肌张力减低、拥抱反射减弱，偶有尖叫；持续约 12 ～ 24 小时。②痉挛期：典型表现为抽搐、角弓反张和发热（多与抽搐同时发生），轻症者可仅有双眼凝视，呼吸暂停亦为常见的抽搐发作形式之一；持续约 12 ～ 48 小时。③恢复期：吃奶及反应好转，抽搐次数减少，角弓反张逐渐消失，肌张力逐渐恢复；持续约 2 周。

8. 答案：ACE。光疗效果主要与光照面积、光源与患儿的距离、光照时间及光照强度有关。双面光疗优于单面光疗，而暴露面积主要指暴露于光照下的体表面积。通常在光疗时尽可能除去患儿衣物，仅保留尿布；但为避免视网膜损伤，临床上以黑色眼罩保护患儿双眼。双面光疗时，上、下灯管与床面的距离多为 40cm 及 20cm，由于临床采用的多数光源均有致热作用，故并非距离患儿越近越好，距离患儿过近可能造成灼伤。一般黄疸照射时间约 12 小时，重症 ABO 溶血或 Rh 溶血可延长至 72 小时或更长；可采用连续照射，或间隔 12 小时后再照射，但需取决于患儿黄疸消退情况。光照强度以辐照度计算，标准光疗为 8 ～ 10μW/（cm^2•nm），强光疗为＞ 30μW/（cm^2•nm），可由专门的辐照计量器检测。在光疗时，若光源的强度不能达到需求，需及时更换。

9. 答案：ABCE。光疗不良反应主要包括发热、腹泻和皮疹，但多为一过性，停止光疗并予以对症治疗多能迅速缓解。而血清结合胆红素升高（＞ 4mg/dl）时，同时有血清 ALT 及碱性磷酸酶增高时，可使皮肤呈现青铜色，即青铜症，停止光疗后可自行消退。

10. 答案：ABCD。

11. 答案：A。胆红素脑病急性期的头颅 MRI 特征性表现为 T_1 序列双侧苍白球对称高信号，但此改变并不预示患儿长期预后不良；一般在数周或数月后 T_1 序列的信号异常逐渐消失，但若在相应部位呈现 T_2 序列高信号则为慢性胆红素脑病，提示预后不良。脑干听觉诱发电位也常被用于筛查胆红素脑病所致的听神经损伤，在胆红素急性神经毒性中出现最早，也可以是唯一表现；急性期的脑干听觉诱发电位异常亦可随着及时治疗、血清胆红素水平下降而好转。

12. 答案：A。母乳性黄疸是指母乳喂养的新生儿在生后 3 个月仍有黄疸，通常为排除性诊断，这些患儿一般情况好，无除黄疸外的其他伴随症状。该患儿出院后纯母乳喂养出现黄疸，日龄现已超过 3 周，无其他明显伴随症状，故应考虑母乳性黄疸可能性最大。

13. 答案：E。考虑患儿母乳性黄疸可能性大，无须完善其他检查。

14. 答案：B。母乳性黄疸一般不需任何治疗，停喂母乳 24 ～ 48 小时黄疸即可明显消退；对胆红素水平较高者则需密切观察。

15. 答案：ACDE。新生儿每日胆红素生成约 8.8mg/kg，而成人仅为 3.8mg/kg，其原因主要由于：①胎儿期血氧分压较低，红细胞代偿性增加，生后血氧分压明显升高，过多的红细胞即被破坏；②新生儿的红细胞寿命较成人相对较短，而血红蛋白分解速度也较成人快；③肝和其他组织中的血红素、骨髓红细胞前体均较多。

（杨晓燕　高晓琳　母得志）

第 3 节　新生儿败血症（新生儿寒冷损伤综合征）

1. 答案：B。新生儿败血症的临床表现常无特异性，一般表现为反应差、嗜睡、少吃、少哭、少动，甚至不吃、不哭、不动，发热或体温不升等。该患儿为足月晚期新生儿，出现奶量明显下降、反应差及体温不升、硬肿的表现，临床应高度怀疑严重感染如新生儿败血症的可能。

2. 答案：ACDE。血培养是诊断新生儿败血症的金标准，但其耗时较长，常需至少 2 天，临床常采用其他非特异性检查来辅助诊断，包括外周血白细胞计数及分类、杆状核细胞/中性粒细胞数、血小板计数、C 反应蛋白、血清降钙素原等。

3. 答案：ABCDE。对于低体温患儿应逐步复温，并保障适宜的热量供给，维持内环境稳定及纠正器官功能损伤。因该患儿考虑新生儿败血症可能，结合流行病学史，根据我国现行指南可考虑选用三代头孢联合氨苄西林以同时覆盖革兰阳性球菌、革兰氏阴性杆菌，以及日趋增多的 B 族链球菌及李斯特菌，待培养及药敏结果，结合临床治疗效果调整抗生素治疗策略。

4. 答案：E。肺出血为新生儿寒冷损伤综合征较为常见的并发症。其临床诊断依据为：具有肺出血的原发病和高危因素 [低体温和（或）寒冷损伤等]，出现全身症状（如苍白、低体温、发绀、活动力低下、甚至休克表现等）、呼吸障碍表现（呼吸困难、呻吟、呼吸增快或在原发病基础上临床表现突然加重等），口鼻腔内可见血性液体流出或喷出，或于气管插管后流出或吸出泡沫状血性液，肺部听诊可闻及湿啰音。

5. 答案：BC。复温是指在体内产热不足的情况下通过提高环境温度来恢复和保持体温，可采用腋温及肛温的差值来判断棕色脂肪的产热状态。复温过程取决于复温前的肛温：①若肛温＞ 30℃，可将患儿置于已预热至中性温度的暖箱中，约在 6 ～ 12 小时恢复至正常体温；②若肛温＜ 30℃，应将患儿置于箱温比肛温高 1 ～ 2℃的暖箱中进行复温，每小时提高箱温 0.5 ～ 1℃（箱温不超过 34℃），12 ～ 24 小时内恢复至正常体温；③若无暖箱，可采用温水浴、热水袋、电热毯或母亲的怀抱进行复温，但亦应注意复温速度不宜过快。

6. 答案：E。硬肿的计算面积方法为：头颈部 20%、双上肢 18%、前胸及腹部 14%、背部及腰骶部 14%、臀部 8%、双下肢 26%。临床依据体温及皮肤硬肿范围将寒冷损伤综合征进行分度：①轻度：体温≥ 35℃、皮肤硬肿范围＜ 20%；②中度：体温＜ 35℃、皮肤硬肿范围 20% ～ 50%；③重度：体温＜ 30℃、皮肤硬肿范围＞ 50%，常伴有器官功能障碍。结合该患儿入院时肛温约 30℃，皮肤硬肿范围包括面部、四肢及臀部，折合面积约 72%，且有肺出血表现，应为重度。

7. 答案：ABCDE。新生儿败血症的非特异性检查包括：①外周血常规：白细胞总数（WBC）降低（＜ 5×10^9/L）或增多（≤ 3 天者：WBC ＞ 25×10^9/L，＞ 3 天者：WBC ＞ 20×10^9/L）；②杆状核/中性粒细胞比值（I/T）≥ 0.16；③血小板计数＜ 100×10^9/L；④ C 反应蛋白（CRP）：在急性感染 6 ～ 8 小时后即上升，8 ～ 60 小时达到高峰，通常以≥ 8mg/L 为异常；⑤血清降钙素原（PCT）：＞ 2.0ng/ml 提示严重感染；⑥白介素 -6（IL-6）。

8. 答案：ABCDE。 该患儿血常规提示 WBC 降低 （＜ 5×10^9/L）、 血小板水平减低 （＜ 100×10^9/L）， 以及 CRP、 PCT 均有明显升高。 结合患儿奶量下降、 反应差、 体温不升等表现， 临床诊断晚发型败血症成立。 据报道， 新生儿败血症患儿中约有 23% 可能合并脑膜炎， 腰椎穿刺检查在诊断中极为重要。 故需在情况允许时尽早完善脑脊液检查明确有无合并的颅内感染。

9. 答案：ABCDE。结合患儿血培养结果，可确诊败血症。对于新生儿败血症的抗生素治疗原则，应采取静脉用药、足疗程（至少 10 ～ 14 天，有并发症者治疗时间需延长至 3 ～ 4 周）。因患儿血培养明确提示为头孢他啶敏感的大肠埃希菌，故可采用单药控制感染，根据临床情况调整抗感染治疗策略，同时注意对症支持治疗包括保温、供给足够的热量及液体，维持内环境稳定等。

10. 答案：ABCDE。

11. 答案：B。新生儿败血症的诊断标准为：

（1）确诊败血症：具有临床表现并符合下列任意一条：①血培养或无菌体腔内培养出致病菌；②如果血培养培养出机会致病菌，则必须于另次（份）血、或无菌体腔内、或导管尖端培养出同种细菌。

（2）临床诊断败血症：具有临床表现且具备以下任意一条：①非特异性检查结果异常≥ 2 条；②血标本病原菌抗原或 DNA 检测阳性。此外，关于细菌学检查部分，尿培养最好从耻骨上膀胱穿刺取尿液，以免污染；而胃液、外耳道分泌物（生后 1 小时内标本）、咽拭子、脐残端等细菌培养阳性仅能证实细菌定植，但不能确立败血症诊断。诊断败血症时仍需结合临床表现，不能单凭实验室检查结果。

12. 答案：A。对于药物试验不敏感但临床有效者可暂不换药。

13. 答案：ABCDE。寒冷或保暖不足时，新生儿发生低体温的原因包括：①由于其体温调节中枢不成熟，在环境温度低时，新生儿增加产热和减少散热的调节功能差；②体表面积相对较大，皮下脂肪少，皮肤薄且血管丰富，故易于失热；③躯体总液体含量少，体内储存热量少，对失热的耐受性差，即使少量热量丢失也可引起体温的明显下降；④新生儿缺乏寒战反应，主要靠棕色脂肪代谢产热，但代偿能力有限，胎龄越少，棕色脂肪储存越少，代偿能力越差。

14. 答案：ABCD。

15. 答案：ABCD。

（杨晓燕　高晓琳　母得志）

第 4 节　新生儿坏死性小肠结肠炎

1. 答案：C。患儿为极早产儿，低出生体重儿，在接近全肠内喂养过程中出现进行性腹胀、便血，腹部 X 线片提示门静脉积气，应首先考虑新生儿坏死性小肠结肠炎（neonatal necrotizing enterocolitis，NEC）。NEC 是新生儿期最严重的胃肠道急症之一，严重威胁患儿生命及影响其预后。活产儿发病率约为 1‰ ～ 3‰，90% 以上为早产儿，NEC 发病率和死亡率与胎龄和体重呈负相关。

2. 答案：ABCDE。仔细询问病史、临床表现、血常规+CRP、腹部查体、腹部 X 线片、腹部超声均为诊断 NEC 的依据。腹部 X 线片具有诊断意义。腹部 X 线片及腹部超声均提示肠壁积气和门静脉充气征，为本病特征性表现，其余的腹部 X 线片的表现可包括麻痹性肠梗阻、肠襻固定、腹腔积液及腹腔游离气体等。其他实验室检查如血常规可发现白细胞计数增多或减少、血小板减少等。腹部查体包括测腹围，观察腹壁颜色和腹壁张力。

3. 答案：E。本病的临床表现三联征包括腹胀、血便/腹泻、呕吐等典型的胃肠道症状，NEC 患儿尤其是早产儿在病初可出现呼吸暂停及消化道外的全身感染中毒症状，但不属于 NEC 三联征。

4. 答案：AD。NEC发病日龄与出生体重和胎龄相关，胎龄越不成熟，起病略晚，合并症越多。足月儿发病日龄为生后3～4天，超早产儿发病日龄为3～4周。

5. 答案：ABCDE。一旦确诊NEC，应立即禁食，行胃肠减压，治疗包括保暖、监测生命体征、维持酸碱平衡及内环境稳定、广谱抗生素、器官支持等治疗，同时监测腹围，一旦发现腹围进行性增大，应积极完善检查，请小儿外科会诊，警惕穿孔可能。如出现休克，严重水、电解质紊乱及酸碱平衡失调，未纠治时，禁用以营养支持为目的的补液。待病情相对平稳，再开始肠外营养支持治疗。

6. 答案：A。经内科积极治疗后，患儿临床症状无明显缓解，伴呼吸循环衰竭，腹部体征加重，应高度警惕肠穿孔，此时应立即复查腹部X线片加右上水平位，积极联系小儿外科会诊，行外科术前准备检查。

7. 答案：ABC。NEC患儿临床症状及腹部体征加重，怀疑肠穿孔应复查腹部X线平片加右上水平位，全血细胞计数了解三系尤其是血小板数目评估手术风险，血气分析了解内环境及电解质情况。NEC急性期，肠黏膜充血水肿明显，不宜行消化道造影检查，尤其怀疑穿孔时，消化道造影是禁忌，但在病程恢复期，发生肠梗阻时，则需要完善该检查。

8. 答案：A。NEC常累及回肠末端和近端结肠，但胃肠道的任何部位甚至整个肠道均可能受累，受累范围越广，死亡率越高。

9. 答案：B。NEC影像学发现门静脉积气表现为肝门向肝内呈树枝样延伸，特异性改变持续时间短，多于4小时内消失，提示NEC Bell分期为Ⅱ b期；出现后病死率增高，诊断NEC特异性高。

10. 答案：ABCE。NEC并发症包括：肠狭窄、肠穿孔、短肠综合征以及由于长期静脉营养、禁食导致的肠衰竭相关性肝病，严重者还可出现生长、神经发育迟滞。

11. 答案：ABCDE。选项均为本病的发病机制。

12. 答案：ABCDE。NEC患儿进展为Ⅲ b期肠穿孔，全身感染中毒症状重，生命体征不平稳，不能耐受手术。患儿腹壁张力高，有创机械通气下氧合不能维持，出现多器官功能衰竭，可立即行腹腔穿刺引流，同时可缓解腹腔内压增高所致的腹腔间隔室综合征。如病情在24～72小时未改善，再行剖腹探查术。引流管多安置于右下腹，腹腔引流液送检做培养、细胞学检查、生化检查，穿刺引流时严密监测生命体征。

13. 答案：ACDE。禁食及胃肠减压10～14天后，若临床症状缓解、大便隐血阴性，复查X线片异常征象消失，则可考虑开奶并逐渐推进喂养，同时仍需密切观察患儿临床症状及腹部体征，如出现异常及时复查影像学等检查。

14. 答案：A。如在喂养过程中，患儿再次出现腹胀、呕吐，应考虑合并NEC后肠狭窄可能，发病率约10%～35%，狭窄部位多位于结肠，通常在病后2～3周左右再次出现肠梗阻表现。5%患儿可发生NEC复发，发生率低于NEC后肠狭窄。

15. 答案：A。NEC患儿再次开奶首选母乳。

（张　莉　高晓琳　母得志）

第5节　新生儿呼吸窘迫综合征

1. 答案：C。患儿系早产儿、剖宫产娩出，有出生窒息史（1分钟Apgar评分7分），母有“妊娠期糖尿病”的高危风险，胸部X线片提示双肺透光度明显下降，并可见支气管充气征，故应首先考虑新生儿呼吸窘迫综合征（neonatal respiratory distress syndrome，NRDS）可能。

2. 答案：ABCE。①NRDS为肺表面活性物质缺乏所致，多见于早产儿，故胎龄不成熟是发生NRDS最高危的因素。②进行性加重的呼吸窘迫等临床表现是NRDS临床诊断条件之一。③NRDS患儿胸部X线片具有特征性改变，对其诊断、分级具有重要地位。④泡沫试验：取新生儿胃液 1ml 加入等量 95% 乙醇，振荡 15 秒后静置 15 分钟。由于肺表面活性物质（pulmonary surfactant，PS）可利于泡沫的形成及稳定，而乙醇可起到抑制作用，故正常情况下可见管壁有多层泡沫形成，若无泡沫则应考虑有 NRDS 可能。

3. 答案：E。临床上 NRDS 多表现为生后 6 小时内出现的进行性加重的呼吸困难，可于 72 小时后明显好转；而生后 24 小时后出现的呼吸困难多不考虑本病。

4. 答案：ABE。本病多见于早产儿，胎龄越小、发生率越高。产前使用糖皮质激素可促进胎儿肺成熟，故《欧洲早产儿呼吸窘迫综合征防治共识指南（2019 版）》推荐 34 周之前有早产风险的孕妇在分娩前至少 24 小时应予单疗程的糖皮质激素治疗。糖尿病母亲由于血中高浓度胰岛素能拮抗肾上腺皮质激素对 PS 合成的促进作用，故其所产的婴儿容易发生 NRDS。此外，该疾病的高危因素还有男性、急产、围产期窒息、多胎、选择性剖宫产等。

5. 答案：BD。早产儿胎龄越小，功能肺泡越少，气体交换越差；呼吸膜较厚，气体弥散功能差；气管软骨少，气道阻力大。同时，胎龄越小的早产儿，PS 量越低，故其肺泡表面张力增加，呼气末时肺泡趋于萎陷，功能残气量降低。故这些患儿的肺功能异常表现为肺顺应性下降，气道阻力增加，通气/血流降低，气体弥散障碍和呼吸功增加。

6. 答案：BC。PS 的本质是一种磷脂蛋白复合物，由Ⅱ型肺泡上皮合成分泌。其主要作用为覆盖于肺泡表面，降低肺泡表面张力，防止呼气末肺泡萎陷，以维持功能残气量。其中卵磷脂是起表面活性作用的重要物质，在孕 18 ～ 20 周开始产生，35 ～ 36 周达肺成熟水平。其中的鞘磷脂的含量在整个孕期都保持恒定，只在 28 ～ 30 周出现小高峰。

7. 答案：ABCD。NRDS 胸部 X 线片特征性改变有助于判断疾病严重程度，一共分为Ⅰ～Ⅳ期。

8. 答案：ABCDE。关闭动脉导管可减轻左向右分流，减少肺内液体聚集，有利于通气/血流比改善，促使患儿从 NRDS 中恢复。

9. 答案：C。该患儿有自主呼吸，目前 nCPAP 仍然被推荐为 NRDS 的首选无创呼吸支持模式，如使用肺表面活性物质无效可选择气管插管有创机械通气治疗。

10. 答案：C。吸氧早产儿目标氧饱和度应维持在 90% ～ 94%，报警范围设置在 89% ～ 95%。

11. 答案：BCE。目前临床多使用猪肺磷脂或牛肺磷脂天然型 PS，优于人工合成 PS。首剂量推荐 200mg/kg，如使用后呼吸功增加、吸入氧浓度增高，可使用第二剂甚至第三剂 PS。早期使用效果优于晚期使用。

12. 答案：C。产前使用糖皮质激素可促进胎儿肺成熟。《欧洲早产儿呼吸窘迫综合征防治共识指南（2019 版）》推荐 34 周之前有早产风险的孕妇在分娩前至少 24 小时应予单疗程的糖皮质激素治疗。

13. 答案：D。气漏综合征为辅助通气治疗常见的并发症之一，尤其是新生儿呼吸道症状缓解后再次突发呼吸困难、发绀等表现时应高度警惕。查体发生气胸的一侧呼吸音可降低。

14. 答案：ABCDE。

15. 答案：BCE。

（张　莉　高晓琳　母得志）

第 8 章　遗传代谢性疾病思考题参考答案与解析

第 1 节　苯丙酮尿症

1. 答案：ABCD。新生儿筛查包含疾病有先天性甲状腺功能减退症，G6PD 酶缺乏，PKU，先天性肾上腺皮质增生症（21-羟化酶缺乏症）。

2. 答案：A。新生儿筛查要求充足喂养 6 ～ 8 次或生后 72 小时以后进行，早产儿可出现暂时性检测指标升高，而感染、发热、输血、肠道外营养或输血都可导致假阳性发生；喂养不足，蛋白摄入不足可导致假阴性。

3. 答案：A。PKU是苯丙氨酸代谢异常，本质属于氨基酸病，是最常见的常染色体隐性遗传的氨基酸代谢病（是蛋白质代谢异常的种类之一）。

4. 答案：C。PKU是苯丙氨酸代谢障碍，不能正常转变为酪氨酸，酪氨酸代谢受阻导致脑内苯丙氨酸浓度增多，神经递质多巴胺、5-羟色胺合成减少；同时，苯丙氨酸增多导致旁路代谢增强，生成苯丙酮酸、苯乙酸、苯乳酸升高。

5. 答案：D。PKU的新生儿筛查阳性，需要进行血样品串联质谱分析或氨基酸分析，以排除其他导致苯丙氨酸升高的疾病，如酪氨酸血症，希特林蛋白缺乏症等；PKU患儿于新生儿期多无明显症状，通常在3个月后逐渐出现毛发颜色改变及尿液、汗液气味改变；目前诊断经典型的标准是苯丙氨酸水平大于等于1200μmol/L；而基因检查是确诊方法。排除法选择D。PKU主要累及神经系统，造成智能发育落后和行为异常。

6. 答案：B。高苯丙氨酸血症的病因包括苯丙氨酸羟化酶缺乏症和辅酶四氢生物蝶呤缺乏症。苯丙氨酸是人体必需氨基酸，因此，PKU患儿需要低苯丙氨酸饮食，过于严格的无苯丙氨酸饮食可导致患儿出现嗜睡、厌食、贫血、腹泻甚至死亡；BH4治疗仅对BH4反应性PKU有效，目前我国BH4的适应证为BH4缺乏症；高苯丙氨酸对神经系统会造成严重影响，因此，需要在生长发育阶段进行体格评估，在1、3、6岁均需要进行智力发育评估。

7. 答案：B。此患儿新生儿筛查阳性，生后无喂养困难，目前无须重复筛查项目检查，可以直接做血尿代谢产物检查以判断有无苯丙氨酸增多，必要时可基因检测明确诊断，脑电图不作为常规检查；诊断未明情况下，不建议过早予无苯丙氨酸饮食，可能导致患儿发育不良，一旦诊断，即使无临床表现，也需要积极饮食控制。

8. 答案：ABCDE。一旦确诊，可以通过饮食控制来达到治疗目的。

9. 答案：ABCDE。四氢生物蝶呤负荷试验用于辅助诊断BH4缺乏症及BH4反应性PKU。

10. 答案：ABC。患儿诊断PKU，如其父母有再生育计划，需要做遗传咨询，了解是否近亲婚配及家族史中有无类似患者，还需有患儿基因检测结果，以明确类型，便于产前诊断。而血尿代谢检测与染色体结果和此疾病的遗传咨询及产前诊断无关。

11. 答案：ABE。PKU患儿的头部影像学检查结果根据疾病的严重程度而有差异，可无异常发现，也可发现不同程度脑发育不良，表现为脑皮质萎缩和脑白质脱髓鞘病变。而顶枕区蝶翼样改变是肾上腺脑白质发育不良的特征性改变；甲基丙二酸血症的患儿可出现对称性基底核改变，苍白球异常表现。

12. 答案：ABC。遗传代谢性疾病的治疗原则是3R：限制（restriction）、替代（replacement）、移除（removal）。而移植与对症支持为具体的治疗方法，而非治疗原则。

13. 答案：AD。遗传代谢性疾病进行饮食治疗的目的是补充缺乏的代谢产物或限制代谢底物，以避免不当的代谢紊乱造成机体损伤。由于饮食治疗的限制，无法满足机体发育需要的全部营养及能量，因此饮食控制不能过于严格，需要根据代谢产物水平进行调节。而替代终末代谢产物不是饮食治疗可以达到的效果，需要特殊的针对性的药物替代。

14. 答案：BD。遗传代谢性疾病的基因治疗包括正常基因替代和原位修复基因，其中正常基因替代已发生突变的基因，可以纠正遗传缺陷，原位基因修复针对致病基因突变类型进行修复，主要为碱基替换，添加缺失的DNA片段，故无法明确致病基因的代谢性疾病无法进行原位基因修复，因此，无法确定致病基因者也无法进行基因治疗。基因治疗需要病毒作为载体，受多种因素影响，故治疗难度比骨髓移植更大。

15. 答案：B。治疗过程中出现嗜睡、贫血等症状，通常提示苯丙氨酸缺乏，为治疗过度导致，因此需要严格监测血苯丙氨酸浓度，及时添加天然食物。

（刘　颖　高晓琳）

第 2 节 甲基丙二酸血症

1. 答案：ABCDE。患儿因发热、神志障碍就诊，需警惕颅内感染存在，因此，脑脊液及血培养、血常规需要完善，以明确有无严重感染；此外，患儿出现神经系统受累，需警惕有无血糖、血氨等代谢异常，如糖尿病酮症酸中毒、低血糖等异常。

2. 答案：ABCDE。代谢性酸中毒可由多种疾病导致，如感染、饥饿、缺氧、脱水、中毒、代谢异常等疾病，如缺氧可致乳酸积聚引起继发性酸中毒。

3. 答案：A。血气分析 pH 降低，剩余碱明显降低，提示明显代谢性酸中毒，但患儿阴离子隙（AG）升高，血氯正常，不支持肾小管酸中毒（AG 正常的高氯性酸中毒），故可排除。明显代谢性酸中毒伴 AG 升高，需考虑代谢性疾病可能，故选 A。

4. 答案：ABC。造成大脑功能障碍通常原因为组织缺氧、缺血及能量不足，而感染或中毒等疾病可造成上述组织代谢障碍，因此不是直接原因。

5. 答案：C。格拉斯哥昏迷评分是用于评估患儿意识障碍程度的方法，从睁眼、语言、运动三方面进行打分评估，分值越高，说明意识情况越清醒，满分 15 分，轻度昏迷 13 ～ 14 分，中度 8 ～ 12 分，重度低于 7 分，此患儿格拉斯哥评分为 13 分，因此，属于轻度昏迷。

6. 答案：ABCE。当患儿出现不明原因的严重代谢性酸中毒，反复呕吐，肌张力低下等情况时，均需考虑到遗传代谢性疾病可能，部分病例有明确家族遗传；而大部分患儿在围生期和出生时无明显异常，严重者可于生后数小时至数天起病。

7. 答案：B。根据患儿目前检查结果，患儿有严重代谢性酸中毒，伴 AG 明显升高＞ 20mmol/L，高血氨，而乳酸正常，临床需警惕遗传代谢性疾病，特别是有机酸血症，如甲基丙二酸血症、丙酸血症等，此时为明确诊断应考虑行气相色谱-质谱联用进行血尿代谢产物检测。

8. 答案：BCDE。患儿目前诊断甲基丙二酸血症，结合患儿目前发热、意识障碍、血氨升高、严重代谢性酸中毒，考虑存在代谢危象，急性期治疗以补液纠酸为主，加用左旋肉碱以促进代谢产物排泄，同时针对诱因治疗。抗生素的使用不只是针对诱因，还可减少肠道细菌产生丙酸及产氨，减少代谢产物生成。饮食方面，原则是低蛋白高能饮食，而禁食会导致能量不足，诱使脂肪分解，加重代谢紊乱。

9. 答案：D。甲基丙二酸血症是先天性有机酸代谢障碍中最常见的病种之一，是由多种病因导致的甲基丙二酸、丙酸、甲基枸橼酸等代谢物在体内的异常蓄积，从而引起神经、肾、肝、骨髓等多脏器损伤的一类常染色体隐性遗传病。根据病因不同分为甲基丙二酰辅酶 A 变位酶（MCM）缺陷型及维生素 B_{12} 缺陷型（钴胺素缺陷型）。故选 D。

10. 答案：A。甲基丙二酸血症的神经损害，影像学改变常常有不同程度的脑萎缩，髓鞘异常和对称性基底核异常，尤以苍白球损害为主。

11. 答案：A。饮食治疗原则是低蛋白、高能饮食，一旦确诊应尽早开始限制饮食中蛋白质的摄入，可使用限制甲基丙二酸前体氨基酸（包括异亮氨酸、甲硫氨酸、苏氨酸、缬氨酸）的特殊奶方，由于这些氨基酸为必需氨基酸，故特殊奶粉不能作为蛋白质的唯一来源，尚需进食少量天然蛋白质。天然蛋白质摄入量应控制在 0.5 ～ 1.5g/（kg•d），不同年龄段蛋白质总摄入量标准是不同的，需以机体能耐受且不影响生长发育为准。

12. 答案：B。维生素 B_{12} 负荷试验用于鉴别维生素 B_{12} 有效型和无效型，对于有效型，可长期使用维生素 B_{12} 作为维持治疗用药之一。使用剂量为 1mg，每周至每月肌内注射一次或口服甲基钴胺素 500 ～ 1000μg。

13. 答案：D。遗传代谢性疾病的诊断依赖确诊试验的结果，但标本采集不合格会导致结果偏差，从而导致误诊或漏诊。标本采集要在任何治疗开始之前，一旦使用药物，就可能干扰代谢产物的水平，从而导致假阳性或假阴性发生；代谢产物的排出是间歇性的，因此代谢检测阴性不能完全排除代谢性疾病可能，同理，疾病的状态及用药情况可能导致代谢产物水平异常，出现假阳性。因此，正确地采集标本是获得正确诊断的前提，进行血氨、血乳酸等项目检测时，采血不要使用止血带，否认会人为造成组织缺氧，导致乳酸等水平升高。

14. 答案：E。急性期治疗以补液纠酸为主，限制蛋白，保证适当的热量。但如患儿意识昏迷状态在加重，血氨升高，表示代谢紊乱严重，异常代谢产物堆积明显，此时需要血液透析，以加速毒物排泄，维持水盐平衡，同时可以继续进行纠酸治疗。

15. 答案：D。患儿急性期结束后，进入维持治疗阶段，此时的血气分析等结果已趋于正常，治疗应针对患儿疾病的具体情况制订针对性方案，而不同疾病类型，预后及治疗有所不同，此时应完善基因检查，以明确基因突变类型，结合临床表型及多态性位点分析确定疾病亚型，而只有对饮食药物治疗效果差的患儿才可考虑肝肾移植。

（刘　颖　高晓琳）

第9章　免疫性疾病思考题参考答案与解析

第1节　过敏性紫癜

1. 答案：ABCD。该患儿以皮肤紫癜伴关节肿痛为主要表现，重点鉴别过敏性紫癜和血小板减少性紫癜。迄今为止，过敏性紫癜的病因尚未完全阐明，目前认为该病与以下因素有关：①感染：细菌、病毒、寄生虫、支原体等感染；②药物过敏；③疫苗接种；④遗传因素。故ABC均选，血小板减少性紫癜有反复皮肤黏膜出血，故D也选。

2. 答案：E。过敏性紫癜（Henoch-Schönlein purpura，HSP）是一种由免疫复合物介导的全身性中小血管炎综合征，临床表现为特征性皮疹：皮疹多见于双下肢和臀部，呈对称性、大小不等、形态不一、略高出皮面的出血性皮疹。该病例中的患儿有典型的HSP的皮疹和关节肿痛表现，血常规提示PLT正常，排除C。荨麻疹的皮疹呈风团样，且多伴有皮肤瘙痒，通常在2～24小时内消退，无关节症状，故排除B。风湿热的皮疹形态为环形红斑，且患儿起病急、病程短，无发热及游走性、多发性关节红肿热痛，故排除A。幼年类风湿关节炎是小儿时期一种常见的结缔组织病，以慢性关节炎为其主要特点，年龄较小的患儿往往先有持续性不规则发热，其全身症状较关节症状更为显著，皮疹常为圆形充血性斑丘疹，非出血性皮疹，分布于胸部及四肢近侧多见，与该患儿不符合，故排除D。

3. 答案：A。过敏性紫癜临床表现为非血小板减少性可触性皮肤紫癜，伴或不伴腹痛、胃肠出血、关节痛、肾脏损害等症状。血栓性血小板减少性紫癜以血小板减少性紫癜、微血管病性溶血、中枢神经系统症状、发热以及肾脏损害为特征，而非腹痛和关节痛，故不选B。血友病为一组遗传性凝血功能障碍的出血性疾病，腹痛和关节痛不是临床特征，故不选C。原发性血小板减少性紫癜属于自身免疫性疾病，为不明原因的刺激引发的免疫反应导致血小板破坏过多，抗血小板抗体阳性，骨髓检查可见骨髓巨核细胞发育成熟障碍，临床表现为广泛的皮肤黏膜血点或成片瘀斑，可伴有胃肠和关节腔出血，但不会累及肾脏。

4. 答案：ABCDE。过敏性紫癜是一种由免疫复合物介导的全身中小血管炎综合征。对称性分布的皮肤紫癜、胃肠道表现（腹痛、便血和呕吐）、关节症状及肾脏损害为HSP的四大主要症状，其他如神经系统、生殖系统、呼吸系统、循环系统也可受累，甚至可发生严重的并发症。肺出血为儿童HSP少见并发症，但病死率高达75%，临床表现为乏力、胸痛、咳嗽、咯血、呼吸困难。心前区不适或心律失常的发生率为40%～50%，可能机制为速发型变态反应致心肌水肿出血，多见于疾病早期，表现为窦性心律失常、异位心律及ST-T段改变，在综合治疗后心前区不适或心律失常可恢复正常，提示心脏损害为一过性。累及消化系统可引起于腹内脏器和腹膜的广泛充血、水肿、渗出，因而可出现肠穿孔、肠套叠、急性胰腺炎、阑尾炎、腹膜炎等外科急腹症表现。故全选。

5. 答案：A。过敏性紫癜可发生于所有年龄段儿童，最小病例报道为 6 个月患儿，但多见于 2 ～ 6 岁，75% 患者小于 8 岁，90% 患者小于 10 岁。

6. 答案：D。过敏性紫癜发病机制以 IgA 介导的体液免疫异常为主，IgAl 沉积于小血管壁引起自身炎症反应和组织损伤。

7. 答案：ABCDE。过敏性紫癜伴有关节肿胀、疼痛、甚至关节积液者称为关节型紫癜，关节受累发生率为 82%，以单个关节为主，主要累及双下肢，尤其是踝关节及膝关节，但鲜有侵蚀性关节炎发生，不遗留关节畸形。

8. 答案：ABCE。过敏性紫癜的常规治疗包括急性期卧床休息，积极寻找、治疗可能的诱因，同时使用维生素 C、钙剂等抗组胺药，使用抗血小板凝聚药物如双嘧达莫等。2012 年改善全球肾脏病预后组织（Kidney Disease：Improving Global Outcomes，KDIGO）“诊疗建议”中推荐糖皮质激素适用于对 HSP 所致的胃肠道症状、关节炎、血管神经性水肿、肾损害较重及表现为其他脏器急性血管炎的患儿。该患儿为单纯性紫癜，故不选 D。

9. 答案：ABCDE。过敏性紫癜出现腹痛、消化道出血症状时，急性期需禁食、补液，腹痛者用山莨菪碱或阿托品肌内注射解痉，联合西咪替丁保护胃黏膜等，出血明显需联合止血药，糖皮质激素治疗可较快减轻血管炎症，缓解急性过敏性紫癜的胃肠道症状。过敏性紫癜是免疫反应性全身中小血管炎综合征，血液净化可以清除 IgAl-IgG 循环免疫复合物、趋化因子及补体等有害因子。过敏性紫癜消化道出血严重时需行内镜进一步检查，必要时需内镜下止血。

10. 答案：ABCDE。过敏性紫癜胃肠道损害时需注意控制饮食以免加重胃肠道症状。大部分轻症患儿可以进食少量少渣易消化食物，严重腹痛或呕吐者需要营养要素饮食或暂时禁食并胃肠外营养支持治疗。

11. 答案：ABCDE。2006 年欧洲抗风湿病联盟和欧洲儿科风湿病学会制定了儿童血管炎新的分类标准，2013 年中华医学会儿科学分会免疫学组参照此标准制定了过敏性紫癜的诊断标准，即可触性（必要条件）皮疹伴如下任何一条：①弥漫性腹痛；②任何部位活检示 IgA 沉积；③关节炎/关节痛；④肾脏受损表现 [血尿和（或）蛋白尿]。

12. 答案：C。过敏性紫癜性肾炎（Henoch-Schönlein purpura nephritis，HSPN）是指过敏性紫癜时肾实质的损害。中华医学会儿科学分会肾脏病学组 2016 年制定的《紫癜性肾炎诊治循证指南》的诊断标准为：在过敏性紫癜病程 6 个月内，出现血尿和（或）蛋白尿。血尿：肉眼血尿或镜下血尿。蛋白尿：1 周内 3 次尿常规蛋白阳性或 24 小时尿蛋白定量＞ 150mg 或 1 周内 3 次尿微量白蛋白高于正常值。故选 C。

13. 答案：D。中华医学会儿科学分会肾脏病学组 2016 年制定的《紫癜性肾炎诊治循证指南》的诊断标准指出：极少部分患儿在过敏性紫癜急性病程 6 个月后，再次出现紫癜复发，同时首次出现血尿和（或）蛋白尿者，应争取进行肾活检，如为 IgA 系膜区沉积为主的系膜增生性肾小球肾炎，仍可诊断为紫癜性肾炎。

14. 答案：ABCDEFG。2016 年中华医学会儿科学分会肾脏病学组根据临床表现将紫癜性肾炎分为 7 型：孤立性血尿型、孤立性蛋白尿型、血尿和蛋白尿型、急性肾炎型、肾病综合征型、急进性肾炎型和慢性肾炎型。

15. 答案：BCDE。紫癜性肾炎患儿的临床表现与肾病理损伤程度并不完全一致，后者能更准确地反映病变程度及远期预后；没有条件获得病理诊断时，可根据其临床分型选择相应的治疗方案。对尿常规轻度改变（即镜下血尿，轻微蛋白尿）、肾功能正常、肾活检仅轻微改变或呈局灶性系膜增生改变者，暂不需要激素治疗，可先予对症处理，加强随访观察。对达到肾病水平蛋白尿、临床表现为肾炎综合征或肾病综合征、急进性肾炎，或者病理类型为弥散性系膜增生性肾炎伴局灶或弥散性细胞新月体形成或呈膜增生性肾炎者，则必须激素治疗。

（郭　慧　高晓琳）

第2节 风 湿 热

1. 答案：B。急性风湿热可发生在任何年龄，但在3岁以内的婴幼儿中极为少见，最常见于5～15岁的儿童和青少年。初次发作多在5～15岁，男女患病的机会大致相等。

2. 答案：A。风湿热是A组乙型溶血性链球菌咽峡炎后的晚期并发症。A组乙型溶血性链球菌的抗原性复杂，各种抗原分子结构与机体器官抗原存在同源性，机体的抗链球菌免疫反应可与人体组织产生免疫交叉反应，导致器官损害，是风湿热发病的主要机制。

3. 答案：D。美国心脏病学会于1992年修订的初发风湿热的诊断标准中主要表现包括：心脏炎，多关节炎，舞蹈病，环形红斑，皮下结节。

4. 答案：E。美国心脏病学会于1992年修订的初发风湿热的诊断标准中次要表现包括：关节痛，发热，血沉增快或CRP升高，P-R间期延长。

5. 答案：C。风湿活动的指标包括：心率增快，体温不稳定，CRP持续阳性，血沉波动，黏蛋白增加，进行性贫血，白细胞计数高，ASO滴度不下降和P-R间期延长间歇出现要考虑风湿活动持续存在。

6. 答案：C。心脏炎时宜早期使用糖皮质激素，有充血性心力衰竭时应及时大剂量静脉注射糖皮质激素。

7. 答案：B。乙型溶血性链球菌感染后，链球菌菌体成分及其产物与相应的抗体作用，形成免疫复合物，沉积在关节、心肌、心脏瓣膜，导致Ⅲ型变态反应性组织损伤，风湿热发病。

8. 答案：D。对患过风湿热的小儿应选长效青霉素进行继发性预防。风湿热的一级预防可用苄星青霉素120万U（6岁以内60万U）1次肌内注射。

9. 答案：A。风湿热合并心脏炎时宜早期使用糖皮质激素，有充血性心力衰竭时应及时大剂量静脉注射糖皮质激素。

10. 答案：E。风湿热的一级预防可用苄星青霉素120万U（6岁以内60万U）1次肌内注射；或普通青霉素40万～80万U，每日2次，肌内注射，共10～14天；或口服青霉素40万～60万U，每日4次，共10天。

11. 答案：D。风湿热伴心脏炎时宜早期使用糖皮质激素，泼尼松每日2mg/kg，最大量≤60mg/d，分次口服，2～4周后减量，总疗程为8～12周。

12. 答案：C。风湿热是儿科常见的危害学龄期儿童生命和健康的主要疾病之一，是后天获得性心脏病的主要病因之一。风湿热的预后取决于有无心脏炎及严重程度。

13. 答案：D。风湿性心脏病为临床上最重要的表现，风湿热病例中约60%～80%有心脏炎的征象，其临床表现轻重不一，从亚临床型、无症状或只有轻微心前区不适、心悸直至严重心力衰竭不等。若同时累及心内膜、心肌和心包则称为风湿性全心炎。经及时治疗，心内膜炎的瓣膜损害可有明显恢复，甚至有恢复正常的可能。

14. 答案：D。抗链球菌溶血素“O”（ASO）测定，若多次试验结果逐渐升高，则对风湿热和风湿活动诊断价值较大。如抗体长期恒定在高单位，多为非活动期；若由高单位逐渐下降，则为疾病缓解期。发病早期用过抗生素或激素者，ASO可不增高。

15. 答案：E。治疗方案应包括：①清除链球菌感染，首选青霉素；②抗风湿治疗，主要为水杨酸盐和糖皮质激素。仅有关节炎者用阿司匹林；心脏炎者应及时使用糖皮质激素。

16. 答案：D。舞蹈病多见于5～15岁，女性多见。其特征为以四肢和面部为主的不自主、无意识快速运动，于紧张、激动和厌倦时加剧，入睡后停止。体温多正常，症状于2～3个月内完全消失，但亦可留有轻度的神经精神失控。舞蹈病可单独存在或与其他风湿热症状同时并存，约40%伴心脏损害，罕见关节炎。

17. 答案：E。根据患儿持续发热5天以上，结膜、口腔及咽部明显充血，唇皲裂；手足皮肤红肿，面部、四肢及躯干皮肤出现红斑；颈部淋巴结非化脓性肿胀，直径大于 1.5cm；实验室检查：血白细胞总数及中性粒细胞增高，血沉增快。符合川崎病诊断标准，故选 E。

18. 答案：A。患者起病缓慢，先有链球菌性扁桃体炎或咽炎等前驱病史，后出现风湿热症状，再出现心尖区可闻轻度收缩期杂音。应首先考虑风湿性心脏病，故选 A。

19. 答案：E。所谓反跳现象是指在停止抗风湿治疗后出现轻度发热、关节痛、血沉加快、C-反应蛋白阳性。此现象多在 2 ～ 3 天后自行消失，但有时可延长至 1 ～ 2 周；部分患儿反跳时症状较前更加严重，反跳者一般给予阿司匹林即可。

20. 答案：B。风湿性心瓣膜病时，二尖瓣最易受累，二尖瓣关闭不全时表现为心尖区 3 ～ 6 级高调吹风样收缩期杂音，向腋下及左背部传导。二尖瓣相对性狭窄时可闻低调短暂的舒张中期杂音。

（王　涛　周开宇　高晓琳）

第 3 节　川　崎　病

1. 答案：B。川崎病典型临床表现包括：①发热，持续 5 天以上，为稽留高热或弛张热，抗生素治疗无效；②四肢末端改变，急性期手足硬肿、充血，2 周后指（趾）端开始膜样脱皮；③多形性红斑皮疹：于发病后 2 ～ 3 天，在面部、四肢、躯干出现，疹型不一，但无水疱及结痂；④双眼结膜充血，但无分泌物及假膜，为一过性；⑤唇及口腔改变，口唇干红、皲裂，杨梅舌，口腔黏膜弥漫性充血；⑥急性期非化脓性颈淋巴结肿大，可为单侧或双侧，直径大于 1.5cm，对抗生素治疗无反应。

2. 答案：E。控制全身炎症反应是川崎病最有效的治疗，包括口服抗炎药和静脉输注丙种球蛋白。发病早期应用大剂量丙种球蛋白可以迅速抗炎，预防或减轻心脏病变的发生。同时服用大剂量阿司匹林以达到控制炎症的作用。

3. 答案：C。对于具备以下特点的川崎病患者，有发生冠状动脉瘤的可能：①男性；②小于 1 岁；③发热持续 2 周以上或再次发热；④心脏扩大有心律失常；⑤复发川崎病；⑥白细胞、血小板、C 反应蛋白、血沉升高明显，或持续不下降。

4. 答案：A。一旦诊断川崎病，应住院接受治疗：①静脉输注丙种球蛋白治疗，推荐早期应用；②阿司匹林疗程为 2 ～ 3 个月，伴有冠脉扩张者应用至冠脉恢复正常为止；③双嘧达莫用于川崎病合并冠脉扩张或血小板增高患儿；④对于合并冠状动脉瘤的患儿，建议应用华法林抗凝治疗，预防冠脉内血栓形成；⑤营养心肌及支持治疗；⑥糖皮质激素用于阿司匹林+丙种球蛋白无反应的川崎病。川崎病时全身免疫性血管炎，一般情况下不需要使用抗生素治疗。

5. 答案：E。川崎病急性期手足呈硬性水肿，手掌和足底早期出现潮红，10 天后出现特征性趾端大片状脱皮，出现于甲床皮肤交界处。

6. 答案：E。冠状动脉损害是引起猝死的主要原因，1984 年日本学者曾分析 104 例川崎病死亡资料，50% 死于病程两个月内，20% 死于发病 1 年后，其死亡原因心肌梗死占 60%，心力衰竭占 18%，冠状动脉瘤破裂占 5%。

7. 答案：C。冠状动脉瘤：是川崎病中最严重的并发症。有近 20% ～ 25% 的患儿有冠状动脉畸形，包括弥漫性扩张和动脉瘤。冠状动脉的扩张最早在平均发病 10 天时即可被发现，起病 4 周后是发现冠状动脉病变的高峰。

8. 答案：E。糖皮质激素仅用于阿司匹林+丙种球蛋白无反应的川崎病。

9. 答案：C。虽然重复使用大剂量丙种球蛋白静脉注射，总量达 6 ～ 8g/kg，仍有 1% ～ 2% 的川崎病患者无效。

10. 答案：E。虽然各地报道并不一致，多数资料提示未经有效治疗的川崎病冠状动脉瘤的发生率为 15% ～ 20%。

11. 答案：D。川崎病的冠状动脉损害最常发生于起病的第 14 ～ 28 天，但也可发生于疾病恢复期；川崎病的冠状动脉扩张包括轻度扩张（冠状动脉直径大于同龄儿童，但小于 4mm）、中度扩张（冠状动脉直径大于 4mm，但小于 8mm）、重度扩张（即冠状动脉瘤，冠状动脉直径大于 8mm）。

12. 答案：B。据不同资料报道，大约 1% ～ 2% 的川崎病患儿可能复发，少部分患儿可能多次复发，有文献报道川崎病复发次数可多达 4 ～ 5 次。

13. 答案：A。所有川崎病的相关症状都提示有多脏器受累。约有 25% 的患儿脑脊液中有单核细胞增多，蛋白质含量正常或轻度升高，糖含量正常。部分患儿可出现胆囊水肿，极少数严重者可出现麻痹性肠梗性肠梗阻或肠道出血。临床可见呕吐、腹泻、腹痛、腹胀及黄疸，电解质紊乱和酸碱失调等。在急性期，可伴呼吸道症状，X 线检查提示间质性肺炎。小关节可有关节炎的表现，而大关节受累多在起病后第 2 和第 3 周。

14. 答案：D。婴儿期患者表现常不典型。根据患者发热持续 5 天以上，双眼结膜充血，口唇干红，特征性的卡疤周边红肿，CRP 及血沉升高，提示川崎病可能性最大。

15. 答案：A。根据患者发热持续 5 天以上，四肢末端硬性水肿，多形性红斑皮疹，口唇干红，非化脓性颈淋巴结肿大，CRP 及血沉升高，提示川崎病可能性最大。故应首选超声心动图，明确有无冠状动脉损害。

（王　涛　周开宇　高晓琳）

第 10 章　感染性疾病思考题参考答案与解析

第1节　肺　结　核

1. 答案：D。该病例系幼儿，有慢性咳嗽患者接触史，发热、咳嗽，病程两个月余，体型消瘦（现 2 岁，体重仅为 9.5kg），双肺听诊未见明显异常，PPD 皮试局部硬结 12mm×16mm，因此该病例首先需要完善的是胸部 X 线检查明确肺部病变情况。

2. 答案：C。该病例系 2 岁男性幼儿，起病缓，以发热、咳嗽为主要表现，患儿的爷爷、奶奶有慢性咳嗽病史，体型消瘦，PPD 皮试，局部硬结 12mm×16mm，胸部影像学提示弥漫分布粟粒状结节，肺门淋巴结增大，根据上述病史特点，考虑患儿肺结核可能性大，临床考虑粟粒型肺结核可能，可进一步完善胃液查抗酸杆菌、Xpert 等病原学检查确诊。

3. 答案：D。粟粒型肺结核强化阶段治疗时应给予强有力的四联抗结核药物：异烟肼、利福平、吡嗪酰胺和乙胺丁醇。异烟肼+利福平为巩固治疗阶段用药。考虑到安全性与有效性，阿米卡星、链霉素一般不作为儿童结核病首选。

4. 答案：C。PPD 皮试需要在皮内注射结核菌素物质，以刺激 T 淋巴细胞介导的迟发型变态反应。小儿受结核分枝杆菌感染 4 ～ 8 周后，PPD 皮试即呈阳性反应。在发生过结核分枝杆菌暴露的受试者中，注射部位会在 48 ～ 72 小时内出现硬结。

5. 答案：C。PPD 皮试阳性反应见于：①接种卡介苗后。②年长儿且无明显临床症状，仅呈一般阳性反应，表示曾感染过结核分枝杆菌。③婴幼儿，尤其是未接种卡介苗者，阳性反应多表示体内有新的结核病灶，年龄越小，活动性结核病可能性大。④强阳性反应者，表明体内有活动性结核病。⑤由阴性反应转为阳性反应，或反应强度由原来小于 10mm 增至大于 10mm，且增幅超过 6mm 时，表明新近有感染。此外，非结核分枝杆菌感染也可致 PPD 皮试阳性。PPD 皮试阴性反应见于：①未感染过结核分枝杆菌。②结核迟发性变态反应前期（初次感染后 4 ～ 8 周内）。③假阴性反应，由于机体免疫功能低下或免疫受抑制所致，如部分危重结核病；急性传染病，如麻疹、水痘、风疹、百日咳等；体质极度衰弱者，如重度营养不良、重度脱水、重度水肿等，应用糖皮质激素或其他免疫抑制剂治疗时；原发或继发免疫缺陷病。④技术误差或结核菌素失效。

6. 答案：C。见题 5 解析。

7. 答案：C。见题 5 解析。

8. 答案：C。肺结核患者的症状体征不特异，因此对于支气管肺炎与儿童活动性肺结核最有鉴别意义的不是发热、咳嗽、气促等表现，但若痰液 Xpert 检查阳性提示结核分枝杆菌阳性，结合临床可确诊肺结核。

9. 答案：D。判断小儿活动性结核病的参考指标如下：①发热、咳嗽、咯血、消瘦、盗汗等相关临床症状；②未接种卡介苗且小于三岁，尤其是小于一岁婴儿 PPD 皮试强阳性者；③痰或胃液中找到结核分枝杆菌（涂片、培养或 Xpert 检查阳性）；④胸部 X 线检查有活动性肺结核改变者；⑤支气管镜检查有明显支气管结核病变者。

10. 答案：D。当肺结核患儿的胸内淋巴结高度肿大时，可产生一系列压迫症状：压迫气管分叉处，可出现类似百日咳样痉挛性咳嗽；压迫支气管使其部分阻塞时，可引起喘鸣；压迫喉返神经可致声嘶；压迫静脉可致胸部一侧或双侧静脉怒张。

11. 答案：C。结核病变蔓延至支气管内造成支气管结核，支气管镜检查可见到以下病变：①肿大淋巴结压迫支气管致管腔狭窄，或与支气管壁粘连固定，以致活动受限；②黏膜充血、水肿、溃疡或肉芽肿；③在淋巴结穿孔前期，可见突入支气管腔的肿块；④淋巴结穿孔形成淋巴结-支气管瘘，穿孔口呈火山样的凸起，色泽红而有干酪样物质排出。

12. 答案：C。原发型肺结核是原发性结核病中最常见者，为结核分枝杆菌初次侵入肺部后发生的原发感染，是小儿肺结核的主要类型。原发型肺结核包括原发复合征和支气管淋巴结结核。肺部原发病灶多位于右侧肺上叶、底部和下叶的上部，近胸膜处。基本病变为渗出、增殖、坏死。

13. 答案：B。肺结核抗结核药物的治疗原则：①早期治疗；②适宜剂量；③联合用药；④规律用药；⑤坚持全程；⑥分段治疗。

14. 答案：A。原发复合征两阶段治疗中的巩固治疗阶段，联用异烟肼+利福平两种抗结核药物，一般疗程为 4 个月，目的在于杀灭持续存在的细菌，以巩固疗效，防止复发。

15. 答案：A。患者 12 岁女性，亚急性起病，病程 2 周，发热、咳嗽为主要表现，伴盗汗、体重下降，在外院抗细菌感染治疗不佳，且有结核感染免疫学证据，首先考虑结核感染。新型冠状病毒感染在儿童往往症状更轻，且较少引起病程持续 2 周的发热及胸膜炎等表现，可能性小，可以完善痰或鼻咽拭子新型冠状病毒核酸检测帮助诊断。肺炎链球菌感染往往感染中毒症状更重，且头孢曲松抗感染往往有效，暂不考虑，可完善痰、胸腔积液培养和（或）病原学二代测序检查帮助进一步排除。隐球菌和曲霉菌感染往往见于免疫缺陷或免疫抑制人群，该患者既往身体健康状况良好，不是易感人群，故暂不考虑，可进一步完善隐球菌抗原乳胶凝集试验及 GM 试验检查帮助诊断。

16. 答案：C。肺结核咯血的原因是病灶侵蚀血管，造成血管损伤，因受损伤血管的大小及其损害的程度不同，咯血量的多少不等，轻者仅痰内带血丝或血块，重者如结核空洞内动脉瘤破裂，可引起致命性大咯血或窒息死亡，其他几个改变均不易引起血管的破坏，故不是引起肺结核患者咯血的原因。

17. 答案：A。结核性胸膜炎胸腔积液特点多为渗出液；若胸腔积液检查为漏出液，需考虑心力衰竭等血管静水压增高的疾病所致；脱落细胞学检查阳性见于肿瘤性疾病；化脓性细菌感染时胸腔积液可为脓性；巧克力色胸腔积液可见于阿米巴肝脓肿破溃入胸腔。

18. 答案：D。患者胸腔积液检查提示蛋白高，乳酸脱氢酶高，为渗出液，在感染、系统性红斑狼疮、肿瘤患者中均可见。心功能不全所致胸腔积液，其发生机制与毛细血管静水压升高有关，引起的是漏出液，故选 D。

19. 答案：A。该患者从临床角度首先考虑结核，胸腔积液 Xpert 检查阳性可明确结核感染诊断；生化检查和细胞学检查能提示胸腔积液的性质，渗出液或漏出液，但不能确定具体病原；胸腔积液脱落细胞及肿瘤标志物检查有助于肿瘤性疾病诊断。

20. 答案：E。结节性红斑是脂膜炎的一种特殊形式，其特点为胫前或偶尔其他部位可触及的红色或紫色皮下结节，有压痛。通常伴随潜在的系统疾病，常见有链球菌感染、结核感染、EB病毒感染、结节病、炎症性肠病、淋巴瘤等。主要通过临床进行诊断，有时需依赖活检。治疗随病因而异。一般治疗包括卧床休息、抬高肢体、冷敷以及NSAIDs。全身使用糖皮质激素治疗有效，但鉴于其可能加重潜在的感染，只作为最后的治疗手段，故此题选E。

21. 答案：A。判断该患者是否有传染性，最主要依据是痰涂片抗酸染色阳性。TSPOT.TB和结核菌素皮肤试验均为结核感染性的免疫学证据，潜伏结核感染、活动性结核病均可呈阳性，不能代表疾病是否具传染性。血沉为非特异炎症指标。结核所致胸腔积液只能表明胸膜炎症，不能表明是否具传染性。

22. 答案：B。TSPOT.TB是γ-干扰素释放试验的检测类型之一，是对细胞免疫应答的体外血液检测，在大部分感染结核分枝杆菌的患者中，用源于结核分枝杆菌的抗原刺激时，血中单个核细胞会释放γ-干扰素，因此，可作为结核分枝杆菌感染的检测证据。γ-干扰素释放试验不受卡介苗接种状态的影响，但γ-干扰素释放试验无法区分潜伏结核感染与活动性结核，也不能作为抗结核疗效判定，在5岁以下儿童、免疫缺陷或免疫抑制人群中可呈现假阴性。

23. 答案：E。利福平可杀灭细胞内外的结核菌，可用于强化期和巩固期治疗，治疗结核病时，年龄＜15岁及体重≤40kg患者，10～15mg/（kg•d），每日1次，最大量600mg/d。该药主要在肝脏代谢，经胆汁排泄，可导致转氨酶升高，胆汁淤积，使用期间应注意监测肝功能，若出现皮肤黏膜黄疸、凝血功能障碍等，应及时停药；服用后可使患者尿液、汗液、痰液和泪液变为浅红色，角膜接触镜可能永久着色。

24. 答案：E。判断抗结核疗效的指标可以是临床症状好转，痰涂片及培养转阴，影像学提示病灶较前缩小。PPD皮试是结核感染的免疫学证据，不能以此判断抗结核治疗效果。

25. 答案：D。根据WHO相关结核防治指南，若有中枢神经系统结核或骨结核等肺外结核时，其疗程至少1年，故选D。

26. 答案：A。此题考点为儿童潜伏结核感染。儿童结核潜伏感染（latent tuberculosis infection，LTBI）是指结核分枝杆菌感染机体后，其抗原刺激机体产生持续性免疫应答，通过影像学及症状体征检查等未发现活动性结核病的临床证据。患者弟弟8个月，有与培养阳性肺结核患者密切接触史，无发热、咳嗽等临床症状，肺部影像学正常，结核菌素皮肤试验阳性硬结直径10mm，考虑潜伏结核感染。

27. 答案：E。根据世界卫生组织2018年发布的《潜伏结核感染管理指南（更新版）》，潜伏结核感染筛查重点对象包括：有与肺结核患者接触史的儿童；合并HIV感染，应用抗肿瘤坏死因子治疗、器官或骨髓移植的患者；血液透析及尘肺患者。

28. 答案：A。LTBI的判定标准：①卡介苗接种成功且无免疫缺陷的儿童，TST硬结平均直径≥10mm时判断为LTBI。②卡介苗接种成功，有免疫功能缺陷或接受免疫抑制剂治疗＞1个月的儿童，硬结平均直径≥5mm判断为LTBI。③与痰涂片阳性肺结核患者有密切接触的5岁以下儿童，TST硬结平均直径≥5mm时判断为LTBI。④卡介苗接种未成功且除外非结核分枝杆菌感染的儿童，硬结平均直径≥5mm时判断为LTBI。⑤结核菌素皮肤试验反应由阴性转为阳性或2年内反应直径增加≥10mm者也提示有分枝杆菌近期感染。⑥结核菌素皮肤试验结果阴性不支持LTBI，但应除外免疫功能受损患者（如HIV感染者、重症疾病患者，原发或继发的免疫功能缺陷症等）或检测方法错误导致的假阴性可能。

29. 答案：D。年龄＜5岁的儿童是家庭活动性肺结核患者密切接触的高危人群，且婴幼儿结核感染发生重症结核病的风险高。患者8个月弟弟即为LTBI，有预防性治疗指征。我国相关指南、共识及世界卫生组织推荐并使用的儿童LTBI预防性治疗方案：异烟肼[10mg/（kg•d），每天1次，每日最大剂量300mg]单用6个月或9个月，和利福平联合使用3～4个月为常用方案；利福平单用3～4个月作为备选方案。

30. 答案：B。见 29 题解析。

（郭 琴 高晓琳 万朝敏）

第 2 节 麻 疹

1. 答案：C。该病例有发热、咳嗽、鼻塞、流涕、结膜炎等上呼吸道及结膜炎等表现，发热 3 天以后出现面部斑丘疹，且热峰在开始出疹后进一步升高。查体可见颊黏膜粗糙及麻疹黏膜斑，面部皮疹为淡红色斑丘疹。临床经过符合麻疹特点，且患儿 6 月龄以后未再接种疫苗，而麻疹疫苗应在 8 月龄时接种，提示患儿未接种麻疹疫苗，婴幼儿是麻疹好发年龄。综上所述，该患儿最可能的诊断是麻疹。

2. 答案：D。麻疹患者是唯一的传染源，无症状的病毒携带者和隐性感染者传染性低。麻疹的传染性强，未患过麻疹且未接种过疫苗者，即易感者在接触麻疹患者以后，超过 90% 发病。因此，该病例需要补充询问有无麻疹患者接触史，特别是在发病前 2 周住院期间有无接触的可能。

3. 答案：A。科氏斑，即麻疹黏膜斑，是麻疹前驱期出现的特异性体征，有诊断价值。一般在出疹前 1 ～ 2 天出现，开始时见于第二磨牙对应的颊黏膜上，为沙砾大小的灰白色小点，周围有红晕，通常在 1 ～ 2 天内迅速增多，可波及整个颊黏膜，甚至唇黏膜，在出疹后 2 ～ 3 天迅速消失，可遗留暗红色小点。

4. 答案：D。麻疹的前驱期一般持续 3 ～ 4 天，主要表现为上呼吸道和结膜炎，如发热、咳嗽、喷嚏、流涕、结膜充血、畏光、流泪等眼、鼻卡他症状，查体可见颊黏膜麻疹黏膜斑，而不具有杨梅舌的体征。

5. 答案：D。血清学麻疹病毒 IgM 抗体是最常用于麻疹诊断的试验室检测方法，该抗体通常在出疹早期即可呈阳性反应，而在前驱期可能检测不到抗体。而急性期和恢复期双份血清对比麻疹 IgG 抗体滴度升高 4 倍以上可用于近期感染的诊断。鼻咽部分泌物进行麻疹抗原和 RNA 检测都可用于早期快速诊断。血常规仅能提示为病毒感染可能，无特异性，不能用于病原学确诊。

6. 答案：C。麻疹前驱期 3 ～ 4 天，出疹期持续 3 ～ 4 天，出疹后体温更高，同时呼吸道症状达高峰。皮疹先于耳后、发际出现，渐及额、面、颈，自上而下至躯干、四肢，最后出现于手掌和足底。皮疹初为淡红色斑丘疹，压之褪色，疹间皮肤正常，可融合成片，继而转为暗红色，部分病例可出现出血性皮疹。麻疹恢复期持续 3 ～ 4 天，按出疹顺序消退，此期体温逐渐下降，全身症状及呼吸道症状减轻，疹退后皮肤可见糠麸样脱屑及色素沉着。

7. 答案：ABCDE。见第 6 题解析。

8. 答案：C。既往麻疹-流行性腮腺炎-风疹疫苗（MMR）来自鸡胚，对蛋类食物过敏的哮喘儿童，接种 MMR、流感疫苗有发生严重过敏反应的风险。目前 MMR 疫苗来自鸡胚成纤维细胞，发生不良反应的风险明显降低，如对蛋类严重过敏的哮喘儿童，可在有抢救设备的场所和医务人员的监护下接种。在哮喘急性发作（出现喘息、咳嗽、气促、胸闷等症状），尤其是全身应用糖皮质激素时（包括口服和静脉给药）应暂缓接种。根据免疫实践咨询委员会（ACIP）的建议，停止全身应用糖皮质激素 1 个月，可正常接种。

9. 答案：ABCDE。麻疹患者是本病的唯一传染源，从潜伏期末到出疹后 5 天以内，患者的结膜和呼吸道分泌物、尿、血液，尤其是白细胞内均有此病毒。病毒侵入呼吸道上皮细胞，经血流播散到网状内皮系统，并从这里感染各类白细胞，从而造成皮肤、呼吸道和其他器官的损害，出现病毒血症。麻疹病毒直接侵入 T 淋巴细胞并释放抑制性细胞因子，如 IL-4，可能在麻疹病程中及其后的一过性细胞免疫抑制中起某种作用。

10. 答案：C。麻疹常见呼吸道并发症，如喉炎、肺炎等，而肺炎是最常见的。可见于麻疹病程的各个时期，可由麻疹病毒引起，也可因继发其他病原体感染所致，是麻疹患儿死亡的主要原因。由麻疹病毒引起的间质性肺炎多不严重，常在出疹后体温下降期好转，而继发感染多为细菌性，也可为其他病毒或混合感染。

11. 答案：B。我国儿童计划免疫程序规定麻疹疫苗初种年龄为出生后 8 个月。

12. 答案：D。亚急性硬化性全脑炎通常发生于麻疹自然感染后 7 ～ 10 年，故属于远期并发症。急性播散性脑脊髓炎发生于麻疹的恢复期，通常在出疹后的 2 周内发生。

13. 答案：ABCDE。该患儿在麻疹恢复期出现再次发热及呼吸道症状加重，提示出现继发感染。发热为高热，伴有寒战，肺部出现细湿啰音，应考虑为继发细菌性肺炎，故应复查血常规观察血象变化，完善血培养、痰培养是为明确病原菌。患儿肺部出现固定湿啰音，经皮测氧饱和度降低，故应完善胸部 X 线摄片判断肺部病变情况，查血气分析判断有无呼吸衰竭。

14. 答案：B。麻疹患者出疹前后 5 天均有传染性，有肺炎患者传染性可延长至出疹后 10 天。其口、鼻、咽、眼部分泌物中均含有病毒，在患者咳嗽、打喷嚏、说话时，以飞沫形式传播，而与患者密切接触和直接接触患者的鼻咽部分泌物也可传播，故隔离方式应包括飞沫和接触隔离。

15. 答案：D。目前尚无针对麻疹病毒的特异性抗病毒药物，治疗以对症支持治疗为主，加强护理和防止并发症的发生，继发肺炎者合理应用抗生素治疗。

（廖　琼　高晓琳　万朝敏）

第 3 节　传染性单核细胞增多症

1. 答案：D。 患儿为学龄期儿童，有反复发热、咽痛、眼睑水肿，查体扁桃体Ⅱ度肿大，表面可见大量灰白色分泌物附着，双侧颈部各可扪及数个肿大淋巴结，肝肋下 3cm 触及，脾肋下 2cm 触及，是传染性单核细胞增多症经典的临床症状及体征，该疾病的确诊除临床指标外，还需要结合实验室检查，即外周血异型淋巴细胞比例≥ 10% 或淋巴细胞增多≥ 5.0×10^9/L，或典型的 EB 病毒谱结果。

2. 答案：E。患儿考虑诊断为传染性单核细胞增多症，该疾病的病原 EB 病毒为嗜肝病毒，因此该病比较常见转氨酶升高，是该病最常见的并发症。甚至有临床医生根据经验提出，扁桃体渗出+转氨酶升高提示传染性单核细胞增多症。答案中 A 和 C 为化脓性链球菌所致细菌性扁桃体炎的典型实验室检查结果，D 为川崎病相关检查结果，故排除。

3. 答案：D。90% 传染性单核细胞增多症是由 EB 病毒引起的。EB 病毒又称人类疱疹病毒 4 型，属于疱疹病毒大家庭的一员。其他病原也可以引起类似临床表现，占传染性单核细胞增多症病因的 10%，如巨细胞病毒、人类疱疹病毒 6 型、弓形虫、HIV 病毒和腺病毒。

4. 答案：C。传染性单核细胞增多症外周血的经典改变为：白细胞总数升高，平均在（12 ～ 18）$\times 10^9$/L，高者可达（30 ～ 50）$\times 10^9$/L，淋巴细胞升高显著，比例多在 50% 以上，并可见异型淋巴细胞。在具有典型临床症状的患儿中异型淋巴细胞比例超过 10% 具有诊断意义。该疾病所致类白血病反应（白细胞总数超过 50×10^9/L）在临床很少见，故排除 E。

5. 答案：D。根据相关专家共识，诊断传染性单核细胞增多症的临床指标包括：①发热；②咽扁桃体炎；③颈部淋巴结肿大；④脾大；⑤肝肿大；⑥眼睑水肿。患儿目前符合所有的临床指标，故患传染性单核细胞增多症的可能性很大，可通过血常规或 EB 病毒抗体谱结果确诊。扁桃体渗出为川崎病诊断反指征，且患儿无结膜充血、一过性皮疹、口唇改变等川崎病症状，故排除。

6. 答案：D。白血病可出现反复发热，查体可见肝、脾、淋巴结肿大，但白血病除上述临床特征外，常常有严重的贫血和出血表现。重型传染性单核细胞增多症也可出现血液系统并发症，如溶血性贫血、血小板下降等，但临床较为少见且多为一过性。此外，部分白血病患儿血常规见白细胞异常升高，并可见大量幼稚细胞，但低增生性白血病则表现为三系减低。

7. 答案：C。大部分传染性单核细胞增多症病例为自限性，预后良好。但 EB 病毒几乎可以累及各个脏器，部分病例可出现并发症。肝功能异常在临床是最常见的并发症，发生率在 60% 以上，多认为是感染后免疫损伤所致，而非病毒直接侵犯肝细胞。血液系统损害也较为常见，超过 20% 的病例可能并发血小板减低。其他少见血液系统并发症还包括溶血性贫血、全血细胞减少等。神经系统损害发生率约为 1% ～ 5%，表现为脑炎、脑膜脑炎、惊厥、视神经炎、听力损失、面瘫、GBS 等。脾破裂的发生率在 1% 以内，一般发生在病程前三周内。其他比较少见的并发症还有心肌炎、心包炎、胰腺炎、间质性肺炎等。此外，EB 病毒感染后可能诱发的疾病有慢性活动性 EB 病毒感染、淋巴增殖性疾病、噬血细胞综合征等。

8. 答案：E。传染性单核细胞增多症多为自限性疾病，目前认为，抗病毒治疗可以降低病毒复制水平和咽部排泌病毒时间，但并不能减轻病情严重程度、缩短病程和降低并发症的发生率，因此不推荐常规进行抗病毒治疗。临床上患儿多诉咽痛，可导致饮入减少，同时反复发热导致不显性失水增加，因此应对患儿进行液体管理，避免脱水。

9. 答案：BCD。在无并发症的患儿中一般很少使用激素，鉴于疾病本身的自限性和激素的不良反应，不建议在普通病例中使用激素。重症传染性单核细胞增多症往往是因为继发了免疫损害，而激素具有免疫抑制的作用。《儿科学》教材第九版提到，重症患儿短疗程使用肾上腺皮质激素可减轻症状。2016 年国内专家共识中提出了激素的适应证：发生咽扁桃体严重病变或水肿、神经系统病变、心肌炎、溶血性贫血、血小板减少性紫癜等并发症时可短疗程应用糖皮质激素 3 ～ 7 天。我们检索文献后发现，在合并严重气道梗阻甚至可能需要气管插管或气管切开的患者中激素的使用可能会改善预后，而在其他并发症时并没有太多证据表明激素的使用可能获益。鉴于相关研究缺乏且质量不高，我们急需设计精良的随机对照研究来评估激素在重症传染性单核细胞增多症患儿中的使用价值和使用方案。

10. 答案：D。传染性单核细胞增多症常导致反复发热，短则数天，长的可达两三周。发热时间长的患儿，有时候需要警惕严重并发症的发生，如噬血细胞综合征，此时患儿病情危重，血常规可出现血两系以上的减低，同时出现其他异常检查结果。该病例热退后精神可，可先监测血常规，高度怀疑并发噬血细胞综合征时可完善骨髓检查辅助诊断。不推荐在发热时间长但一般情况良好的患儿中常规进行骨髓检查。

11. 答案：D。噬血细胞综合征是由多种潜在病变引起淋巴细胞和组织细胞非恶性增生，产生细胞因子风暴，导致危及生命的过度炎症反应状态。噬血细胞综合征分为原发性（遗传性）及继发性，前者为常染色体隐性遗传或 X 连锁遗传，存在明确基因缺陷或家族史。后者可由感染（主要为 EB 病毒感染）、恶性肿瘤等诱发。噬血细胞综合征主要表现为发热、脾大、全血细胞减少、高甘油三酯、低纤维蛋白原、高血清铁蛋白，并可在骨髓、脾或淋巴结活检中发现噬血现象。

12. 答案：D。传染性单核细胞增多症患儿若继发细菌感染应避免使用阿莫西林或氨苄西林，因为这两种抗生素可能会诱发皮疹。药物疹发生的机制还不太清楚，但一般认为和普通的药物过敏机制不同。2016 年的一项系统评价发现药物疹发生率最高的抗生素为氨苄西林、阿奇霉素和阿莫西林。此外，引起蜂窝织炎的细菌主要是化脓性链球菌和金黄色葡萄球菌，其对阿奇霉素耐药率高，故排除阿奇霉素。针对上述病原，一代头孢菌素效果优于三代头孢菌素。

13. 答案：B。异型淋巴细胞的产生机制是由于病毒与 B 淋巴细胞受体结合，在不断增殖与复制过程中，被 T 淋巴细胞识别，激发抑制性 T 细胞增殖并自身发生转化，形成细胞毒性效应，出现在循环血液中。这些细胞的形态类似单核细胞，故该病最开始命名为“传染性单核细胞增多症”并沿用至今，但实际应为“传染性 T 淋巴细胞增多症”。

14. 答案：CDE。EB 病毒的病原学检测广泛用于临床的是 EB 病毒特异性抗体谱检查。包括：① EB 病毒衣壳抗原 IgM 抗体（EBV-viral capsid antigen-IgM，EBV-VCA-IgM）：是针对 EB 病毒衣壳抗原产生的抗体，在病程早期就会产生（病毒潜伏期长），病程 3 个月后开始下降，是急性感染的标志。② EB 病毒衣壳抗原 IgG 抗体（EBV-viral capsid antigen-IgG，EBV-VCA-IgG）：由于病毒潜伏期较长，病程早期多已呈阳性，持续终生，是 EB 病毒感染的标志。临床上可进行该抗体的亲和力检查，低亲和力提示急性感染，高亲和力提示既往感染。③ EB 病毒早期抗原 IgG 抗体

（EBV-early antigen-IgG，EBV-EA-IgG）：包括两种亚型，抗-D和抗-R，一般用于临床的是抗-D，在疾病早期即产生，恢复期消失，阳性提示急性感染，但敏感性不高。④ EB病毒核抗原IgG抗体（EBV-nuclear antigen-IgG，EBV-NA-IgG）：一般在起病6～12周后产生并持续终生，是既往感染的标志。

15. 答案：E。病毒是儿童急性扁桃体炎最常见的病原，可引起扁桃体炎的病毒主要为鼻病毒、冠状病毒、腺病毒。细菌性发生率仅次于病毒性，A群β溶血性链球菌（又称GAS或化脓性链球菌）为本病的主要致病菌，细菌性扁桃体炎在学龄期儿童更多见。通常而言，呼吸道病毒感染所致扁桃体炎除引起发热、咽痛外，一般也同时存在一些呼吸道卡他症状，如鼻部症状和咳嗽。如果患儿仅表现为咽痛而无呼吸道卡他症状，则GAS感染可能性较大。

（温　杨　高晓琳　万朝敏）

第4节　流行性腮腺炎

1. 答案：ABCD。患儿双侧面颊交替肿大，伴神经系统症状，需考虑流行性腮腺炎并发腮腺脑炎，因此，体格检查需仔细进行面颊部包块的触诊，神经系统检查。流行性腮腺炎还可并发胰腺炎、睾丸炎，因此需仔细检查外生殖器及腹部。

2. 答案：ABCD。腮腺与淋巴结的触诊鉴别点在于，腮腺为以耳垂为中心呈马蹄形的肿大包块，质地较淋巴结疏松，边界不清，活动度差，而如果伴有颌下腺肿大，则是沿下颌骨的梭形肿大包块，要注意此处触诊手法的实践。

3. 答案：ABG。患儿疑诊流行性腮腺炎，需要明确流行病学史和疫苗接种史，同时患儿还有流行性腮腺炎合并脑膜脑炎并发症，因此需完善腰椎穿刺辅助诊断。患儿不考虑结核性脑膜炎、中毒性菌痢、流行性乙型脑炎，故无须完善结核接触史、不洁饮食史、家庭饲养猪的情况。

4. 答案：ADF。流行性腮腺炎时由于腮腺炎症，导致血淀粉酶、尿淀粉酶升高，同时患儿还有流行性腮腺炎合并脑膜脑炎并发症，因此需完善腰椎穿刺辅助诊断。住院患儿需完善血常规，C-反应蛋白可辅助诊断除外化脓性腮腺炎。流行性腮腺炎合并脑膜脑炎一般预后良好，因此可以不进行头颅CT检查。

5. 答案：E。患儿未接种流行性腮腺炎疫苗，冬季发病，病前接触过患者，以发热、双侧腮腺依次肿大伴头痛、呕吐为主要表现，脑脊液提示脑膜脑炎改变，故诊断为流行性腮腺炎合并脑膜脑炎。

6. 答案：ABCD。流行性腮腺炎腮腺肿大多为双侧，还可伴有颌下腺肿大，常常依次发生，因局部肿胀明显，可有触痛，局部皮温偏高，但无化脓性改变时的剧烈疼痛和表皮发红，腮腺导管口也不会按压出现脓液。

7. 答案：AD。流行性腮腺炎合并脑膜脑炎早期脑脊液细胞数可显著升高，以中性粒细胞为主，但生化检查一般正常，结合腮腺炎病史，故可与化脓性脑膜炎鉴别。

8. 答案：BDE。流行性腮腺炎无有效抗病毒治疗，因此多采用局部中药外敷，限制液体输注，降颅内压治疗，没有证据显示糖皮质激素对脑膜脑炎有效，本例患儿脑膜脑炎症状轻，无抽搐，故无须使用镇静剂，患儿入院第3天，经过甘露醇降颅内压治疗，头痛症状明显好转，未再次出现呕吐。

9. 答案：B。急性胰腺炎是流行性腮腺炎主要并发症之一，临床表现为呕吐，纳差，上腹痛，常发生于腮腺肿大后的数日内。

10. 答案：A。流行性腮腺炎合并胰腺炎常常为充血水肿型，病情较轻，预后较好。

11. 答案：AC。流行性腮腺炎本身即可引起血淀粉酶、尿淀粉酶升高，因此合并胰腺炎时检查血淀粉酶、尿淀粉酶是不合适的，应当检查血脂肪酶，而临床的腹部查体上腹部中间位置有压痛，疼痛可放射至背部是比较典型的胰腺炎体征。流行性腮腺炎合并胰腺炎常常为充血水肿型，病情较轻，预后较好，无特别情况无须进行腹部增强 CT 检查。

12. 答案：ABCD。流行性腮腺炎常可并发脑膜脑炎，生殖腺炎症，胰腺炎。

13. 答案：AD。流行性腮腺炎合并胰腺炎常常为充血水肿型，病情较轻，预后较好，故通常仅需要禁食、胃肠外营养，待腹痛缓解后逐步过渡饮食即可。

14. 答案：AB。流行性腮腺炎合并睾丸炎为自限性过程，局部皮温高，疼痛明显，应固定冷敷，对症处理，故无须糖皮质激素及利巴韦林治疗。

15. 答案：ABCD。流行性腮腺炎为病毒感染，可发展为病毒性脑炎；急性化脓性腮腺炎为细菌感染，化脓时出现持续性跳痛，可发展成腮腺区的蜂窝织炎。

16. 答案：ACD。患者是传染源，因此应隔离治疗。因传播方式为飞沫，故应该实施飞沫隔离。由于患者症状出现前数天即有传染性，故应该进行免疫状况排查，应急补充接种。

17. 答案：C。由于腮腺炎的潜伏期比较长，多为 14 ～ 21 天，所以隔离期也较长，规定隔离期为 21 天。

18. 答案：CD。免疫后中和抗体至少可维持 9.5 年，而非终身；静脉丙种球蛋白不可以预防腮腺炎；集体机构应检疫 3 周；流行性腮腺炎患者腮腺肿胀前 7 天至肿胀出现后 9 天均有传染性。

（邓建军　高晓琳　万朝敏）

第 5 节　非伤寒沙门菌肠炎

1. 答案：ACD。患者腹泻伴发热及感染中毒症状，经验性使用抗生素前应尽快留取标本明确病原。患儿没有急腹症，故不需进行腹部摄片。

2. 答案：ABC。合格大便标本 2 小时内直接接取后送检，应选取黏液脓血部分送检，不可以取尿布上的大便作为检测标本，因尿布吸水后，导致细胞破坏，影响检查结果。

3. 答案：AB。该患儿考虑非伤寒沙门菌肠炎，而不是伤寒。伤寒病程前 2 周血培养阳性率高，2 周后大便培养阳性率升高。

4. 答案：C。患儿进食奶制品后 1 天（6 ～ 72 小时）发病，以腹痛、腹泻为突出症状，腹痛以脐周为主，大便初始呈稀糊状，表面有黏液和少量血丝，量不多，后为稀水样便，伴里急后重，病初有呕吐，病程中伴发热及感染中毒症状，从常见病考虑，首先考虑非伤寒沙门菌肠炎。患儿大便带血，为感染所致局部渗出，不是单纯的消化道出血。伤寒以高热为主要表现，腹泻往往出现在病程 3 ～ 4 周。患儿以消化道症状起病，没有累及神经系统，没有休克，不考虑中毒性菌痢。

5. 答案：A。沙门菌属包括伤寒和非伤寒沙门菌，肠炎沙门菌和鼠伤寒沙门菌是非伤寒沙门菌的代表菌株。

6. 答案：E。细菌性痢疾的主要病理变化发生于乙状结肠与直肠，非伤寒沙门菌感染后典型的肠黏膜改变为小肠结肠炎。

7. 答案：CE。患者为非伤寒沙门菌肠炎，解稀水样便，进食差，因此需进行补液、抗生素治疗，但不需要禁食。不能使用糖皮质激素，也不能使用消旋卡多曲，消旋卡多曲禁用于细菌性肠炎的患者，不利于毒素及坏死物排出。解痉药物在该患儿无使用的指征。

8. 答案：ABC。含糖及纤维丰富的食物都可造成腹泻加重，故不可食用，腹泻期间应当保证患儿营养，故不可禁止食用蛋白质、脂肪食物，但腹泻期间胃肠功能减弱，可适当调整，少吃多餐，保证经口摄入足够生理需要的水、能量及营养要素。

9. 答案：ABCD。口服补液用于预防脱水和部分脱水治疗，只有经口不能纠正脱水或无法口服，严重脱水才首选静脉补液。

10. 答案：CE。患者诊断非伤寒沙门菌肠炎，非伤寒沙门菌极易耐药和长期定植，因此需复查大便常规、大便培养，以判断治疗效果及疗程。

11. 答案：C。因非伤寒沙门菌肠炎本身具有自限性，抗菌药可能延长无症状沙门菌携带状态，故对于症状为轻到中度，年龄12月龄到50岁免疫功能正常的个体，一般不推荐使用抗生素治疗。该患儿反复发热，腹痛明显，半天腹泻6次，进食少，精神差，属重度感染，故需静脉用抗生素治疗，首选头孢曲松。鼠伤寒沙门菌通常对氨苄西林、氯霉素、链霉素、磺胺类和四环素耐药。因为毒副作用，氯霉素、链霉素、磺胺类和四环素耐药本身不推荐用于儿童普通感染的治疗。

该患儿抗感染治疗2天，体温正常，腹痛缓解，腹泻减轻，食欲恢复。

12. 答案：A。感染后，非伤寒沙门菌排出时间平均为5周，抗菌药可能延长无症状沙门菌携带状态，故若患儿没有并发菌血症，症状消失，大便常规正常，疗程5～7天即可。若大便培养阳性，可辅以微生态制剂口服，定期复查大便培养。健康儿童中，长期携带沙门菌者少见，但可见于具有潜在免疫缺陷的患儿。

13. 答案：ABCDE。非伤寒沙门菌肠炎可因延迟就医和治疗不彻底而导致急性脱水及腹泻相关并发症；同时菌血症在婴幼儿和免疫缺陷的个体可能产生严重的后果，沙门菌可以播散至许多器官系统，最常见的是骨髓感染。

14. 答案：ABCD。非伤寒沙门菌肠炎是食源性腹泻，动物是人类非伤寒沙门菌的主要来源。

15. 答案：ABCDE。非伤寒沙门菌肠炎是食源性腹泻，常见污染食品源头是肉类、禽类、蛋类、奶制品，动物是人类非伤寒沙门菌的主要来源。

（罗双红　高晓琳　万朝敏）

第11章　消化系统疾病思考题参考答案与解析

第1节　小儿腹泻病

1. 答案：D。感染性腹泻具有聚集性发病的特点，特别是细菌性肠炎，共同就餐者同时发病，是判断病因的重要线索；腹痛与呕吐的关系，有助于病因的判断；腹痛与腹泻的关系病史已涉及。

2. 答案：B。完整的腹泻诊断应包括病程、病情严重程度以及病因的诊断，故先排出E；患儿病程2天，小于2周，故考虑急性腹泻；患儿出现小便减少1/4，但无其他脱水症状，故考虑存在轻度脱水。患儿无烦渴多饮等，故不考虑高渗性脱水。

3. 答案：B。因患儿一般情况尚好，生命体征平稳，无严重内环境紊乱表现，故最先需要完成的检查是大便常规，有助于明确腹泻的病因。

4. 答案：B。A、C、D的大便呈水样便或蛋花水样便，不含黏液脓血，故可排除；患儿居住于成都，并非阿米巴痢疾的疫区，也否认疫区旅游史，故排除。

5. 答案：C。坏死性肠炎表现为血便、脓血便伴腹痛、发热等表现，需与其鉴别。直肠息肉：多为无痛性血便、血丝便，不含脓血，不伴发热，故排除A；炎症性肠病：为少见病，学龄前期起病更为少见，患儿本次为急性过程，且营养状况良好，无口腔溃疡、肛周病变等，故排除B；食物蛋白诱导的直肠结肠炎：患儿既往无食物过敏史，且现年龄已有5岁，故排除D；乳糖不耐受：大便应为稀便或稀糊便，不含黏液脓血，不伴发热，故排除E。

6. 答案：D。抗生素相关性腹泻常见的病原菌有白念珠菌、艰难梭菌、金黄色葡萄球菌，故选D。

7. 答案：C。轻度脱水补充累计损失量为30～50ml/kg，故选C。

8. 答案：D。ORS Ⅲ，即低渗口服补液盐较传统配方更为安全有效。低渗透压提高肠道对水的净吸收，促进肠道对水及电解质的快速吸收，减少肠腔内存留的液体，避免刺激肠蠕动，减少排泄量。

9. 答案：B。对于重度脱水的患儿应先快速扩容，宜选用的液体是等张含钠液，以补充循环血量。快速给予含钾液，会造成心脏损害以及产生神经肌肉症状，故排除；高张含钠液造成细胞的脱水、细胞内容量下降，导致细胞的死亡，故排除。

10. 答案：C。对于重度脱水的患儿应先快速扩容，扩容所需的液量是每次 20ml/kg。

11. 答案：D。产毒性大肠埃希菌应为分泌性腹泻。

12. 答案：E。食物中消化不全的糖类可以被细菌分解成小分子的短链有机酸，使肠液的渗透压升高，加重腹泻。

13. 答案：B。避免使用止泻剂，因为它有抑制胃肠动力的作用，增加细菌和毒素的吸收，对于感染性腹泻是很危险的。

14. 答案：A。添加辅食时应每次限定 1 种，逐步增加，否则会加重胃肠道的负担，同时不宜辨明不耐受食物的品种。

15. 答案：E。急性腹泻未彻底治疗或治疗不当。

（高　珊　高晓琳）

第 2 节　消化性溃疡

1. 答案：ABCDEF。消化性溃疡以及幽门螺杆菌感染都有家族聚集性发病的特点，共同居住人员中的幽门螺杆菌感染者是儿童幽门螺杆菌感染的重要传染源，故需询问是否有类似疾病家族史；询问是否存在夜间痛和是否存在体重下降是判断是否存在器质性病变的重要鉴别点，夜间痛也是胃溃疡和十二指肠溃疡的鉴别要点之一；询问是否伴有便血是判断其腹痛、贫血原因的依据；询问小便以及饮食结构是判断贫血原因的依据，据此排除溶血性贫血（茶色尿、酱油色尿等）和营养性缺铁性贫血（如长期素食等）。故 ABCDEF 全选。

2. 答案：D。该患儿病初曾有一过性腹泻，自行缓解，后病史中再无腹泻的描述，也无发热、面色青灰等感染中毒症状，故感染性腹泻是最不可能的诊断。

3. 答案：A。患儿腹痛与进食相关，且主要疼痛部位位于剑突下，故首选胃镜检查明确诊断。

4. 答案：B。泛指胃肠道黏膜在某种情况下被胃酸/胃蛋白酶自身消化而造成的溃疡是消化性溃疡，而非消化道溃疡。消化道溃疡内涵更宽泛，可以指各种原因导致的溃疡形成，如炎症性肠病的消化道溃疡，消化道恶性溃疡等。

5. 答案：D。*H.pylori* 感染致溃疡的机制包括黏膜屏障功能的损害，侵袭因素的增强。当作为“屋顶”的黏膜屏障功能受到损害，其保护下的黏膜组织不可避免地受到“酸雨”的损伤，继而形成溃疡。

6. 答案：D。学龄儿童消化性溃疡以原发性溃疡多见，而非继发性溃疡，如应激性溃疡。

7. 答案：A。该患儿血红蛋白 83g/L，高于 70g/L，且其生命体征平稳，故该患儿目前不需要输血，但应密切监测其消化道出血情况以及生命体征变化。

8. 答案：B。该患儿为 13 岁，血红蛋白 83g/L，在（90 ～ 60）g/L，故为中度贫血。

9. 答案：AB。若患儿近期急性失血，则为正细胞正色素贫血；若患儿存在慢性失血或营养性缺铁性贫血，则为小细胞低色素性贫血。目前提供的病史上述情况均有可能存在，故选 AB。

10. 答案：B。“柏油样便”的出血量大致在 50 ～ 60ml。

11. 答案：A。*H.pylori* 是微需氧菌，故选 A。

12. 答案：ACDEFG。《儿童幽门螺杆菌感染诊治专家共识》不推荐功能性腹痛、生长发育迟缓的儿童常规行 *H.pylori* 检测。

13. 答案：ABC。《儿童幽门螺杆菌感染诊治专家共识》中指出：符合下述四项之一者可判断为 *H.pylori* 现症感染：①细菌培养阳性；②组织病理学检查和快速尿素酶试验均阳性；③若组织病理学检查和快速尿素酶试验结果不一致，需进一步行非侵入性检测，如尿素呼气试验或粪便的 *H.pylori* 抗原检测；④消化性溃疡出血时，病理组织学或快速尿素酶实验中任一项阳性。

14. 答案：ADE。*H.pylori* 根除治疗方案为 10 ～ 14 天，但 PPI 在胃溃疡时使用的时间是 6 周，故 B 的表述不准确；判断根除 *H.pylori* 的疗效，可在根除治疗结束后，且抑酸剂停用 2 周以上，抗生素和铋剂停用 4 周以上行 ^{13}C 呼气试验，结果方准确，故 C 的表述不准确。

15. 答案：ACDE。消化性溃疡的并发症主要为出血、穿孔、幽门梗阻，常伴缺铁性贫血，甚至可出现失血性休克。穿孔可引起腹膜炎、胰腺炎等。

（高　珊　高晓琳）

第 3 节　牛奶蛋白过敏

1. 答案：B。患儿婴儿期，急性起病，以少量血丝便为主要表现，无明显感染中毒症状，生长发育、饮食、睡眠正常，因此不考虑坏死性小肠结肠炎。患儿需排除肛裂所致的便血后，警惕感染性腹泻（轻症）、食物蛋白过敏，且因腹泻时间稍长，还可能继发乳糖不耐受。

2. 答案：BC。患儿首先行肛门指检排除肛裂，完善大便培养了解是否存在感染性腹泻。而患儿便血出现在抗生素使用前，且临床表现不是以典型的水样便为主，故无须优先完成艰难梭菌相关检查。肠镜是侵入性操作，对感染性腹泻、过敏性肠病等均不是优先完成的检查。腹部 CT 目前没有必要完成。

3. 答案：A。因患儿抗生素治疗无效，且患儿无感染中毒症状，一般情况可，结合患儿予配方奶喂养 2 周后开始出现症状，母亲有过敏病史，需考虑牛奶蛋白过敏，因此建议停用抗生素及普通配方奶，予氨基酸奶粉喂养。

4. 答案：B。原因同 3 题，如氨基酸奶粉喂养后即患儿回避牛奶蛋白后症状缓解，需考虑牛奶蛋白过敏。

5. 答案：A。如患儿回避有效，即回避牛奶蛋白后症状缓解 2 ～ 4 周，再行牛奶蛋白激发试验，如便血症状再次出现，该患儿即确诊为牛奶蛋白过敏。

6. 答案：E。当行食物激发试验出现严重过敏反应时，肾上腺素为一线治疗药物，大腿外侧肌内注射 1∶1000 肾上腺素，而非静脉注射治疗。

7. 答案：C。90% 以上的食物过敏是由以下 8 种食物引起：牛奶、鸡蛋、花生、坚果、鱼、海鲜、大豆、小麦。

8. 答案：ACD。食物过敏按照免疫介导类型分为：IgE 介导、非 IgE 介导和同时存在 IgE 及非 IgE 的混合介导。

9. 答案：B。血清特异性 IgE 是用于检测 IgE 介导的食物过敏，血清 sIgE 水平越高，患儿对相应过敏原发生过敏反应的可能性越大，但并不能反映症状的严重程度，如阳性仅代表致敏状态而不一定出现过敏的临床表现，是否存在过敏需要结合临床表现综合考虑，如仍不能确诊需要行食物激发试验。

10. 答案：ABCDE。食物过敏相关消化道疾病包括：口腔过敏综合征（oral allergy syndrome，OAS），严重过敏反应，食物蛋白诱导的肠病（food protein-induced enteropathy，FPIE），食物蛋白诱导性小肠结肠炎综合征（food protein-induced enterocolitis syndrome，FPIES），食物蛋白诱导的直肠结肠炎（food protein-induced proctocolitis，FPIP），乳糜泻，嗜酸细胞性食管炎（eosinophilic esophagitis，EoE），嗜酸细胞性胃肠炎（eosinophilic gastroenteritis，EG）等。

11. 答案：ABCD。按照 2019 年《儿童过敏性疾病诊断及治疗专家共识》有以下情况之一必须进行内镜和黏膜组织病理检查：疾病与食物摄入有关，但经过回避饮食 4 周，症状仍不缓解；病情需要进一步诊断和鉴别诊断；需要明确 EoE、EG 和乳糜泻诊断。

12. 答案：CDE。如患儿确诊为牛奶蛋白过敏，需要回避普通牛奶蛋白配方，予低敏配方喂养，包括氨基酸水解奶粉、深度水解奶粉。部分水解奶粉因仍存在较大分子量的整蛋白或肽类故不用于治疗；羊奶粉因存在交叉过敏反应也不用于治疗；腹泻奶粉仍是整蛋白奶粉，仅减少了乳糖含量，故用于乳糖不耐受的患儿，而不是用于牛奶蛋白过敏的患儿。

13. 答案：ABCDE。食物过敏的管理回避过敏原是治疗的基石，当过敏原明确时，可回避或采用加热或者消化酶处理，减轻其过敏原性；当过敏原不明确时，可以短期采用限制性食物疗法。即在 2 ～ 4 周内限定患儿只食用很少引起过敏的食物，如大米、蔬菜、肉等。如果在这段时间过敏症状消失，可以定期有计划、有步骤地引入单一食物，对于过敏的食物则进行回避。牛奶蛋白过敏的婴儿为满足生长需要除回避外还需要进行特殊配方粉替代治疗。对于 EoE、EG 患儿如回避饮食效果不佳，可给予激素治疗。在回避饮食的同时注意监测患儿营养状态和生长发育状况，注意各种营养素的补充，母乳喂养的患儿需要评估母乳营养状态。

14. 答案：B。2019 年《儿童过敏性疾病诊断及治疗专家共识》及目前相关文献均提示对于过敏高危儿，在孕期母亲开始回避牛奶和鸡蛋并不能减少子代过敏性疾病发生率。而生后母乳喂养是后期发生过敏性疾病的保护因素，对于不能母乳喂养者，部分水解奶粉相比于普通牛奶蛋白配方可预防或推迟特应性皮炎和牛奶蛋白过敏的发生。在添加辅食方面，牛奶蛋白过敏的亦可遵循健康婴幼儿喂养指南。

15. 答案：A。2019 年《儿童过敏性疾病诊断及治疗专家共识》及 2019 年《特殊健康状态儿童预防接种专家共识之四——食物过敏与预防接种》中均提到目前绝大多数疫苗不含有食物相关成分，不会因食物相关成分导致过敏反应。因此食物过敏儿童应正常进行常规预防接种。只有在食物过敏的急性反应期（如并发哮喘、荨麻疹等）或接种部位皮肤异常（湿疹、特应性皮肤炎等）时，应暂缓接种，因此 A 错误。

（王丽媛　高晓琳）

第 4 节　急性胰腺炎

1. 答案：D。因患儿疼痛部位及血淀粉酶 3 倍以上高于正常值上限，且有高脂饮食作为诱因，故高度怀疑急性胰腺炎（acute pancreatitis，AP）；AP 常合并中毒性肠麻痹、急性腹膜炎、消化性溃疡。该患儿上腹痛，频繁呕吐，伴有咖啡色物质及少量血丝，提示合并消化性溃疡可能；肠鸣音弱，腹胀，提示合并中毒性肠麻痹可能；全腹压痛，伴肌紧张及反跳痛，移动性浊音阳性，提示合并急性腹膜炎。而腹型过敏性紫癜腹痛部位多为脐周，不伴发热，伴紫癜样皮疹，而病史不支持，故可能性最小。

2. 答案：A。腹部 B 超作为儿童胰腺炎首选检查，具有方便快捷、重复性强、无辐射等优点。CT 因存在辐射对儿童重复性差，故建议在发病 3 天后进行增强 CT，可对胰腺局部并发症有较好的显示。磁共振胰胆管成像检测时间长，儿童配合差，费用高，可重复性差，故不作为首选。腹部 X 线片对 AP 不能提供直接证据。

3. 答案：ABCE。该患儿诊断为 AP。通过临床评估，生命体征不稳定，感染中毒症状重，故需要完善血培养、血气、DIC 等检测，血脂肪酶对 AP 的特异性比血淀粉酶高，故也需完成。尿淀粉酶特异性差不作为胰腺炎诊断依据。

4. 答案：C。儿童 AP 可表现为发热、黄疸、呕吐。2018 年北美儿科胃肠病学、肝病学和营养学会（NASPGHAN）临床报告：儿童急性胰腺炎的管理指南中，提出婴儿胰腺炎可不典型表现为激惹，难以安抚。

5. 答案：D。儿童 AP 和成人 AP 的诊断一样，三个标准满足两个标准即可诊断。

6. 答案：ABC。2018 年 NASPGHAN 临床报告：儿童急性胰腺炎的管理指南中，提示 6 个主要病因：特发性占 24%，创伤占 17%，系统性疾病占 15%，胆管胰腺结构异常占 14%，药物占 10%，感染占 8%。而高甘油三酯血症是成人 AP 的主要病因，遗传代谢性疾病是儿童慢性胰腺炎的主要病因。

7. 答案：B。患儿因高脂饮食作为诱因，出现 AP，辅助检查提示总胆红素增高，以直接胆红素升高为主，且 r-GT 也有增高，故需要警惕胆源性胰腺炎，且也是儿童 AP 的主要病因。

8. 答案：ABD。因患儿有AP基础疾病合并感染，出现了发热、心动过速、氧合指数下降、精神萎靡、组织灌注不足（高乳酸、少尿、毛细血管再充盈时间延长）表现，故考虑诊断脓毒症。患儿虽血压正常，但有心动过速，组织低灌注，故考虑休克代偿期。患儿目前无呼吸道感染症状，呼吸、心率增快及体温增高和患儿脓毒病情一致，故不选C。血钠低于135mmol/L诊断低钠血症，目前达不到急性肾损伤的诊断标准[血肌酐升高超过基线水平1.5～1.9倍，尿量持续6～12小时＜0.5ml/（kg•h）]，故不选E。

9. 答案：B。该患儿出现少尿、毛细血管再充盈时间延长等组织低灌注、休克表现，故需立即液体复苏。

10. 答案：BCD。2018年NASPGHAN临床报告：儿童急性胰腺炎的管理指南中，抗生素使用指征包括无应用抗生素情况下临床情况恶化、感染性坏死性胰腺炎、胆源性胰腺炎，并不需要预防性使用抗生素。

11. 答案：B。儿童AP临床严重程度分为三型，重症AP的定义为：AP伴随器官功能衰竭或障碍（＞48小时）；器官功能衰竭可累及一个或多个。因此液体复苏48小时后，患儿仍无尿提示肾衰竭。

12. 答案：ABCDE。儿童急性AP的管理最重要的是液体复苏，同时注意一般管理如禁食、吸氧、保持大便通畅，以及疼痛、抗生素的应用和营养管理。国内中药的应用对AP也有明显的效果，儿童也可以应用。

13. 答案：B。患儿有休克表现，此时应该快速扩容，扩容选用等张含钠液，而不是1/2张含钠液，其他表述均正确。

14. 答案：AC。儿童AP肠内营养越早越好，在胃肠功能开始恢复，腹痛缓解，有饥饿感、可闻及肠鸣音时即可进食，血淀粉酶高低不作为进食的条件。儿童AP最常用的肠内营养的方法是经口喂养，而无须予空肠或胃管喂养要素饮食。

15. 答案：CD。AP患儿无须在早期使用肠外营养，因为早期全身炎症反应重时，使用氨基酸、脂肪乳可能加重病情，引起微循环障碍，可在恢复期时，如患儿肠内营养仍达不到要求，可加予肠外营养。关于吗啡的使用，2018年NASPGHAN临床报告：儿童急性胰腺炎的管理指南中，提到目前并没有证据表明吗啡可引起儿童Oddi括约肌不良反应，故C答案不算错，该选项可作为开放式答案，只要能说明原因均可算正确。该患儿考虑胆源性胰腺炎，故有使用抗生素的指征。

（王丽媛　高晓琳）

第12章　呼吸系统疾病思考题参考答案与解析

第1节　毛细支气管炎

1. 答案：B。该患儿处于毛细支气管炎高发年龄段，以咳嗽、喘息为主要表现，查体可见气促、三凹征、呼气时间延长、双肺闻及广泛哮鸣音及少许细湿啰音，故以毛细支气管炎可能性最大。患儿喘息为首次发作、感染诱发，不考虑支气管哮喘。无异物吸入史，且无固体食物摄入史，故不考虑支气管异物。先天性气管狭窄可表现为反复发作的喘鸣、双相呼吸困难、查体无哮鸣音，与患儿表现与体征不符合，可以排除。急性喉炎主要表现为犬吠样咳嗽、声音嘶哑、吸气性呼吸困难，肺部查体无明显异常，与患儿表现不符，故可排除。

2. 答案：ABCDE。患儿喘息需要与先天性气管支气管发育畸形、支气管哮喘、肺结核、支气管异物等疾病鉴别。因此，需要询问是否完成卡介苗接种，有无反复发作的喘息，有无牛奶蛋白过敏、湿疹史和异物吸入史。

3. 答案：ACD。患儿有呼吸困难，故需要立即进行生命体征监测，明确患儿有无低氧血症、心律失常等，同时，需要清理气道并保持呼吸道通畅。患儿考虑诊断为毛细支气管炎，最常见病原体为呼吸道合胞病毒，不推荐常规使用抗病毒药物。患儿无继发细菌感染的证据，无立即使用抗菌药物的指征。

4. 答案：ABCD。胸部 X 线片可明确肺部病变情况，血气分析可明确患儿是否合并呼吸衰竭，病原学检查可为后续抗感染治疗提供依据，故均应尽快完成。患儿不考虑支气管哮喘，既往史无过敏表现，此次疾病与过敏无关，故不需要进行过敏原检测。

5. 答案：B。病毒是该年龄段婴儿最常见的下呼吸道感染病原体。

6. 答案：C。肺炎链球菌和流感嗜血杆菌肺炎主要表现为发热、咳嗽、肺部湿啰音，与患儿表现不符合，而且血常规及 CRP 不支持细菌感染，故可排除。流感病毒和腺病毒所致肺炎多数有高热，但无明显喘息，可排除。毛细支气管炎最常见的病原体为呼吸道合胞病毒，故选择该项。

7. 答案：AE。病毒性肺炎可累及肺实质及肺间质，常见咳嗽、喘息，呼吸道合胞病毒感染可出现明显喘憋。肺部啰音可有哮鸣音及湿啰音，常以哮鸣音为主。腺病毒肺炎可出现持续高热，但呼吸道合胞病毒感染通常无发热或仅为低热、持续时间短。脓胸与脓气胸常见于细菌感染，如肺炎链球菌及金黄色葡萄球菌感染。

8. 答案：D。呼吸道合胞病毒感染多累及毛细支气管，肺部气肿常见。沿支气管树分布的片状渗出影为支气管肺炎常见表现，大片实变影为大叶性肺炎表现，空洞及气液平为肺脓肿表现，团块影不是病毒感染的常见表现。

9. 答案：E。毛细支气管炎的典型表现就是喘憋严重，是最容易引起通气功能障碍、发生低氧血症和高碳酸血症的。故选 E。

10. 答案：ACE。患儿为病毒感染，无继发细菌感染的证据，故不应立即开始抗菌药物治疗。患儿无灌注不足、休克的表现，不需要快速补液扩容。呼吸性酸中毒的治疗方法是改善通气，促进二氧化碳排出，不是贸然补充碱性液体，否则通气改善后会出现代谢性碱中毒。针对患儿呼吸性酸中毒，首选通过吸痰、清理气道等措施改善通气，同时，可选用支气管舒张剂减轻支气管痉挛，达到改善通气的目的。

11. 答案：ACD。患儿有呼吸困难、喘憋、气促，故可选氧疗、雾化吸入支气管舒张剂对症治疗，以改善症状。喘憋明显时可静脉使用糖皮质激素如甲泼尼龙、氢化可的松等，不建议口服给药。补充快速呼吸时失去的水分可帮助气道保持湿化，利于分泌物排出。

（钟　琳　高晓琳）

第2节　肺　　炎

1. 答案：BE。该患儿有咳嗽、发热、气促，肺部闻及细湿啰音，故考虑肺炎。同时患儿呼吸增快，呼吸频率＞ 30 次/分，并有超高热，故诊断为重症肺炎。患儿 Hb ＜ 110g/L，故诊断贫血。患儿左肺呼吸音降低，叩诊呈浊音而非过清音，考虑胸腔积液的可能，且患儿气管居中，无胸痛等表现，气胸可能性不大。患儿无确切结核患者接触史，结合其临床表现，暂时不考虑肺结核。

2. 答案：ABCDE。患儿有气促、高热，考虑肺部感染，以细菌感染可能性大，应该尽可能在应用抗菌药物之前行痰培养寻找病因。结合患儿患病年龄，肺炎支原体亦可能是病原体之一，病程已 1 周，可尽快安排肺炎支原体抗体检测。患儿感染中毒症状明显，需要警惕脓毒症可能，需要完善血培养明确有无合并血流感染。降钙素原检查有利于判断是否为细菌感染。故全选。

3. 答案：BCD。患儿有高热、气促、呼吸困难，病情危重，故需要立即进行生命体征监测、氧疗；因为首先考虑细菌感染可能，故应该尽早使用抗菌药物治疗。

4. 答案：C。患儿血气分析提示存在低氧血症，无高碳酸血症，故有换气功能障碍，无通气功能障碍。

5. 答案：ABCDE。上述病原体均可引起患儿高热、热型不定、肺部实变及胸腔积液。

6. 答案：CE。患儿经治疗后仍有高热、呼吸困难、呼吸音降低，外周循环无异常，鉴于原发病为大叶性肺炎，需警惕并发脓胸、脓气胸、肺脓肿等并发症可能，无脓毒性休克及中毒性脑病临床表现，故排除。由于患儿无突发胸痛，无突发气促、呼吸困难加重表现，胸部查体未出现叩诊过清音、呼吸音消失的表现，故脓气胸可能性不大，可排除。

7. 答案：ABCDE。患儿重症肺炎、肺炎病原体考虑细菌合并肺炎支原体感染可能，经抗感染治疗效果不佳，需要警惕继发（塑型）性支气管炎、微血栓形成、坏死性肺炎、肺脓肿等可能，需要完善胸部CT以评估肺部病变性质、气道情况，行DIC筛查可明确有无微血栓形成，可复查肝肾功能了解其他器官功能状态，可加用免疫球蛋白调节免疫。

8. 答案：ABCD。患儿以高热为主，伴呼吸困难，胸部影像学为实变、大叶性肺炎表现，已按肺炎链球菌、流感嗜血杆菌等常见病原体用头孢曲松治疗，但无效，需要考虑耐药的金黄色葡萄球菌及其他病原体感染可能，结合前期血常规WBC计数及中性粒细胞比例无明显升高，需要考虑耐药肺炎支原体、腺病毒感染可能，还需要考虑少见病原体如结核分枝杆菌所致干酪性肺炎可能。EB病毒可引起发热，但引起肺实变可能性小，故排除。

9. 答案：ABCDE。患儿需要明确病原体，排除结核感染、腺病毒感染，需要明确肺炎支原体是否对大环内酯类药物耐药，故可以进行上述全部检查。

10. 答案：AD。患儿感染中毒症状重，短期内胸腔积液增加，有静脉使用糖皮质激素的指征；可使用免疫球蛋白调节免疫，但不需要大剂量冲击治疗；患儿D-二聚体、FDP显著升高，PT、APTT等无异常，提示有微血栓形成，需要开始抗凝治疗；无结核感染证据，不需要抗结核治疗；胸腔积液量增加但未达到大量积液水平，患儿呼吸困难没有加重，无肺不张表现，故暂时不行胸腔闭式引流。

11. 答案：A。肺炎患者静脉使用糖皮质激素的指征包括严重喘憋或呼吸衰竭，全身中毒症状明显，合并感染中毒性休克，出现脑水肿，胸腔短期有较大量渗出。该患儿具备第2项，表现为持续高热、神萎、心率及呼吸明显增快。

12. 答案：E。结合病原学检查结果及治疗反应，患儿诊断为支原体肺炎，革兰氏阳性细菌所致肺炎及常见革兰氏阴性菌所致肺炎可排除，结核感染及腺病毒感染也可排除。患儿已经用大环内酯类抗生素抗感染治疗7天以上，仍伴持续发热、胸腔积液，故考虑为难治性支原体肺炎。

13. 答案：C。支原体肺炎可出现肺外损害，如皮疹、溶血性贫血、脑膜炎、心肌炎等，患儿无消化道失血表现，无呼吸道出血表现，既往无贫血病史，结合患儿肺炎支原体感染，故考虑溶血性贫血可能性大。

14. 答案：ABD。由于患儿考虑难治性支原体肺炎，合并胸腔积液，D-二聚体升高，阿奇霉素治疗无效，支气管镜下无黏液栓堵塞，故考虑肺炎支原体对大环内酯类药物耐药可能，可在征得家长同意后改用左氧氟沙星抗感染，继续应用激素和免疫球蛋白治疗（非冲击剂量）。

15. 答案：ADE。经大环内酯类抗菌药物正规治疗7天及以上，临床征象加重，仍持续发热、肺部影像学加重者，应考虑难治性支原体肺炎。难治性支原体肺炎病情较重，表现为持续发热、剧烈咳嗽、呼吸困难等，胸部影像学表现进行性加重，表现为肺部病灶范围扩大、密度增高、胸腔积液、合并坏死性肺炎及肺脓肿。普通支原体肺炎也可引起溶血性贫血和D-二聚体升高。

（钟 琳 高晓琳）

第3节 支气管哮喘

1. 答案：CE。该患儿有咳嗽、喘息，既往有反复喘息发作史，查体有呼气相延长、双肺闻及哮鸣音，故考虑支气管哮喘的可能性大，不考虑喘息性支气管炎。同时患儿有鼻痒、流涕、打喷嚏等表现，查体鼻黏膜苍白、水肿，故考虑过敏性鼻炎可能。患儿无气促，查体肺部未闻及固定细湿啰音，故肺炎可排除。患儿无明确异物吸入史，查体无呼吸音降低或局限性喘鸣等支气管异物的表现，故支气管异物可排除。

2. 答案：ACD。根据反复发作的咳嗽、喘息、胸闷及呼吸困难，临床基本可确定支气管哮喘诊断，查体时呼气相延长、双肺闻及广泛哮鸣音亦支持。支气管哮喘多由过敏因素引起，故为了明确是否存在过敏原，进一步证实哮喘的诊断，需要进行过敏原检查。胸部 CT 及气道三维重建可明确肺部及气道病变情况，可排除肺炎及支气管异物的诊断，故可帮助明确诊断。肺功能有助于评估患儿是否存在气流受限、通气功能障碍等，有助于支气管哮喘的诊断。

3. 答案：AC。肺通气功能检查常用 FEV_1、FEV_1/FVC 来判断是否存在呼出气流受限。当实测值/预测值降低，儿童 FEV_1/FVC 低于 92% 时提示存在气流受限。支气管舒张试验是吸入速效 β_2 受体激动剂后测肺功能，根据 FEV_1 的改善程度判断呼出气流受限是否可逆。支气管激发试验是应用药物（如组胺、乙酰甲胆碱）、高渗盐水或运动，刺激或诱发支气管平滑肌收缩，根据肺通气功能检查判断支气管狭窄程度，以此测定气道高反应性。

4. 答案：C。患儿 FEV_1、FEV_1/FVC 低于预测值的 70%，存在气流受限、阻塞性通气功能障碍；使用支气管舒张剂后 FEV_1 上升超过 12%，故支气管舒张试验阳性，提示存在可逆性气流受限。是否存在气道高反应性是由支气管激发试验来确定的。

5. 答案：DE。哮喘的治疗以 ICS 为首选。除非哮喘处于重度发作，否则不推荐在初始治疗时即静脉或口服糖皮质激素。患儿目前为哮喘急性发作期，应该使用支气管扩张剂迅速缓解症状，因此选用 ICS 和 β_2 受体激动剂治疗。

6. 答案：C。该患儿呼吸频率大于 30 次/分，心率增快，伴意识状态的改变，响亮弥漫的双相哮鸣音，同时出现了低氧血症，故考虑为重度。

7. 答案：B。患儿哮喘重度发作，存在低氧血症，故 PaO_2 降低，由于分泌物堵塞小气道，易导致通气功能障碍，出现高碳酸血症，故 $PaCO_2$ 增高、呼吸性酸中毒可能性大，故选 B。

8. 答案：ABDE。患儿哮喘重度发作，应考虑尽早缓解症状、控制气道炎症，推荐吸入中-高剂量 ICS，而非低剂量；可静脉应用糖皮质激素；吸氧和应用速效 β_2 受体激动剂及 M 受体阻滞剂均为正确治疗；若哮喘持续不缓解，可考虑静脉应用硫酸镁。

9. 答案：C。哮喘重度发作时应考虑应用 β 受体激动剂、茶碱等，可使用异丙嗪抗过敏的同时适当镇静。但是不能在没有呼吸机支持的条件下应用吗啡，否则将可能导致呼吸抑制，加重通气功能障碍而使病情恶化。

10. 答案：ABCE。哮喘治疗中，哮喘患者的管理非常重要，需要减少呼吸道感染，避免接触花粉、尘螨等可能触发哮喘的因素；患者应当规律使用 ICS，定期到医院复诊，复查肺功能以确定哮喘控制水平，并由医生根据哮喘控制水平决定下一步治疗方案。但是短效 β_2 受体激动剂在各级治疗中均是按需使用而不是同 ICS 一样规律使用，仅长效 β 受体激动剂和 ICS 复合制剂需要规律使用。

11. 答案：ACDE。儿童哮喘的治疗目标是：①达到并维持症状的控制；②维持正常生活水平，包括运动能力；③维持肺功能水平尽量接近正常；④预防哮喘急性发作；⑤避免因哮喘药物治疗导致的不良反应；⑥预防哮喘导致的死亡。对于肺功能的要求是尽量维持在正常或接近正常的水平，不是不恶化。

12. 答案：D。患儿近 4 周内有日间及夜间症状，每周使用缓解药物＞ 2 次，伴有活动受限，故考虑为哮喘未控制。

13. 答案：ABCD。哮喘患者复诊时，应根据症状控制的情况和肺功能的情况决定是否维持现有治疗，或者进行升级或降级治疗。对于哮喘未控制的患儿，应该对用药的技术是否正确、是否遵医嘱坚持用药、是否回避了过敏原等进行评估，排除用药不当和过敏原刺激导致哮喘未控制等情况后，再进行治疗方案的调整，勿轻易调整用药方案。

14. 答案：ABCDE。未坚持规律用 ICS、吸药方法错误导致没有足量药物进入肺内、经常接触过敏原、经常发生病毒性呼吸道感染等，以及肥胖、过敏性鼻炎等合并症均可能导致哮喘控制不佳或反复发作。

15. 答案：BE。患儿哮喘未控制的原因可能是吸药方法不正确，因此应该维持现方案，观察疗效，如果仍未控制，则必须升级治疗。同时，应该指导患儿及家属回避过敏原的方法，防止诱发哮喘。肥胖和过敏性鼻炎是哮喘控制不佳的危险因素，应该给予针对性治疗。

16. 答案：ABCDE。患儿哮喘控制欠佳，伴随过敏性鼻炎症状，应考虑升级治疗，换单纯ICS为糖皮质激素/长效β受体激动剂复合制剂，可加用白三烯受体拮抗剂；加强针对过敏性鼻炎的治疗，加强环境控制减少过敏原的吸入，可考虑加用脱敏治疗。

（钟　琳　高晓琳）

第13章　心血管系统疾病思考题参考答案与解析

第1节　室间隔缺损

1. 答案：B。患儿有奶量下降、吃奶时间延长、吃奶中断、少尿、多汗及肝大等心力衰竭表现，结合患儿既往有反复下呼吸道感染病史，且存在生长发育落后，心脏可闻及杂音，第二心音增强，故考虑左向右分流先天性心脏病可能性大，排除D和E；结合患儿杂音为胸骨左缘3～4肋间Ⅲ级收缩期杂音，故考虑室间隔缺损可能性最大。

2. 答案：ABCDE。患儿有咳嗽、气促表现，查体双肺可闻及较多固定中细湿啰音，胸片提示双肺炎症，故肺炎诊断明确，结合患儿存在低氧血症，气促明显，故考虑重症肺炎；患儿系小婴儿，有室间隔缺损基础疾病，奶量下降、吃奶时间延长、吃奶中断、少尿、多汗表现，查体心率及呼吸增快，肝大，故诊断心力衰竭；患儿心脏彩超提示室间隔缺损，故先天性心脏病：室间隔缺损诊断明确；患儿有室间隔缺损基础疾病，出生体重3.5kg，现3^+月龄，皮下脂肪菲薄，现体重5.0kg，故诊断营养不良；患儿有室间隔缺损基础疾病，查体第二心音增强，故需考虑肺动脉高压。

3. 答案：ABCD。婴儿心力衰竭评估可根据Ross评分进行，结合患儿每次奶量50ml（2分），每次喂奶时间超过40分钟（1分），入院时心率165次/分（1分），呼吸54次/分（1分），气促明显，三凹征阳性（1分），肝肋下4cm触及（2分），总得分为8分，为中度心力衰竭；肺部啰音是肺部感染或者急性左心衰竭肺水肿的表现，不是婴儿心力衰竭的诊断标准。

婴儿Ross评分

	0分	1分	2分
喂养情况（每次）			
喂奶量（ml）	＞100	70～100	＜60
喂奶时间（分钟）	＜40	＞40	—
体检			
呼吸次数（次/分）	＜50	50～60	＞60
心率（次/分）	＜160	160～170	＞170
呼吸形态	正常	异常	—
末梢充盈	正常	减少	—
第三心音	无	存在	—
肝肋下缘（cm）	＜2	2～3	＞3

注：0～2分无心力衰竭；3～6分轻度心力衰竭；7～9分中度心力衰竭；10～12分重度心力衰竭

4. 答案：C。心脏杂音的产生与异常分流、血流湍流的形成等相关，室间隔缺损在未形成严重肺动脉高压时，在心室收缩期左右心室存在压差，故存在左向右分流，而在舒张期左右心室无明显压差，室间隔缺损无分流形成，故仅在收缩期产生杂音，而室间隔缺损投射到体表的位置基本在胸骨左缘 3 ～ 4 肋间，故室间隔缺损的典型杂音为胸骨左缘 3 ～ 4 肋间收缩期杂音。

5. 答案：ABCDE。结合患儿的诊断，针对肺部感染，呼吸支持和抗感染是必要的，而对于心力衰竭，应适当镇静，减轻氧耗，适当限液，保持适当负平衡，并进行强心、利尿的处理。

6. 答案：ABCDE。强心药物根据作用机制不同可分为洋地黄类、儿茶酚胺类、磷酸二酯酶抑制剂及钙增敏剂 4 类药物，其中洋地黄类包括去乙酰毛花苷、地高辛，儿茶酚胺类包括多巴胺、多巴酚丁胺、肾上腺素等，磷酸二酯酶抑制剂包括米力农及氨力农，钙增敏剂包括左西孟旦。

7. 答案：E。地高辛因为治疗窗窄，故使用过程中应该密切监测其副作用。其常见副作用包括神经系统、消化系统症状及心律失常，地高辛可延迟房室结的传导，从而可能导致房室传导阻滞的发生，但是对浦肯野纤维的传导影响不大，故基本不会导致室内传导阻滞的发生。

8. 答案：B。室间隔缺损是最常见的先天性心脏病（除外主动脉瓣二叶畸形），约占所有先天性心脏病的 20% ～ 57%。

9. 答案：ABCDE。室间隔缺损的病理分类有多种，通常根据缺损在室间隔的部位及其朝向右心室的部位，缺损边缘及其与房室瓣、主动脉瓣关系，将室间隔缺损分为膜周型、肌部型、干下型，根据室间隔缺损与室上嵴的位置关系，也可进一步细分为嵴内型和嵴上型。

10. 答案：A。室间隔缺损时血流动力学改变为收缩期左心室一部分血流通过缺损分流到右心室，并很快进入肺循环，故肺循环血流量增加，因此当心脏舒张时，较多的血流从肺循环经左心房回流入左心室，导致左心室容量负荷增加、左心室扩大；虽然肺循环进入左心房的血流也增加，但在左心房停留的时间短暂，因此所受影响不如左心室明显；右心室舒张期容量负荷不增加，右心室后负荷可增加，但仅发生于肺动脉压力增高之后，故右心室扩大发生于晚期；右心房负荷状态一般不受影响。

11. 答案：E。室间隔缺损的病理生理取决于控制分流量及分流方向的缺损大小、缺损位置及体肺循环的阻力，直接与临床表现有关。缺损越大，分流量越大；缺损越靠近肺动脉，分流量越大。对于大型缺损，无法限制分流量，左右心室压力持平，这时分流量取决于肺循环和体循环的阻力。新生儿的肺循环阻力高，此时血细胞比容仍较高，血流黏滞也使肺循环阻力增高，即使有大型室间隔缺损，分流量不大，心力衰竭表现在新生儿时期很少发生。生活在高原的室间隔缺损患者，有心力衰竭的症状少且轻，这是由于氧分压低，肺血管收缩，肺动脉和右心室压力持续偏高使分流量减少。

12. 答案：E。在未发生艾森曼格综合征之前，室间隔缺损导致的血流动力学改变为左向右分流，肺血流量增高，左心前负荷增加，可导致肺动脉高压及左心增大，故胸片可表现为肺动脉段突出，肺纹理增多，肺血管影增粗，左心房，左心室增大，此外，对于分流量较大者，体循环可能少血，从而导致主动脉发育较差，表现为主动脉影较小。

13. 答案：E。室间隔缺损因为左向右分流可导致肺循环多血及体循环少血，故可导致患儿生长发育落后、反复下呼吸道感染、肺动脉高压的发生，此外，左右向分流的高速血流，可增加感染性心内膜炎的发生风险；蹲踞现象是法洛四联症患儿活动后的常见的症状，蹲踞时下肢屈曲，可增加体循环阻力，减少右向左分流，使肺循环血流量增多，同时可使下腔静脉回心血量明显减少，从而使体循环血氧饱和度增加。

14. 答案：D。室间隔缺损出现显著肺动脉高压时，右心后负荷增加，故可导致右心室显著增大、右心室压力显著增高及肺动脉瓣区第二心音显著亢进，由于肺动脉显著增宽，故胸片示肺动脉段可显著突出；由于右心室压力明显增加，左右心室之间压差明显减少甚至持平，分流量减少，分流速度降低，故杂音反而减弱甚至消失。

15. 答案：D。艾森曼格综合征是指左向右分流先天性心脏病晚期合并器质性肺动脉高压产生右向左分流；答案 E，艾森曼格综合征是室间隔缺损的严重并发症，但是不只是室间隔缺损，其他类型的左向右分流先天性心脏病如动脉导管未闭或房间隔缺损，均可导致艾森曼格综合征的发生。

（王 川 周开宇 高晓琳 王一斌）

第2节 法洛四联症

1. 答案：E。首先该患儿以发绀为主要临床表现，故可排除室间隔缺损、房间隔缺损及动脉导管未闭（患儿年龄小，4^{+}月龄，不可能早期出现艾森曼格综合征）；患儿心脏查体胸骨第2～3肋间闻及Ⅱ级收缩期杂音，第二心音减弱，需考虑肺动脉瓣狭窄可能，但胸片提示心影形态呈靴形，因肺动脉瓣狭窄存在主肺动脉狭窄后扩张，故胸片上肺动脉段表现为突出，而非凹陷，故可能性小；故选择E。

2. 答案：D。患儿目前考虑法洛四联症可能性大，对于心脏结构畸形的诊断，心脏彩超最为可靠，故选择D。

3. 答案：C。法洛四联症基本病理特征为不同程度的肺动脉狭窄、室间隔缺损及主动脉骑跨，右心室肥厚继发于右心室压力负荷增高，与肺动脉狭窄及心室水平分离有关，故选择C。

4. 答案：A。在法洛四联症4种畸形中以肺动脉狭窄最重要，是决定患儿病理生理改变及临床严重程度的主要因素。由于肺动脉狭窄，血液进入肺脏受阻，引起右心室代偿性肥厚。肺动脉狭窄轻者，右心室压力仍低于左心室，故左向右分流；肺动脉狭窄严重者右心室压力与左心室相似，此时右心室血液大部分进入骑跨的主动脉（右向左分流），因而出现青紫。

5. 答案：A。法洛四联症患儿因为右向左分流及主动脉骑跨可导致发绀的发生，长期慢性缺氧可引起杵状指表现；此外，由于哭闹、活动可导致右心室流出道心肌痉挛与收缩，导致右心室流出道完全堵塞，引起缺氧发作，表现为发绀明显加重，甚至可发生晕厥及脑血管意外；此外，蹲踞现象是法洛四联症患儿活动后的常见的症状，蹲踞时下肢屈曲，可增加体循环阻力，减少右向左分流，使肺循环血流量增多，同时可使下腔静脉回心血流量明显减少，从而使体循环血氧饱和度增加；由于肺动脉狭窄，法洛四联症患儿肺血流量减少，发生反复肺炎的可能性小。

6. 答案：D。对于法洛四联症患儿，哭闹及情绪激动可导致右心室流出道心肌痉挛与收缩，导致右心室流出道完全堵塞，引起缺氧发作，表现为发绀明显加重，甚至可发生晕厥、抽搐及脑血管意外，故选择D。

7. 答案：E。法洛四联症缺氧发作主要是因为哭闹及情绪激动等导致右心室流出道痉挛与收缩，引起右心室流出道完全堵塞，故选择E。

8. 答案：DE。蹲踞现象是法洛四联症患儿活动后的常见症状，蹲踞时下肢屈曲，可增加体循环阻力，减少右向左分流，使肺循环血流量增多，同时可使下腔静脉回心血流量明显减少，从而使体循环血氧饱和度增加。

9. 答案：AB。法洛四联症基本病理特征为不同程度的肺动脉狭窄、室间隔缺损、主动脉骑跨及右心室肥厚，中度及重度患者由于右心室肥厚，使心尖上翘，圆钝，而肺动脉发育不良导致肺动脉段内凹，使心影呈靴形轮廓；此外，由于肺动脉狭窄，肺血流量减少，肺纹理减少，肺血管影显著减少，故选择AB。

10. 答案：ABC。法洛四联症的基本病理生理改变为肺少血和右向左分流造成的低氧血症，一般不会因为心脏本身原因出现反复下呼吸道感染，因为肺少血，肺动脉高压形成可能性小；室间隔缺损和肺动脉狭窄造成的心内高速湍流可损伤心内膜，从而导致感染性心内膜炎的发生；长期低氧血症可引起继发红细胞增多症、血液黏稠度增高，从而导致脑栓塞、脑脓肿的形成。

11. 答案：BCDE。缺氧发作时，应将患儿置于胸膝位，从而减少静脉回流，同时增加体循环阻力，减少右向左分流；同时给予吸氧，可皮下注射吗啡缓解右心室流出道痉挛；碳酸氢钠纠正酸中毒，避免因为酸中毒导致的肺循环阻力增高，加重右向左分流；此外，可使用去甲肾上腺素提高体循环阻力，减少右向左分流。

12. 答案：E。由于肺动脉狭窄，可在胸骨左缘 2～4 肋间闻及Ⅱ～Ⅲ级粗糙喷射性收缩期杂音，如合并肺动脉瓣狭窄，第二心音可减弱；如肺动脉发育不良，主动脉骑跨严重时，肺动脉瓣区可闻及来源于主动脉的单一响亮的第二心音；病变较轻时，可无杂音；但不会出现连续性杂音。

13. 答案：ABCD。法洛四联症患儿血细胞计数和比容因为慢性缺氧，通常升高，且与发绀程度成正比，血细胞比容大多在 60%～70%，血红蛋白也增高在 170～230g/L；此外动脉血氧分压降低；严重发绀时，可出现血小板减少及凝血因子水平的降低，从而导致凝血酶原时间延长。正常血小板的形成是由于巨核细胞在流经肺循环时胞质碎片化形成导致，法洛四联症患儿为右向左分流，使得巨核细胞不经过正常肺循环而导致血小板减少。凝血因子的降低更多是由于缺氧有核红细胞增多症导致的肝功能异常引起凝血因子合成减少。

14. 答案：BC。法洛四联症的基本病理生理改变为肺少血和右向左分流造成的低氧血症，一般不会因为心脏本身原因出现下呼吸道感染；室间隔缺损和肺动脉狭窄造成的心内高速湍流可损伤心内膜，从而导致感染性心内膜炎的发生；长期低氧血症可引起继发红细胞增多症、血液黏稠度增高，从而导致脑栓塞、脑脓肿的形成；题干中提到主诉为反复发热，故考虑感染性心内膜炎和脑脓肿可能。

15. 答案：ABC。法洛四联症患儿手术时机主要取决于肺动脉发育情况、发绀发生的时间及严重程度、缺氧发作的频次，如肺动脉发育差，出生时发绀严重，则需要在新生儿时期行 1 期 B-T 分流手术促进肺动脉发育，改善氧和，后期再行根治手术，如肺动脉发育可，发绀不严重，可后期一次性行根治手术；如果患儿缺氧发作频繁，则需要早期行根治手术。

（王　川　周开宇　高晓琳　王一斌）

第 3 节　病毒性心肌炎

1. 答案：B。心肌炎的临床诊断标准包括：①心功能不全、心源性休克和心脑综合征；②心脏扩大（X 线、超声心动图具有表现之一）；③心电图改变：以 R 波为主的 2 个或 2 个以上主要导联（Ⅰ、Ⅱ、aVF、V_5）的 ST-T 段改变持续 4 天以上伴动态变化，窦房传导阻滞、房室传导阻滞、完全性右或左束支传导阻滞，成联律、多形、多源、成对或并行性期前收缩，非房室结及房室折返引起的异位性心动过速，低电压及异常 Q 波；④ CK-MB 升高或心肌肌钙蛋白阳性。结合上述诊断依据，故选择 B。

2. 答案：B。心肌炎主要病原体是病毒，肠道病毒最常见，其中柯萨奇病毒 B1～6 型（CVB1～6 型）占 43.6%，腺病毒 占 21.1%，埃柯病毒占 10.9%，其他病毒占 14.3%。此外其他因素也可引起心肌炎，如细菌、支原体、原虫、真菌、衣原体以及中毒或过敏等。

3. 答案：E。肌酸激酶（CK）在电泳上有三种同工酶（MM、BB 及 MB），MM 主要在骨骼肌，BB 在脑及肾提取物，而 MB 在心肌内较多，对于心肌炎具有较好的诊断价值，故选择 E。

4. 答案：ABCDE。心肌炎患儿的心电图改变为以 R 波为主的 2 个或 2 个以上主要导联（Ⅰ、Ⅱ、aVF、V_5）的 ST-T 段改变持续 4 天以上伴动态变化，心律失常的类型包括窦房传导阻滞，房室传导阻滞，完全性右或左束支传导阻滞，成联律、多形、多源、成对或并行性期前收缩，非房室结及房室折返引起的异位性心动过速，低电压及异常 Q 波。

5. 答案：D。心肌炎的临床诊断标准包括：①心功能不全、心源性休克和心脑综合征；②心脏扩大（X 线、超声心动图具有表现之一）；③心电图改变：以 R 波为主的 2 个或 2 个以上主要导联（Ⅰ、Ⅱ、aVF、V_5）的 ST-T 段改变持续 4 天以上伴动态变化，窦房传导阻滞，房室传导阻滞，完全性右或左束支传导阻滞，成联律、多形、多源、成对或并行性期前收缩，非房室结及房室折返引起的异位性心动过速，低电压及异常 Q 波；④ CK-MB 升高或心肌肌钙蛋白阳性。结合上述诊断依据，故选择 D。

6. 答案：E。病毒性心肌炎病原学确诊指标为：自患儿心内膜、心肌、心包（活检、病理）或心包穿刺液检查，分离到病毒，用病毒核酸探针查到病毒核酸，特异性病毒抗体阳性；而 A、B、C、D 选项仅仅为参考依据，故选择 E。

7. 答案：ABCDE。心肌炎与诊断哮喘类似，为排除性诊断，心肌炎临床诊断标准均无特异性，许多其他疾病包括风湿性心肌炎、中毒性心肌炎、扩张型心肌病、冠脉起源异常及先天性心脏病等均可引起相同改变，故在诊断心肌炎时，需排除上述疾病。

8. 答案：D。病毒性心肌炎是指病毒侵犯心脏，以心肌炎性病变为主要表现的疾病，多累及心肌收缩功能，体征上可发现心脏扩大，心音低钝及奔马律，可伴心动过速，偶有心动过缓、心律不齐，有心包炎者可闻及心包摩擦音。

9. 答案：D。病毒性心肌炎治疗以休息、营养心肌为主要原则，多数有自愈倾向。而重症心肌炎引起的多器官功能衰竭需要及时给予支持治疗，同时防治心律失常、电解质紊乱等并发症，预防心肌炎后遗症、扩张型心肌病的出现。其治疗目标：维持患者正常的心输出量，保证正常的组织灌注。对于有左心衰或症状性心力衰竭患者，应先遵循心力衰竭药物治疗原则，给予强心剂、利尿剂。此外，免疫抑制治疗包括①丙种球蛋白：降低心肌炎症反应，抑制病毒感染后的免疫损伤。②糖皮质激素：可抑制抗原抗体反应，减少毒素作用，增加心肌细胞溶酶体膜稳定性，减少心肌局灶渗出，改善传导，改善心室功能。

10. 答案：A。强心药物根据作用机制不同可分为洋地黄类、儿茶酚胺类、磷酸二酯酶抑制剂及钙增敏剂 4 类药物，其中洋地黄类包括去乙酰毛花苷、地高辛，儿茶酚胺类包括多巴胺、多巴酚丁胺、肾上腺素等，磷酸二酯酶抑制剂包括米力农及氨力农，钙增敏剂包括左西孟旦。其中，心肌急性炎症时，心肌细胞坏死，使用洋地黄类容易导致洋地黄中毒，故在心肌炎时，一般不选择洋地黄类药物强心。

11. 答案：ABCD。暴发性心肌炎是一种危及生命的心肌感染性疾病，临床少见，起病急、进展快，死亡率高（约 25%），容易并发心源性休克及各种恶性心律失常。

12. 答案：D。对于室性心动过速，可选择的药物包括利多卡因、胺碘酮及维拉帕米。ATP 及普罗帕酮用于室上性心动过速的处理。利多卡因，尤其是维拉帕米具有较强的负性肌力作用，心肌炎常合并心肌功能障碍，故不选择。胺碘酮适用于具有心功能不全的室性心动过速的治疗，故选择 D。

13. 答案：B。心肌炎并发完全性房室传导阻滞，且出现反复阿斯发作时，这时候危及患儿生命安全的主要问题是心室率低导致脏器灌注不足，首选安置临时起搏器提高心室率，维持器官灌注，故选择 B。

14. 答案：E。心肌炎预后与患病年龄、心肌病变的轻重、治疗及时与否和早期充分的休息有关。新生儿预后不佳，第 1 周死亡率最高，能存活者可无后遗症。婴幼儿预后较好，死亡率约 10% ～ 25%，暴发性心肌炎可在短时间内急剧恶化或者死亡。轻度病例经充分休息，半年以后多可治愈，左心室明显增大及功能显著减低者预后较差，常迁延数年，最后发展为心肌病。

15. 答案：B。左心衰竭的临床表现以肺淤血及心排血量降低表现为主。左心衰竭的临床症状：①呼吸困难，是左心衰竭时最早出现和最重要的症状，最初仅发生在重体力劳动时，以后在休息时亦可发生，有的则表现为端坐呼吸，阵发性呼吸困难，或出现心源性哮喘；②咳嗽、咳痰、咯血，痰常呈白色泡沫浆液性，咳血丝痰或粉红色泡沫痰，亦可大量咯血；③乏力、疲倦、头昏、心慌，是心排血量减少，血液灌注不足的表现。

（王　川　周开宇　高晓琳　王一斌）

第 14 章 泌尿系统疾病思考题参考答案与解析

第 1 节 原发性肾病综合征

1. 答案：A。原发性肾病综合征主要临床表现是水肿、低蛋白血症、大量蛋白尿和高脂血症，该患儿表现为水肿，实验室检查白蛋白小于 25g/L，尿常规尿蛋白 3+，排除狼疮、过敏性紫癜、乙型肝炎等因素所致的继发性肾病综合征，初步诊断为原发性肾病综合征可能大，结合尿常规提示有红细胞 5 个/HP，未超过 10 个/HP，故考虑单纯型。B 选项该患儿虽然表现为肾病综合征，但无血尿、高血压、补体 C3 降低、肾功能不全中的任何一项表现，不符合肾炎型肾病综合征诊断标准，故不选。C 选项患儿既往史中无过敏性紫癜病史，不能诊断紫癜性肾炎，故不选。D 选项急性肾小球肾炎主要表现为血尿、高血压、水肿、少尿等，且水肿常表现为非凹陷性，该患儿血压正常，水肿为凹陷性，可能性不大，故不选。E 选项患儿既往史中无狼疮病史，查体无狼疮临床表现，可能性小，故不选。

2. 答案：ABCDE。诊断肾病综合征实验室检查包括：血脂检查以判断有无高脂血症，24 小时尿蛋白定量以明确是否符合大量蛋白尿标准，同时也需要行自身免疫检查以判断有无系统性红斑狼疮所致的继发性肾病综合征，检查补体 C3 等体液免疫以便于区别肾炎型和单纯型肾病。患儿 1 次晨尿提示大量蛋白尿，根据原发性肾病综合征诊断标准，还需要 2 次晨尿尿常规明确，故全选。

3. 答案：D。初治原发性肾病综合征首选足量、足疗程泼尼松口服治疗。

4. 答案：A。肾病综合征糖皮质激素治疗原则是足量、足疗程，足量是指泼尼松 2mg/（kg•d），每天最大量不超过 60mg，分成 2 ～ 3 次服用，该患儿体重应是 31kg，足量泼尼松应该是 62mg/d，但根据儿童每天泼尼松的最大量是 60mg，故该患儿泼尼松服用最适当剂量 60mg/d，故选 A。

5. 答案：A。儿童激素敏感型肾病综合征的肾脏病理改变以微小病变型最常见，约占 76% 左右。B 选项局灶节段性肾小球硬化和 E 选项膜增生性肾小球肾炎主要见于儿童激素耐药型肾病综合征，故不选。C 选项单纯性系膜增生和 D 选项膜性肾病，在原发性肾病综合征患儿中也可见到，但不是最常见类型，故不选。

6. 答案：A。原发性肾病综合征的基本病理生理改变是由于肾小球基膜通透性增加导致大量蛋白从肾小球滤过而引起的大量蛋白尿，而低蛋白血症、高脂血症、水肿是继发的病理生理改变，故选 A。

7. 答案：A。根据《儿童激素敏感、复发/依赖肾病综合征诊治循证指南（2016）》，激素敏感型肾病综合征是以足量泼尼松治疗 4 周内尿蛋白阴转为标准，该患儿给予足量泼尼松治疗 2 周尿蛋白阴转，故糖皮质激素治疗反应为激素敏感型，故选 A。

8. 答案：B。患儿由于呼吸道感染引起肾病综合征复发，根据《儿童激素敏感、复发/依赖肾病综合征诊治循证指南（2016）》应给予抗感染治疗，同时将泼尼松的隔日一次服用改为每日服用治疗，因此最佳治疗方案是抗感染治疗同时泼尼松改为 10mg 每日一次，故选 B。

9. 答案：A。患儿治疗过程中尿蛋白没有阴转，机体内呈高凝状态，又表现为四肢水肿和腹水程度不一致，顽固性腹水，临床首先考虑深静脉血栓形成。

10. 答案：A。患儿表现为顽固性腹水，为明确诊断首选腹部 CT。B 选项胸部 CT 主要观察胸部病变，故不选。C 选项腹部 B 超在大量腹水情况下发现深静脉血栓形成可能性小，故不选。D 选项双下肢血管彩超主要用于明确有无下肢血栓形成，故不选。E 选项心脏彩超主要检查心脏功能，故不选。

11. 答案：B。肾静脉血栓形成是原发性肾病综合征常见的并发症，肾病综合征高凝状态可引起各种动、静脉血栓形成，主要表现为突发腰痛，出现血尿或血尿加重，故选 B。

12. 答案：B。双下肢不对称性水肿，且不随体位改变而改变，多见于下肢深静脉血栓。A 选项蜂窝织炎常表现为发热、局部皮肤温度增高，红肿等表现，不符合，故不选。C 选项左肾静脉血栓形成应表现为突发血尿或原有血尿加重，腰痛等，故不选。D 选项下肢动脉血栓形成表现为下肢疼痛伴足背动脉搏动消失等症状，该患儿足背动脉搏动正常，故不选。E 选项急性肾衰竭常表现为小便量减少甚至无尿，血尿素、肌酐升高，而非不对称性双下肢水肿，故不选。

13. 答案：C。该患儿无血尿、高血压、低补体血症及氮质血症，故为单纯性肾病综合征，进一步根据《儿童激素敏感、复发/依赖肾病综合征诊治循证指南（2016）》，频复发的诊断标准为病程中半年内复发≥ 2 次，或 1 年内复发≥ 4 次，该患儿半年内复发超过 2 次，应为频复发，患儿初治过程中激素治疗 2 周尿蛋白阴转，是激素敏感型肾病综合征，故选 C。

14. 答案：D。该患儿 2 次因感染诱发肾病综合征复发，是频繁复发肾病综合征，但激素治疗有效，治疗应采用泼尼松加免疫调节剂减少感染次数为最佳治疗方案。A 选项免疫抑制剂主要用于激素耐药或频复发肾病综合征患儿，故不选。白蛋白治疗主要用于严重低蛋白血症伴高度水肿，故不选 B 和 C。E 选项应用于当选用泼尼松加免疫调节剂治疗无效时，不是最佳方案，故不选。

15. 答案：B。患儿治疗中出现眼压升高，需警惕糖皮质激素使用引起的高眼压，此时需要减少泼尼松剂量，但患儿仍有大量尿蛋白，因此需要在加用免疫抑制剂控制蛋白尿的基础上逐渐减少泼尼松用量，故选 B。

（郭　慧　高晓琳）

第 2 节　急性肾小球肾炎

1. 答案：A。患儿为 11 岁学龄期儿童，有前驱呼吸道感染史，表现有水肿、少尿、肉眼血尿、高血压，诊断考虑急性肾小球肾炎，故选 A。B 选项急进性肾小球肾炎表现为起病急，病情进展快速，短期内出现进行性肾衰竭，该患儿主要是急性肾炎综合征表现，伴肺水肿，故不选。C 选项患儿虽然有肉眼血尿、蛋白尿，但无尿频、尿急、尿痛、腰部绞痛等表现，血尿为肾小球来源，伴有双下肢明显水肿，不支持。D 选项该患儿有血尿，但无大量蛋白尿，不是肾病综合征，故不选。E 选项慢性肾炎急性发作时可出现急性肾炎综合征表现，但该患儿既往无慢性肾炎病史，故不选。

2. 答案：A。急性肾小球肾炎与 A 组 β 溶血性链球菌中的肾炎菌株感染有关，故不选 B。C 选项克雷伯杆菌是肺炎、败血症等感染性疾病的病原体，故不选。D 选项大肠埃希菌是泌尿道感染时上行性途径感染的最常见病原体，故不选。E 选项金黄色葡萄球菌主要是泌尿道感染时血源性途径的最常见病原体，故不选。

3. 答案：C。患儿突然出现病情加重，表现为血压急剧升高、剧烈头痛、呕吐、气促，考虑出现了急性肾小球肾炎的并发症即高血压脑病和急性肺水肿，其发病机制是由于严重循环充血，因此应首先利尿降低循环容量负荷，同时降血压治疗高血压脑病。A 选项及 B 选项抗感染在链球菌引起的急性肾小球肾炎中需要但不是目前最迫切的治疗措施，故不选。D 选项强心和扩血管对缓解因严重循环充血所致的急性肺水肿和高血压不是最佳和最重要措施，故不选。E 选项控制感染和强心治疗不能有效改善循环充血，缓解高血压脑病和急性肺水肿状态，故不选。

4. 答案：ABCDE。急性肾小球肾炎合并急性肾功能不全时由于肾小球病变严重，肾小球滤过率急剧下降，体内过多的水分、尿素氮、肌酐、电解质等潴留，可导致严重少尿或无尿、氮质血症、高钾血症、代谢性酸中毒等，故以上均是。

5. 答案：B。患儿考虑发生高血压脑病，应立即给予镇静剂治疗抽搐，同时由于出现高血压危象，应立即予硝普钠快速降压治疗，另外因为高血压脑病的发病机制是严重循环充血，因此应首要配合利尿降低循环容量负荷，故选 B。A 选项镇静剂、C 选项呋塞米强效利尿剂、D 选项 20% 甘露醇用来降低颅内压都不是治疗的首选，故不选。E 选项硫酸镁主要是治疗妊娠高血压，故不选。

6. 答案：B。急性肾小球肾炎患儿在严重高血压、水肿、肉眼血尿时应绝对卧床休息，不可入厕。A 选项患儿血压高，不应入厕，故不选。C 选项当血压正常、肉眼血尿消失，水肿消退可正常活动，但应避免体力活动，故不选。D 选项急性肾小球肾炎患儿应采用低盐饮食，故不选。E 选项患儿发生抽搐使用镇静剂后应禁食，故不选。

7. 答案：D。患儿经过限制液体入量、降压、利尿等治疗后仍有肺水肿、肝大等心力衰竭表现，此时选择血液净化治疗效果最佳。A 选项加强抗感染不是最佳治疗措施，故不选。B 选项现患儿血压已明显下降，接近正常，故不选。C 选项患儿在使用利尿剂后循环容量负荷过重仍无显著改善，故不选。E 选项患儿肺水肿原因是血容量过多而不是心脏衰竭所致，依据目前患儿病情不适合，故不选。

8. 答案：E。患儿经治疗后严重循环充血改善，但出现无尿、氮质血症等尿毒症表现，此时进一步治疗是采用透析治疗。A 选项泼尼松是治疗肾炎性肾病的药物，故不选。一般急性肾小球肾炎不使用免疫抑制剂治疗，故不选 B 选项。患儿不属于慢性肾衰竭，进行肾移植治疗不合适，故不选 C 选项。强效利尿剂在前期治疗中已经使用，且患儿现在尿少，肾功能进行性恶化不是循环充血所致，故不选 D 选项。

9. 答案：D。急性肾小球肾炎主要由于炎症导致肾小球系膜细胞和内皮细胞肿胀，使毛细血管腔闭塞、肾小球滤过率降低、水钠潴留、血容量增加引起水肿，故选 D。

10. 答案：B。急性链球菌感染后肾小球肾炎实验室检查主要表现为 ASO 升高和补体 C3 降低。A 选项抗核抗体主要用于自身免疫性疾病如系统性红斑狼疮等疾病的诊断，血沉是否正常是判断急性肾小球肾炎患儿恢复期是否能上学的指标，不是诊断指标，故不选。C 选项 24 小时尿蛋白定量及 D 选项白蛋白和肌酐主要用于肾病综合征的诊断，故不选。E 选项尿蛋白电泳在临床应用中主要用于区别蛋白尿是选择性蛋白尿还是非选择性蛋白尿，故不选。

11. 答案：C。急性肾小球肾炎的肾脏病理类型为毛细血管内增生性的肾小球肾炎。A 选项主要是肾病综合征的常见病理类型，故不选。B 选项新月体性肾小球肾炎主要是急进性肾小球肾炎的常见病理类型，故不选。D 选项膜增生性肾小球肾炎主要是乙型肝炎相关性肾炎的常见病理类型，故不选。E 选项系膜增生性肾小球肾炎主要是紫癜性肾炎的常见病理改变，故不选。

12. 答案：B。急性链球菌感染后肾小球肾炎早期典型的病理改变是急性毛细血管内增生性肾小球肾炎，电镜下肾小球基膜上皮侧可见驼峰样电子致密物沉积。A 选项足细胞足突广泛融合主要见于微小病变型肾病综合征的病理改变，故不选。C 选项系膜区电子致密物沉积不是毛细血管内增生性肾小球肾炎的表现，故不选。D 选项肾小球基膜内皮下大量电子致密物沉积是膜增生性肾小球肾炎的表现，故不选。E 选项肾小球基膜呈双轨征样电子致密物沉积主要见于膜增生性肾小球肾炎病理改变，故不选。

13. 答案：E。急性肾小球肾炎临床表现中镜下血尿和微量蛋白尿最长达 3 个月，若超过 3 个月常转为慢性肾脏疾病。A 选项急性链球菌感染后肾小球肾炎的补体多在 6 ～ 8 周恢复正常，若超过 3 个月仍未恢复或仍是低补体水平，应考虑慢性肾小球肾炎急性发作或者狼疮性肾炎等。B 选项血沉一般 2 ～ 3 个月恢复，故不选。C 选项水肿常在 1 周内恢复正常，故不选。D 选项急性肾衰竭一般持续 3 ～ 5 日，故不选。

14. 答案：D。急性感染后肾小球肾炎的患儿可以下床活动的指标是肉眼血尿及水肿消退、血压正常。血沉正常可恢复上学，但应避免剧烈活动。尿常规正常才可恢复体力活动。故选 D。

15. 答案：A。患儿随访过程中镜下血尿未恢复正常，有进行肾活检指征。B 选项肾脏疾病遗传学基因检查用于排除遗传学肾病，该患儿无血尿家族史，故不选。C、D、E 选项均主要用于肾脏形态学观察，对判断肾脏超微病理结构改变效果不显著，故不选。

（郭　慧　高晓琳）

第3节　泌尿道感染

1. 答案：A。该患儿为6月龄大婴儿，以反复发热7天为主要表现，血常规提示细菌感染，尿常规查见白细胞和脓细胞，心、肺查体及神经系统查体未见异常，故诊断考虑泌尿道感染。B选项细菌性脑膜炎：该患儿年龄小，起病急，反复发热7天伴精神萎靡、奶量下降、阵发性哭吵，需警惕，但患儿神经系统查体未见异常，不支持最可能的诊断，需进一步完善脑脊液以明确，故不选。C选项肾结核是全身性结核的一部分，常伴有长期低热、纳差、营养不良等结核中毒症状，临床以尿频、血尿等为主，患儿无明确结核接触史，生长发育正常，故不选。D选项急性肾小球肾炎多发生于学龄期儿童，常发生在感染后，临床以血尿、高血压、水肿为主要表现，尿常规以红细胞为主，无脓细胞，血常规多正常，而伴补体C3降低，ASO升高等实验室检查异常，故不选。E选项患儿无呼吸道感染症状，胸片不支持，故不选。

2. 答案：B。该患儿诊断考虑细菌所致的泌尿道感染，为提高病原体检出率和尿培养的阳性率，在开始使用抗生素治疗前应该完成尿培养检查，故选B。

3. 答案：C。上行性感染是泌尿道感染最主要的途径，大多数泌尿道感染是由大肠埃希菌引起，其次为克雷伯杆菌和变形杆菌。革兰氏阳性菌在男孩中多见。

4. 答案：C。对临床高度怀疑泌尿道感染而尿普通细菌培养阴性者，应做L型细菌培养。L型细菌是一类细胞壁受损的细菌。由于已经失去了坚固的菌壁，只剩下一层胞浆膜，故在非高渗的环境中，菌体会迅速地溶解而死亡，因此普通的培养基上不生长、培养阴性，必须用高渗含血清培养基培养。

5. 答案：E。 儿童泌尿道感染主要是致病菌从尿道口上行进入泌尿道引起感染，血行播散、肾脏周围邻近组织感染、淋巴途径感染、导尿也可能导致泌尿道感染，但不是最常见的，故不选。

6. 答案：E。 泌尿道感染主要诊断依据是尿细菌培养和菌落计数，一般当采用清洁尿培养菌落计数大于10^5/ml时，可确诊，因此尿培养在泌尿道感染诊断中最有意义。A选项中尿白细胞≥5个/HP时，在其他疾病如狼疮性肾炎、链球菌感染后肾炎等疾病也可引起，故不选。B选项亚硝酸盐还原试验在大肠埃希菌、克雷伯杆菌感染时呈阳性，而在铜绿假单胞菌和葡萄球菌感染时呈弱阳性，结核杆菌和粪肠球菌感染时呈阴性，因此可用于泌尿道感染，但不是最有意义的检测指标，故不选。C选项中在泌尿道感染中无特异性，故不选。D选项在婴幼儿泌尿道感染时临床症状不典型，故不选。

7. 答案：ACDE。B选项细菌毒力强是细菌自身原因，而非宿主因素，故不选。A选项患儿年龄小，抵抗力差，易发生泌尿道感染，是宿主因素，故选。C选项泌尿道畸形，如膀胱输尿管反流、神经源性膀胱等，常增加儿童发生泌尿道感染的风险，是宿主因素，故选。D选项长期服用糖皮质激素的患者常伴随机体抵抗力差，可增加泌尿道感染的发病率，是宿主因素，故选。E选项膀胱输尿管反流是宿主因素，故选。

8. 答案：C。A选项消化道症状如呕吐、腹泻、奶量下降等在婴幼儿泌尿道感染中也较多见，但不是最突出的，故不选。婴幼儿与年长儿泌尿道感染的区别在于婴幼儿尿路刺激症状如尿频、尿痛等不明显，常以发热为最突出表现，故不选B。D选项血尿在泌尿道感染和尿路结石、肾小球肾炎中可见，在泌尿道感染中不是最突出表现，故不选。E选项泡沫尿常提示尿液中含有较多蛋白质，常见于肾病综合征，故不选。

9. 答案：BCD。B选项多喝水使尿液形成增多，自动冲刷泌尿道，减少细菌在局部停留时间，同时勤排尿可以减少尿液反流概率，减少细菌上行性感染。A选项间断服用抗生素不能预防泌尿道感染，同时还易引起耐药菌株的产生，故不选。C选项及D选项为注意个人卫生，是预防泌尿道感染的重要措施。E选项导尿是有创性操作，易发生黏膜损伤，增加泌尿道感染的风险，不是预防泌尿道感染的措施，故不选。

10. 答案：A。诊断考虑泌尿道感染完成尿培养后应及早使用抗生素治疗，在药敏试验结果出来前，推荐使用二代以上头孢菌素、氨苄西林-棒酸盐复合物，故选 A。

11. 答案：C。对细菌引起的儿童泌尿道感染，需根据儿童年龄和上、下泌尿道感染的不同决定抗生素的使用方法。上泌尿道感染即肾盂肾炎疗程 10 ～ 14 天，年龄≤ 3 月龄需全程用静脉抗菌治疗 10 ～ 14 天；＞ 3 月龄者，若存在脱水、中毒症状或不能耐受口服治疗患儿，可先静脉使用敏感抗菌药物治疗 2 ～ 4 天后改用口服敏感抗菌药物治疗。该患儿有轻度脱水表现，故选 C。

12. 答案：DE。患儿既往有不明原因发热病史，结合泌尿道 B 超检查提示双侧肾积水，需警惕有无膀胱输尿管反流等泌尿道畸形的存在。我国《泌尿道感染诊治循证指南（2016）》指出：核素肾静态扫描有助于泌尿道感染的定位、明确是否为急性肾盂肾炎，而且对检出扩张型膀胱输尿管反流（vesicoureteral reflux，VUR）有重要提示作用。另外，在超声提示肾积水或 DMSA 提示急性肾盂肾炎、肾瘢痕，或泌尿道感染复发，及其他非典型或复杂的临床情况时需行排泄性膀胱尿路造影检查，故选 DE。

13. 答案：D。对复发性泌尿道感染完成尿培养后应选择两种抗菌药物治疗，疗程 10 ～ 14 天，另外，为预防再发应长期口服小剂量抗菌药物维持治疗。A、B、C、E 选项都不符合，故不选。

14. 答案：ABCDE。对于合并泌尿道发育异常的复杂性泌尿道感染婴幼儿，需向患儿家属解释复发性泌尿道感染的风险，定期随访尿常规、肾功能、泌尿系统超声、身高、体重等，警惕反复泌尿道感染导致肾脏瘢痕形成和肾功能异常，后者可引起患儿生长发育落后。

15. 答案：ABCD。膀胱输尿管反流有一定的自愈率，但反流严重患儿可引起肾积水、肾瘢痕形成和反流性肾病，致肾功能严重受损，是儿童终末期肾衰竭的原因之一，部分需要手术治疗。急性肾小球肾炎主要发病机制是抗原抗体免疫复合物引起的肾小球毛细血管炎症疾病，与膀胱输尿管反流无关，故不选 E。

（郭 慧 高晓琳）

第 15 章 造血系统疾病思考题参考答案与解析

第 1 节 营养性贫血

1. 答案：B。解析：新生儿及儿童贫血程度分度有所不同，儿童根据世界卫生组织资料，新生儿则根据我国小儿血液病学术会议（1989 年）建议。该患儿为 8 月龄，故判定为中度贫血。

依据血红蛋白的贫血分度

	正常下限	轻度	中度	重度	极重度
新生儿	145	144 ～ 120	119 ～ 90	89 ～ 60	＜ 60
1 ～ 4 月龄	110				
4 ～ 6 月龄	100				
6 ～ 59 月龄	110	正常下限～ 90	89 ～ 60	59 ～ 30	＜ 30
5 ～ 11 岁	115				
12 ～ 14 岁	120				

2. 答案：B。解析：由于胎儿期处于相对缺氧状态，故红细胞数和血红蛋白量较高，生后随着自主呼吸的建立，血氧含量增加，促红细胞生成素减少，致骨髓暂时性造血功能降低，网织红细胞减少，胎儿红细胞寿限较短，因而红细胞破坏较多（生理性溶血）。加之婴儿生长发育迅速，血循环量迅速增加等因素，红细胞数和血红蛋白量逐渐减低。至生后 2 ～ 3 个月时红细胞数降至 $3.0\times10^{12}/L$，血红蛋白量降至 110g/L 左右，出现轻度贫血，称为“生理性贫血”。“生理性贫

血”呈自限性经过，3个月以后，随着红细胞生成素的生成增加，红细胞数和血红蛋白量又缓慢增加。

3. 答案：ABCD。解析：贫血患儿有髓外代偿造血，故除肝、脾、淋巴结常肿大外，还会对全身代谢有影响，如影响酶的异常，影响T淋巴细胞功能，使之减弱而反复发生感染，故除E外，均可以有。

4. 答案：D。解析：贫血形态分类主要根据红细胞数、血红蛋白量、小细胞比容计算平均血细胞比容（MCV）、平均红细胞血红蛋白（MCH）、平均红细胞血红蛋白浓度（MCHC）。分类见下表。故该患儿为小细胞低色素性贫血。大细胞性贫血多见于巨幼细胞贫血。正细胞正色素性贫血多见于再生障碍性贫血。低色素性贫血多见于缺铁性贫血、铁粒幼细胞贫血、地中海贫血。小细胞低色素性贫血多见于缺铁性贫血。

贫血形态分类

	MCV（fl）	MCH（pg）	MCHC（%）
大细胞性贫血	＞94	＞32	32～38
正细胞性贫血	80～94	28～32	32～38
单纯小细胞性贫血	＜80	＜28	32～38
小细胞低色素性贫血	＜80	＜28	＜32

5. 答案：B。解析：根据患儿血常规特点，提示小细胞低色素性贫血，小细胞低色素性贫血多见于缺铁性贫血、地中海贫血、慢性失血等。结合喂养史，考虑营养性缺铁性贫血，下一步最需要做的检查就是铁代谢相关检查。其他检查现在暂无必要。

6. 答案：C。解析：依据患儿红细胞形态及喂养史可诊断。A选项患儿无失血的临床表现，网织红细胞不高，故不考虑。B选项溶血性贫血需要有红细胞破坏的证据（贫血、黄疸、茶色尿、脾大等）和红细胞生成的证据（网织红细胞增高、骨髓增生活跃等），该患儿疾病特点不符合。D选项营养性巨幼细胞贫血特点是大细胞、高色素性，是由于患儿缺乏叶酸和维生素B_{12}导致四氢叶酸减少，从而导致DNA合成减少，细胞核发育落后于血红蛋白发育，导致巨幼红细胞，从而在骨髓内易被破坏导致贫血，不符合。E选项纯红细胞再生障碍性贫血为正细胞、正色素性贫血，系骨髓造血功能障碍引起，故不符合。

7. 答案：E。解析：A选项体内铁储存不足多发生在早产儿，足月儿从母体获得的铁一般可以满足生后4个月的需要，患儿属于足月儿，不符合。B选项患儿6月龄前无明显贫血表现，如有肠道对铁的吸收障碍，发病应该更早，不符合。C选项患儿无皮肤黄染、茶色尿等相关溶血临床表现，肝功能无间接胆红素的增高，故不符合。D选项患儿平素无长期腹泻，无血便，大便正常，大便隐血试验阴性，故可能性小。E选项患儿喂养主要是糌粑，过早停喂母乳及未进食含铁丰富的食物易造成体内铁的缺乏。故E可能性最大。

8. 答案 :E。解析：患儿铁相关代谢的几个指标分别反映缺铁的几个时期，见下表。

依据铁相关代谢的贫血分度

	血清铁蛋白（SF）	红细胞游离原卟啉（FEP）	血清铁（SI）	总铁结合力（TIBC）	转铁蛋白饱和度（TS）
铁减少期	<12μg/L				
红细胞生成缺铁期	<12μg/L	>0.9μmol/L			
缺铁性贫血期	<12μg/L	>0.9μmol/L	<9.0～10.7μmol/L	>62.7μmol/L	<15%

9. 答案：D。患儿由于是营养性缺铁性贫血，故应针对病因治疗，首先应予补充铁剂。配方奶、母乳及辅食中铁剂都达不到现在需要补充的铁的剂量（4 ～ 6mg/kg），故应予口服补充铁剂，口服有禁忌或口服铁剂反应太大而不能有效补充时可考虑静脉补铁。不选 A 是因为患儿系慢性贫血，目前没有失代偿的临床表现，现在没有立即输血指征。

10. 答案：ABCD。慢性贫血应慢速输血，患儿适应了低血红蛋白的状态，不宜过快，可分次慢速补充。一般来讲，慢性贫血，血红蛋白低于 60g/L，或有严重感染、手术等代谢增加情况，可以输血，而不是等到失代偿有心力衰竭表现才输血。急性失血有循环容量不足表现时不论失血量多少，均应立即输血。急需外科手术治疗时也应该输血到安全范围再手术。

11. 答案：ABCE。对于缺铁患儿，应加强护理，保证充足睡眠，避免感染；增加含铁丰富的食物，如猪肝、血、精肉等；补充铁剂应首选口服铁剂（4 ～ 6）mg/（kg•d）元素铁，分次口服；口服铁剂时同服维生素 C 有利于铁的吸收，而牛奶、咖啡、茶及抗酸药等则可影响铁的吸收。

12. 答案：E。口服铁剂时应监测网织红细胞及血红蛋白，A、B、C、D 均对，口服补铁 3 周后若血红蛋白上升小于 20g/L，应停止口服铁剂，寻找原因，不能一直口服补铁治疗。

13. 答案：ACDE。对于静脉补铁，需要有适应证：口服吸收不良，不能经胃肠给药，口服副作用大无法纠正，口服治疗效果不佳，均属于可以静脉补铁的适应证。

14. 答案：ABCD。该患儿为缺铁性贫血，补充铁剂后 3 周血红蛋白上升小于 20g/L，A、B、C、D 均有可能，维生素 B_{12} 及叶酸主要是纠正巨幼细胞性贫血。其他选项均可能导致补铁不成功，血红蛋白上升不能达到预期。

15. 答案：ABCD。再生障碍性贫血为正细胞、正色素性贫血。其余均可呈小细胞低色素贫血。

16. 答案：C。根据该患儿血常规 MCV、MCH、MCHC 均低于正常下限，提示小细胞低色素性贫血。维生素 B_{12}、叶酸缺乏属于大细胞性贫血。纯红细胞再生障碍性贫血属于正细胞正色素性贫血。G6PD 酶缺乏属于先天性遗传学贫血，属于溶血性贫血，也是正细胞正色素性贫血。急性白血病除了贫血外，多有白细胞减少或增多，血小板减少，红细胞形态一般属于正细胞正色素性。地中海贫血由于血红蛋白结构有问题，也表现出小细胞低色素性贫血，单从血常规红细胞形态不好和缺铁性贫血相鉴别。符合要求的只有 C。

17. 答案：ABCDE。由于婴幼儿缺铁所致贫血发生比例较高，所以做好缺铁的预防工作尤其重要。宣传包含以下预防缺铁工作：提倡母乳喂养，因为母乳中铁的吸收利用率较高；做好喂养指导，无论母乳或人工喂养的婴儿，应及时添加辅食，添加辅食可以包括如下：精肉、血、内脏、鱼等，并注意合理膳食搭配；婴幼儿食品如谷类食品、牛奶制品，均应加入适量铁剂加以强化；对于早产儿，尤其非常低体重的早产儿，宜自 2 个月左右给予铁剂预防。

（林　超　高晓琳）

第 2 节　免疫性血小板减少症

1. 答案：B。患儿有明确的解血便史，且红细胞及血红蛋白均呈比例降低，有失血性贫血至循环容量不足的表现，应先稳定患儿生命体征，首先采取的措施就是扩容，维持血压，待生命体征稳定后再采取其他措施。最快的就是用 0.9% 氯化钠溶液扩容，同时应联系合血尽快输注。患儿目前有急性的消化道大出血，生命体征不平稳，现阶段应禁食，静脉补充液体及营养液支持，注意水电解质平衡，待交叉配血后尽快输注。

2. 答案：B。患儿 8 月龄，Hb 68g/L，故答案选择 B。

贫血分度（g/L）

	正常下限	轻度	中度	重度	极重度
新生儿	145	144 ～ 120	119 ～ 90	89 ～ 60	＜ 60

续表

	正常下限	轻度	中度	重度	极重度
1～4月龄	110				
4～6月龄	100				
6～59月龄	110	正常下限～90	89～60	59～30	＜30
5～11岁	115				
12～14岁	120				

3. 答案：C。A选项过敏性紫癜：该病可有皮下出血，但皮疹典型特点为双下肢对称分布，高于皮面，压之不褪色，同时可伴或者不伴有关节肿痛、消化道出血，无血小板减少。B选项再生障碍性贫血：除有贫血和血小板减少外，还有白细胞减少，网织红细胞不高，该患儿不符合，骨髓检查可鉴别。D选项急性白血病：除有血小板减少、贫血外，常有白细胞减少，外周血有幼稚细胞，有肝脾淋巴结肿大，骨髓检查可鉴别。E选项继发性血小板减少症：常继发于严重细菌感染、病毒血症，还有脾亢、部分自身免疫性疾病及恶性肿瘤等，该患儿临床特点不符合。患儿临床表现及实验室辅助检查均符合免疫性血小板减少症，故答案C为最可能的诊断。

4. 答案：A。初次诊断时，对具有典型表现的免疫性血小板减少症（immune thrombocytopenia，ITP）患儿，在无须应用糖皮质激素时，不建议常规进行骨髓穿刺；初次诊断时，对具有典型表现的ITP患儿，应用糖皮质激素治疗前，建议完善骨髓穿刺；ITP的诊断属于排除性诊断，ITP骨髓表现为巨核细胞增多或正常，伴成熟障碍。ITP患儿当PLT为30×10^9/L时，可有自发性出血风险，表现为皮肤针尖样大小出血点或内脏的出血。一次血常规检查PLT低，应注意排除检验错误或误差，所以需至少2次血常规均提示PLT减少，且形态上无异常。故答案A非必须。

5. 答案：C。ITP多发生于病毒感染或接种疫苗后1～3周，故病毒感染破坏血小板不是导致ITP的直接原因。其余选项均是ITP发生机制的重要因素。

6. 答案：E。ITP患者出血分级及对应的出血程度为：①0级，为无出血。②1级，为轻微、微量出血：有少量瘀点（总数≤100个）和（或）≤5个小瘀斑（直径≤3cm），无黏膜出血。③2级，为轻度、少量出血：有较多瘀点（总数＞100个）和（或）＞5个大瘀斑（直径＞3cm），无黏膜出血。④3级，为中度、中量出血：有明显的黏膜出血，影响生活。⑤4级，为重度、严重出血：黏膜出血导致血红蛋白下降幅度＞20g/L，或怀疑有内脏出血。患儿消化道出血，血红蛋白68g/L，较此年龄段婴儿血红蛋白正常值110g/L明显下降，故考虑E选项，4级出血。

7. 答案：BCDE。因患儿经补液扩容后生命体征平稳，故下一步应该采取针对原发病ITP的治疗。可给予激素、丙种球蛋白治疗。故B、C均可以。因患儿血小板太少，且有失血性休克表现，故应及早合并红细胞悬液和血小板输注。故E对。患儿血小板太低，剧烈哭闹有导致颅内出血的风险，故应保持安静，D也正确。患儿目前消化道大出血，现血小板低，进食进水可能导致消化道出血加重或再次出血可能，故目前需禁食水。

8. 答案：ABCE。根据ITP发生的机制，丙种球蛋白的作用就是封闭巨噬细胞受体，在血小板上形成保护膜抑制血浆中的IgG或免疫复合物与血小板结合，抑制自身免疫反应，从而使血小板抗体减少。故选择ABCE。病毒感染不是导致血小板减少的直接原因，故答案D错误。

9. 答案：ABC。糖皮质激素治疗ITP主要机制是：①降低毛细血管通透性；②抑制血小板抗体产生；③抑制单核巨噬细胞系统破坏有抗体吸附的血小板。

10. 答案：BCDE。儿童ITP多为自限性，故是否治疗应该取决于出血与否及程度。因血小板少，故应休息，避免使用对凝血功能有影响的药物。ITP本身是一种免疫性疾病，考虑与病毒感染或接种疫苗有关，故患病期间应慎重接种疫苗。同时患儿可能使用丙种球蛋白及糖皮质激素，不适宜短期内接种疫苗。

11. 答案：B。疗效判定应至少检测 2 次 PLT，且 2 次检测应间隔 7 天以上。

激素治疗疗效判定

完全反应	治疗后 PLT ≥ $100\times10^9/L$，且没有出血表现
有效	治疗后 PLT ≥ $30\times10^9/L$，并且至少比基础血小板增加 2 倍，且没有出血表现
激素依赖	需要持续使用糖皮质激素，且使 PLT ≥ $30\times10^9/L$，或避免出血
无效	治疗后 PLT < $30\times10^9/L$，或者血小板增加不到基础 2 倍，或者有出血表现

12. 答案：D。关于 ITP 分型，根据诊断病程分为三型。

ITP 分型

新诊断 ITP	病程< 3 个月
持续性 ITP	病程 3 ～ 12 个月
慢性 ITP	病程> 12 个月

13. 答案：E。该患儿经泼尼松治疗 5 周，PLT 为 $18\times10^9/L$，疗效判定应属于无效，故减停泼尼松，重新评估，改用二线药物治疗，如地塞米松、抗 CD20 单克隆抗体、促血小板生成剂、免疫抑制剂等。

14. 答案：D。因患儿血小板低，长期服用糖皮质激素，应注意糖皮质激素的副作用（可出现电解质紊乱，血糖升高，高血压）。同时血小板低可突然出现颅内出血，故 C 也可能。患儿虽然有抽搐，但无发热、呕吐、头痛、嗜睡等表现，故颅内感染可能性小，不优先考虑。

15. 答案：C。鉴于儿童的特殊性，脾切除应谨慎，严格掌握适应证，尽量推迟脾切除时间，脾切除前应重新评估，骨髓巨核细胞增多者方考虑脾切除。脾切除年龄应在 5 岁以上。ITP 患儿符合以下所有条件，并经有经验的血液专科医生再次评估后，考虑脾切除术，现有的一线和二线药物治疗均无反应；有反复严重出血（3 ～ 4 级）和（或）生活受到疾病干扰；年龄> 5 岁；病程超过 1 年。脾切除术前需要根据我国国情和最新预防接种政策，做好相关疫苗接种。而持续性 ITP 病程未超过 1 年，不符合脾切除指征，故答案 C 错误。

16. 答案：ABCD。当 ITP 患儿发生 4 级出血时，建议采用联合血小板输注，大剂量甲泼尼龙冲击和大剂量 IVIg 冲击的抢救治疗，以确保最有效、最迅速地提升血小板计数以有效止血，此时可考虑加用促血小板生成类药物。

17. 答案：ABCDE。ITP 患儿血小板较低时有自发出血风险，所以应注意观察有无自发出血表现。同时任何导致患儿可能增加出血风险的操作和护理均应谨慎，包括情绪安抚，避免哭闹，注意避免外伤导致新的出血，食物应柔软，尤其坚硬和带刺的食物可能对消化道造成损伤导致大出血，应避免。同时医疗操作前应尽量安抚好患儿，大便要保持柔软通畅，便秘可能导致用力排便时腹压增高从而增加颅内出血风险。

（林　超　高晓琳）

第3节　血　友　病

1. 答案：C。血友病分为 A 和 B 两型，均为内源性凝血因子缺乏，故 APTT 延长符合血友病特点。A 选项为 DIC，此病除了 APTT 延长外，还有 PT、INR、DDI、Fg、TT、PLT 异常。患儿血小板数量正常，故 B 选项排除。灭鼠药中毒是由于灭鼠药进入体内后竞争性抑制，使维生素 K 活性降低，干扰了肝对维生素 K 的利用，从而阻碍肝对凝血酶原复合物，以及凝血因子Ⅶ、Ⅸ、Ⅹ的合成，使 PT、APTT 均延长。患儿 PT 正常，故排除。维生素 K 缺乏影响相关凝血因子的合成，使 PT、APTT 均延长，故同样可排除 E 选项。

2. 答案：C。患儿仅 APTT 延长，考虑内源性凝血途径相关因子缺乏，故应查凝血Ⅷ、Ⅸ、Ⅺ因子。DIC 有 PT、APTT、INR、DDI、Fg、TT、PLT 异常，目前凝血功能不符合，故排除。患儿血小板数量正确，但临床表现及凝血功能不符合，故 B 答案排除。答案 D 为外源性凝血途径所需查的相关凝血因子，患儿 PT 正常，故不需做。凝血 vWF 因子为血管性血友病的凝血因子，此病常有出血时间延长，凝血功能不符合。故排除 E。

3. 答案：A。血友病 A 是由于凝血 F Ⅷ 缺乏，血友病 B 是凝血 F Ⅸ缺乏。该患儿凝血 F Ⅷ：C 为 0.4%，正常值为＞ 70%，故答案 A 正确。DIC 和维生素 K 缺乏往往是多种凝血因子减少，故不考虑。血小板功能异常主要表现为出血时间延长，通过检查会发现血小板聚集功能明显下降，患儿出血时间正常，而凝血 F Ⅷ严重缺乏，故血小板功能异常排除。

4. 答案：C。血友病 A 和 B 均为 X 染色体隐性遗传病，由女性传递，男性发病，结合患儿舅舅有反复出血史，患儿姐姐无出血史，和此病遗传规律符合。

5. 答案：D。血友病临床根据凝血因子数量分为 3 型，答案 D 正确。

血友病分型

凝血因子活性水平	临床分型	出血症状
5% ～ 40%	轻型	大的手术或外伤可致严重出血，罕见自发性出血
1% ～ 5%	中间型	小手术/外伤后可有严重出血，偶有自发性出血
＜ 1%	重型	肌肉或关节自发性出血

6. 答案：E。患儿考虑血友病 A，现有深部肌肉出血，应输注凝血Ⅷ因子，故 A、B 均不符合，新鲜冰冻血浆和冷沉淀除含有凝血Ⅷ因子外，还有其他凝血因子，故优先选择的应该是单纯的凝血Ⅷ因子制品，若无人基因重组凝血Ⅷ因子制剂，也可选择新鲜冰冻血浆和冷沉淀，故最优答案 E 正确。

7. 答案：ABCE。对于血友病患儿，出血急性期，应制动、休息，出血局部肌肉或关节进行冷敷，输注相应凝血因子止血，待出血控制后康复训练。患儿现处于深部肌肉急性出血期，不能进行手术，即使需要手术也应在补充足量凝血因子使凝血Ⅷ因子达到较高水平后手术，该患儿目前无须手术。故除答案 D 外，其余选项均正确。

8. 答案：AD。血友病 A 每输注凝血Ⅷ因子 1IU/kg 可提高体内凝血Ⅷ因子 2%，血友病 B 每输注凝血酶原复合物 1IU/kg 可提高体内凝血Ⅸ因子 1%，故 AD 答案正确。血友病患儿每次输注多少凝血因子，应根据患儿出血部位、需要凝血因子达到何种预期水平而确定输入剂量及使用持续时间。

9. 答案：C。患儿诊断为血友病 A，需补充凝血Ⅷ因子，应根据患儿出血部位选择凝血因子的使用剂量及时间。患儿系深部肌肉出血，且每输注凝血Ⅷ因子 1IU/kg 可提高体内凝血Ⅷ因子 2%，故答案 C 正确。

血友病治疗剂量及时间

出血类型	血友病 A		血友病 B	
	预期水平（IU/dl）	疗程（天）	预期水平（IU/dl）	疗程（天）
关节	40 ～ 60	1 ～ 2，若反应不充分可以延长	40 ～ 60	1 ～ 2，若反应不充分可以延长
表层肌，无神经血管损害（除髂腰肌）	40 ～ 60	2 ～ 3，若反应不充分可以延长	40 ～ 60	2 ～ 3，若反应不充分可以延长

续表

出血类型	血友病 A		血友病 B	
	预期水平（IU/dl）	疗程（天）	预期水平（IU/dl）	疗程（天）
髂腰肌和深层肌，有神经血管损伤或大量失血				
•起始	80 ～ 100	1 ～ 2	60 ～ 80	1 ～ 2
•维持	30 ～ 60	3 ～ 5，作为物理治疗期间的预防，可以延长	30 ～ 60	3 ～ 5，作为物理治疗期间的预防，可以延长
中枢神经系统/头部				
•起始	80 ～ 100	1 ～ 7	60 ～ 80	1 ～ 7
•维持	50	8 ～ 21	30	8 ～ 21
咽喉和颈部				
•起始	80 ～ 100	1 ～ 7	60 ～ 80	1 ～ 7
•维持	50	8 ～ 14	30	8 ～ 14
胃肠				
•起始	80 ～ 100	7 ～ 14	60 ～ 80	7 ～ 14
•维持	50		30	
肾脏	50	3 ～ 5	40	3 ～ 5
深部裂伤	50	5 ～ 7	40	5 ～ 7
手术（大）				
•术前	80 ～ 100		60 ～ 80	
•术后	60 ～ 80	1 ～ 3	40 ～ 60	1 ～ 3
	40 ～ 60	4 ～ 6	30 ～ 50	4 ～ 6
	30 ～ 50	7 ～ 14	20 ～ 40	7 ～ 14
手术（小）				
•术前	50 ～ 80		50 ～ 80	
•术后	30 ～ 80	1 ～ 5，取决于手术类型	30 ～ 80	1 ～ 5，取决于手术类型

10. 答案：ABCD。患儿诊断为血友病 A，需补充凝血Ⅷ因子，A、B、C、D 均含有凝血Ⅷ因子，而凝血酶原复合物含有凝血Ⅱ、Ⅶ、Ⅸ、Ⅹ因子，无凝血Ⅷ因子，可用于血友病 B 及维生素 K 缺乏、抗凝剂过量、肝病患者出血等。

11. 答案：A。凝血因子输注频率取决于该凝血因子的半衰期。凝血Ⅷ因子在体内的半衰期约为 8 ～ 12 小时，凝血Ⅸ因子在体内半衰期约为 24 小时，该患儿为凝血Ⅷ因子缺乏，故答案 A 正确。输冷沉淀和新鲜冰冻血浆也该每 12 小时输注 1 次。

12. 答案：ABCD。有一部分血友病 A 患者在反复凝血Ⅷ因子替代治疗后，血浆中会出现凝血Ⅷ因子抗体，如输注常规剂量凝血Ⅷ因子无效，常提示有凝血Ⅷ因子抗体存在。故增加 1 倍凝血Ⅷ因子剂量可以中和部分抗体，剩余部分可止血。凝血Ⅶ a 可直接与组织因子共同作用活化凝血因子Ⅹ，从而促使凝血活酶的形成。丙种球蛋白可以封闭凝血因子抗体。免疫抑制剂可以抑制机体产生凝血因子抗体。而换另一种凝血Ⅷ因子制剂也无效。

13. 答案：A。免疫耐受治疗是指反复给予刺激抑制物出现的凝血 F Ⅷ或 F Ⅸ因子，诱导免疫记忆反应对该抗原刺激耐受，直至抑制物逐步消失，治疗恢复效果的一种治疗方式。针对血友病

A 的免疫耐受治疗方法最短需要 9 个月，最长达到 33 个月，达到完全缓解后可停止。故选择答案 A。B、C、D、E 答案均可作为有抑制物阳性时的治疗方法。

14. 答案：C。关节出血控制（一般治疗 2 天）后，应立即联系血友病专业物理康复治疗，确保关节功能完全恢复到出血前状态。其余选项处理均正确。

15. 答案：ABCE。目前国际上预防治疗主要有标准、中剂量和小剂量 3 个方案，具体方案的选用应根据年龄、静脉通路、出血表现，以及凝血因子供应情况、经济条件等尽可能制订个体方案，不能一概而论。故答案 D 错误。

16. 答案：ABCDE。血友病患儿的特点为容易自发性出血，尤其在有损伤的时候可能出血不止。所以应注意生活中避免各种外伤及有创性操作，食物不吃带刺的，以防刺破口腔、胃肠道而出血不止。同时因为患儿可能反复出血，平常活动剧烈程度较同龄儿减少，患儿可能产生焦虑等情绪，应做好心理安抚，让患者及家属均对这个疾病有清楚的理解和认识。故答案 ABCDE 均对。

（林　超　高晓琳）

第 4 节　急性白血病

1. 答案：E。小儿白细胞分类中，粒细胞与淋巴细胞百分数曲线的交叉发生于 4 ～ 6 天和 4 ～ 6 岁，故 E 选项正确，其他选项错误。

2. 答案：D。患儿以发热、皮肤出血点为主要表现，查体：贫血貌，出血点，肝脾淋巴结肿大，结合患儿外周血常规，临床拟诊为急性白血病。骨髓穿刺涂片检查为急性白血病诊断的金标准，故 D 选项正确。

3. 答案：D。急性白血病的主要临床表现：发热、贫血、出血、肝脾肿大、浅表淋巴结肿大，外周血常规查见幼稚细胞，白细胞计数可升高也可降低，血红蛋白、血小板可降低。故 A、B、C 选项都是急性白血病的拟诊依据。结合该患者年龄（> 6 岁），外周血常规白细胞分类应以中性粒细胞为主，而该患者淋巴细胞比例升高，不符合正常同龄儿童外周血表现，且查见幼稚细胞。故需要考虑白血病可能。肠鸣音稍活跃并非急性白血病的拟诊依据，故应该选择 D 选项。

4. 答案：D。急性淋巴细胞白血病临床表现为：发热、贫血、出血以及白血病细胞浸润表现，包括肝脾淋巴结肿大、骨关节疼痛、中枢神经系统浸润、睾丸浸润、绿色瘤等。故 A、B、C、E 选项均符合。而肛周脱屑乃是川崎病的典型临床表现，故 D 选项错误，应选 D 选项。

5. 答案：D。白血病是造血组织中某一造血细胞恶性克隆性增生所导致的恶性肿瘤性疾病。骨髓涂片检查是确立诊断和评定疗效的金标准。故 D 选项正确。血常规、肝肾功、凝血功能、血培养都不能反映造血细胞增生情况，故 A、B、C、E 选项错误。

6. 答案：ABCD。骨髓穿刺需穿刺取材于有造血能力的红髓，而在儿童期所有的骨髓均为红髓，随着年龄增加，黄髓逐渐增多，红髓仅分布于脊柱、胸骨、肋骨、颅骨、锁骨、骨盆、肩胛骨等扁骨及长骨近端。故儿童骨髓穿刺可选取体表定位明确、暴露方便的胸骨、脊柱、髂骨、胫骨，所以应选择 A、B、C、D 选项。

7. 答案：ACDE。骨髓穿刺的临床适应证包括各种血液疾病的诊断、鉴别诊断、判断预后、观察疗效；不明原因的红细胞、白细胞、血小板数量增多或减少及形态学异常；不明原因发热的诊断与鉴别诊断，可作骨髓培养，骨髓涂片找寄生虫等。故 A、C、D、E 选项均符合。而遗传代谢性疾病是因维持机体正常代谢所必需的某些由多肽和（或）蛋白组成的酶、受体、载体及膜泵生物合成发生遗传缺陷，即编码这类多肽（蛋白）的基因发生突变而导致的遗传性疾病，诊断主要依靠家族史、临床表现、代谢产物的检测、基因筛查等。故 B 选项错误。

8. 答案：B。急性淋巴细胞白血病占儿童白血病 70% ～ 85%，为最常见类型，故 B 选项正确。

9. 答案：C。急性白血病和慢性白血病的区别并非起病快慢、病程长短、受累脏器及预后，而是在于发生癌变的造血细胞的阶段，即骨髓突变中恶性克隆细胞的成熟程度。急性白血病多以早期的原始细胞或早幼细胞为主，而慢性白血病则发生在晚幼细胞或较成熟细胞。故 A、B、D、E 不正确，C 选项正确。

10. 答案：A。MICM 分型分别是指形态学（morphology，M）、免疫学（immunology，I）、细胞遗传学（cytogenetics，C）和分子生物学（molecular biology，M），故 A 选项正确，而 B、C、D、E 选项错误。

11. 答案：ABCD。该患儿拟诊急性白血病入院。患儿以发热、出血点为主要表现，查体提示淋巴结、肝脾肿大，血常规提示白细胞升高，血红蛋白、血小板明显下降。治疗上应输注血制品支持治疗，纠正贫血，防治重要脏器出血，加强抗感染，清除感染灶，适当水化减轻肿瘤负荷，避免发生肿瘤溶解综合征等严重并发症。故 A、B、C、D 均正确。而儿童急性白血病目前治疗以化疗为主，放疗仅用于中枢神经系统白血病、睾丸白血病等髓外受累的病历，故 E 选项不正确。

12. 答案：A。Hb ＜ 90g/L 输注红细胞悬液是特别针对重型地中海贫血的高量输血疗法，旨在维持患儿的正常生长发育，并不针对所有输血患者，故 A 选项不正确。输注红细胞悬液前需要交叉配血、输血前需完善输血免疫检查，包括乙型肝炎标志物、HIV、丙型肝炎，PLT ＜ 20×10^9/L 输注血小板以及输注过程中需监测输血不良反应均正确，故不选 B、C、D、E。

13. 答案：B。t（15；17）（q24；q21）：见于 AML-M3 形成 PML/RARα 融合基因，非 M5，故 B 选项错误。而 A、C、D、E 选项均正确。

14. 答案：C。1986 年我国知名血液专家王振义教授在国际上首先应用全反式维甲酸诱导分化治疗急性早幼粒细胞白血病，获得很高的缓解率，为恶性肿瘤在不损伤正常细胞的情况下，可以通过诱导分化疗法取得效果这一新的理论，提供了成功的范例。因而获得多项国内外奖项，并获得了 2010 年度国家最高科技奖。故 C 选项正确，其他选项错误。

15. 答案：D。目前文献报道，儿童急性淋巴细胞白血病 5 年无病生存率均已达到 70% ～ 90%，故 D 选项正确，其余选项错误。

（杨　雪　高晓琳）

第 5 节　颈部包块待诊

1. 答案：A。淋巴瘤、川崎病均出现颈部淋巴结肿大，故 B、C 选项不符合题干。甲状腺舌管囊肿系甲状腺从舌底部移行至颈部正常生理部位这一过程中出现的先天发育异常。它会出现在从舌底部开始经过舌骨位于甲状软骨之上的任何一个位置上。尽管在静止期无明显症状，但伴发感染时则会表现出相应的症状。故该病也可以表现为颈部包块。淋巴结感染结核分枝杆菌时也会出现颈部包块，故不能选择 D、E 选项。而手足口病基本不会累及淋巴结，更不会出现颈部包块，故应选 E 选项。

2. 答案：D。传染性单核细胞增多症最常见的病因为 EB 病毒，巨细胞病毒、人疱疹病毒 6 型也可以引起该病，但相对少见。故应选 D 选项，A、E 选项错误。而风疹病毒导致风疹，金黄色葡萄球菌感染在临床上可表现为肺炎、脓肿形成、脑膜炎等，故 B、C 选项错误。

3. 答案：D。传染性单核细胞增多症临床表现包括发热、淋巴结肿大、肝脾肿大、咽峡炎，皮疹。故 D 选项正确。而结膜充血、口唇皲裂、肢端硬性水肿脱皮、肛周脱屑均为川崎病的典型临床表现，故 B、E 选项错误。C 选项的热退疹出则是幼儿急疹的特征性表现，A 选项杨梅舌、口周苍白圈为猩红热的表现，故 A、C 选项错误。

4. 答案：C。传染性单核细胞增多症的临床表现包括发热、淋巴结肿大、咽峡炎、肝脾肿大及皮疹。故 A、B、D、E 选项均支持该病诊断。而传染性单核细胞增多症中受累淋巴结多为广泛性，且为数个淋巴结肿大，可融合，并非单个淋巴结无痛性肿大，故应选择 C 选项。

5. 答案：B。EB 病毒感染后机体出现应激反应，淋巴细胞比例升高，且在显微镜下可以看到淋巴细胞体积变大，细胞核体积也增大，细胞质颜色加深，出现空泡等。这与正常淋巴细胞形态有明显不同，称之为异常淋巴细胞。故 B 选项正确。而白细胞明显升高、贫血、血小板降低均不是传染性单核细胞增多症的特征性改变，可以发生在白血病、恶性肿瘤骨髓转移等情况下，故 A、D、E 选项错误。而 C 选项中查见幼稚细胞则是提示白血病或类白血病反应可能，故 C 选项错误。

6. 答案：C。大量文献报道，EB 病毒感染可引起传染性单核细胞增多症、噬血细胞综合征、鼻咽癌、淋巴瘤等疾病，故 A、B、D、E 选项符合，不能选。而手足口病的病原学主要为肠道病毒、柯萨奇病毒等，故应选 C 选项。

7. 答案：ABCDE。川崎病的诊断标准包括：发热 5 天，抗感染治疗效果不佳，结膜充血不伴分泌物，口唇皲裂，肢端硬性水肿脱皮，肛周脱屑等，而该患儿均无上述表现，故 A、B、C、D、E 选项均正确。

8. 答案：E。患儿抗感染治疗后仍出现低热，颈部淋巴结无痛性肿大，进行性加重，需要高度警惕肿瘤可能，故需要完成颈部淋巴结活检，E 选项正确。

9. 答案：D。霍奇金淋巴瘤最具诊断意义的是查见 RS 细胞，这是一种独特的瘤巨细胞。故 D 选项正确。而满天星现象则是伯基特淋巴瘤的镜下特点，假小叶形成往往提示肝硬化，驼峰样致密物多见于肾脏疾病，淡红色均染物质通常在电镜下提示无结构坏死组织，故 A、B、C、E 选项错误。

10. 答案：ABCDE。霍奇金淋巴瘤的临床表现除了无痛性淋巴结肿大外，还可以出现局部压迫所致的表现，如肢体水肿、胸腹水、呼吸困难等，同时也可以出现全身症状，如低热、盗汗、体重减轻等。故 A、B、C、D、E 选项均正确。

11. 答案：E。霍奇金淋巴瘤的转移是由近及远向附近扩散，故 E 选项正确，很少出现其他转移形式。

12. 答案：C。TNM 分期分别是指原发灶情况、区域淋巴结受累情况、有无远处转移，故 C 选项正确。其余选项错误。

13. 答案：B。肿瘤的分期和疗效评定主要需要通过评估脏器受累情况而定，故 A、C、D、E 选项均可以做到，B 选项则不能满足要求，故应选 B 选项。

14. 答案：E。目前基因治疗尚未应用于霍奇金淋巴瘤，故应选择 E 选项。而目前该病采用的综合治疗则包括手术切除、放疗、化疗和自体造血干细胞移植。

15. 答案：ABCDE。根据 WHO 淋巴造血组织肿瘤分型，霍奇金淋巴瘤可分为 5 种组织学类型：淋巴细胞为主型、结节硬化型、混合细胞型、淋巴细胞耗竭型和结节性淋巴细胞为主型。我国最常见的为混合细胞型。各型之间可以互相转化。组织学亚型是决定患者临床表现、预后和治疗的主要因素。故 A、B、C、D、E 选项均正确。

（杨　雪　高晓琳）

第 6 节　全血细胞减少

1. 答案：D。Hb ＜ 90g/L 输注红细胞悬液是特别针对重型地中海贫血的高量输血疗法，旨在维持患儿的正常生长发育，并不针对所有输血患者，故 A 选项不正确。输血前需完善输血免疫检查，包括乙型肝炎标志物、HIV、丙型肝炎，PLT ＜ 20×10^9/L 输注血小板，故 B、C 选项不正确。输注红细胞悬液前需要交叉配血，而输注血小板不需要，故 E 选项不正确。每次输血过程中需监测输血不良反应是正确的，故应选 D 选项。

2. 答案：ABCDE。可以引起儿童全血细胞减少的疾病包括急性白血病、再生障碍性贫血、病毒感染、风湿免疫性疾病、恶性肿瘤转移骨髓等，故 A、B、C、D、E 选项均正确。

3. 答案：ABCD。结合上题信息考虑，需要完善骨髓穿刺涂片明确是否存在急性白血病、再生障碍性贫血、恶性肿瘤转移骨髓等，故 A 选项正确。需要完善 EB 病毒核酸明确是否合并病毒感染所致全血细胞减少，故 B 选项正确。自身抗体检查可明确是否存在风湿免疫性疾病，故 C 选项正确。胸腹 CT 明确是否存在恶性肿瘤等占位表现，故 D 选项正确。而血培养仅仅是明确是否存在脓毒血症，且存在一定的假阴性率，尚不足以明确诊断，故 E 选项错误。

4. 答案：ABE。骨髓穿刺的禁忌证包括穿刺部位感染、生命体征不稳定、凝血功能障碍等，故选择 A、B、E 选项。发热、贫血均不是骨髓穿刺的禁忌证。

5. 答案：B。结合患儿病史（发热、贫血、出血倾向，外周血全血细胞减少），同时骨髓涂片中骨髓有核细胞增生程度减低，骨髓小粒造血细胞减少，非造血细胞（淋巴细胞、网状细胞、浆细胞、肥大细胞等）比例增高，为再生障碍性贫血的典型表现。故 B 选项正确。急性白血病、恶性肿瘤转移骨髓的骨髓涂片会查见幼稚细胞或异常肿瘤细胞。故 A、E 选项错误。病毒感染及风湿免疫性疾病的骨髓涂片通常表现为正常或增生活跃，一般不会出现增生低下和非造血细胞比例增高的表现。故 C、D 选项错误。

6. 答案：D。根据《儿童再生障碍性贫血诊疗规范（2019 年版）》判定标准，患儿中性粒细胞绝对计数波动于（0.01 ～ 0.05）$\times10^9$/L（＜ 0.2$\times10^9$/L），Hb 最低 58g/L（＜ 100g/L），血小板波动于（1 ～ 40）$\times10^9$/L（＜ 20$\times10^9$/L），网织红细胞最低 18$\times10^9$/L（＜ 20$\times10^9$/L），达到极重型再生障碍性贫血的标准，故 D 选项正确。

7. 答案：C。网织红细胞是红细胞的未成熟阶段，是反映骨髓红系造血功能以及判断贫血和相关疾病疗效的重要指标。故 C 选项正确，D 选项错误。网织红细胞绝对值的参考范围：（24 ～ 84）$\times10^9$/L，故 A 选项错误。在多数贫血性疾病中网织红细胞计数增加，这表示红系造血旺盛，但再生障碍性贫血因其造血功能低下，故网织红细胞下降，故 B 选项错误。营养性缺铁性贫血补铁治疗有效的早期表现为网织红细胞上升，故 E 选项错误。

8. 答案：D。结合上面题目信息，患儿目前诊断极重型再生障碍性贫血，根据《儿童再生障碍性贫血诊疗规范（2019 年版）》，造血干细胞移植为极重型再生障碍性贫血最有效的治疗方法，具有起效快、疗效彻底、远期复发和克隆性疾病的转化风险小等优点。但仍需要结合疾病严重程度、供体来源、HLA 相合程度等，严格把握移植时机及指征。故 D 选项正确。

9. 答案：E。目前临床上广泛采用的造血干细胞移植的供者包括亲缘供体及配型良好的非血缘供体，故 A、B、C、D 选项均正确，而舅妈、姑父等与患者无亲缘关系，故不能作为供者，应选择 E 选项。

10. 答案：C。结合患儿病史（发热、贫血、出血倾向，外周血全血细胞减少），且患儿骨髓涂片示骨髓增生尚可，可见噬血现象。需警惕病毒感染所致噬血细胞综合征。故 C 选项正确。

11. 答案：C。病毒感染所致噬血细胞综合征最常见的病毒为 EB 病毒，故 C 选项正确。

12. 答案：ABCDE。噬血细胞综合征的诊断标准包括反复发热、外周血中至少两系减少、脾肿大、高甘油三酯血症和（或）低纤维蛋白原、骨髓涂片查见噬血细胞且无恶性疾病、NK 细胞活性降低或完全缺失、血清铁蛋白增高、可溶性 CD25 增高等，其中八条满足五条即可诊断。故 A、B、C、D、E 选项均正确。

13. 答案：BCDE。噬血细胞综合征为一组临床症候群，主要继发于临床多种疾病，包括风湿免疫性疾病（如 SLE、川崎病）、恶性肿瘤（如 T 细胞淋巴瘤）、造血干细胞移植术、感染（包括细菌、病毒、真菌等）。故 B、C、D、E 选项正确。

14. 答案：A。从病史中未明确提出患儿经口喂养困难，肠内营养不能耐受等，故 A 选项错误，应选择 A 选项。因患儿全血细胞减少需输注血小板预防重要脏器出血、输注红细胞悬液纠正贫血，故 B、C 选项正确。患儿存在粒细胞缺乏伴发热，需抗感染治疗（细菌、真菌等）、退热对症治疗，故 D、E 选项正确。

15. 答案：E。结合题干，患儿诊断为EB病毒感染相关噬血细胞综合征，国际上通用的化疗方案目前为HLH-2004等，包括地塞米松、依托泊苷、环孢素A、甲泼尼龙，不包括甲氨蝶呤，故选择E选项。

（杨 雪 高晓琳）

第16章 神经肌肉系统疾病思考题参考答案与解析

第1节 化脓性脑膜炎

1. 答案：A。患儿哭闹、纳差、呕吐胃内容物，呕吐呈喷射样，查体神萎，双瞳孔等圆等大，对光反射迟钝，颈阻（+），克氏征（+），布氏征（+），巴氏征（–）。通过脑膜刺激征阳性可以得出，该患儿的病变区域主要累及脑膜，结合患儿的年龄及治疗史，故选A，化脓性脑膜炎。此题需要注意与病毒性脑炎进行鉴别。患儿血常规及脑脊液的改变更像是病毒性脑炎的表现。但需要注意几点：①患儿为5月龄大婴儿，一岁以下，特别是6个月以下的患儿一旦怀疑颅内感染，大部分以细菌性感染为主（先天性病毒感染除外，如先天性巨细胞病毒感染，但临床表现截然不同）；②患儿在入院检查前已经使用过抗生素了，这类化脓性脑膜炎患儿在经短期抗生素治疗后，其血象及脑脊液的改变往往更像是病毒性脑炎的表现，切记不要单一分析实验室检查，以“临床为主”，需结合其治疗经过，才能做出正确的综合判断。

2. 答案：B。患儿的体温高、血率快、呼吸快、血压下降、肢端凉，毛细血管再充盈时间5秒，二系降低（粒细胞减少，血小板减少），符合脓毒性休克诊断。A、C、D选项表述不全面，且都属于严重脓毒症的表现之一，根据有限的病历资料，不能得出上诉结论，故不选择。《2012国际严重脓毒症及脓毒性休克诊疗指南》加入了血流动力学、组织灌注、器官功能不全等量化指标，使脓毒症、严重脓毒症、脓毒性休克的诊断和治疗更具客观性。脓毒症患者出现组织灌注不足和心血管功能障碍即可诊断为脓毒性休克。具体表现为：

（1）低血压：血压＜该年龄组第5百分位，或收缩压＜该年龄组正常值2个标准差以下。

（2）需用血管活性药物始能维持血压在正常范围［多巴胺＞5μg/（kg•min）］或任何剂量的多巴酚丁胺、去甲肾上腺素、肾上腺素。

（3）具备下列组织低灌注表现中3条：①心率、脉搏变化：外周动脉搏动细弱，心率、脉搏增快。②皮肤改变：面色苍白或苍灰，湿冷，大理石样花纹。如暖休克可表现为四肢温暖、皮肤干燥。③毛细血管再充盈时间（CRT）延长（＞3秒）（需除外环境温度影响），暖休克时CRT可以正常。④意识改变：早期烦躁不安或萎靡，表情淡漠。晚期意识模糊，甚至昏迷、惊厥。⑤液体复苏后尿量仍＜0.5 ml/（kg•h），持续至少2小时。⑥乳酸性酸中毒（除外其他缺血缺氧及代谢因素等），动脉血乳酸＞2mmol/L。

3. 答案：B。该检查是确诊和鉴别诊断颅内感染的唯一金标准。A、C、D、E的检查项目也需积极完善，但对于明确诊断有决定性意义的检查只有B选项：血、脑脊液培养检查，故选择B。2004年美国感染性疾病协会《细菌性脑膜炎治疗指南》等都指出，应尽快地完善脑脊液检查，最好是在抗生素使用之前。在无条件进行脑脊液检查的医疗单位，可先完善血培养检查。但同时又指出应尽快使用口服或静脉抗生素治疗，在两者出现矛盾时，即在不能立即行脑脊液检查或血培养时，应尽快进行抗生素治疗。但这样带来的后果就是干扰入院后脑脊液、血培养检查的结果，使得其脑脊液检查的结果变得更倾向于病毒性脑炎或结核性脑膜炎的脑脊液改变。因此，详细病史的询问对于脑脊液结果的判读显得十分重要。如果患儿在院前已经使用过抗生素，那么患儿脑脊液的结果即使类似于病毒性脑炎的改变，但其临床的症状、体征更倾向于是化脑性脑膜炎，则我们应该按化脑性脑膜炎的治疗方案进行处理，此知识点十分重要！这教会我们临床医生不能完全依赖于辅助检查的结果，而更应该从实际临床表现出发，结合辅助检查结果，制订更适合患儿的治疗方案。对于常见的中枢神经系统感染性疾病的脑脊液检查特点，我们在这里也为大家做详细的介绍。

常见的中枢神经系统感染性疾病的脑脊液检查特点

	病毒性脑膜脑炎	急性细菌性脑膜炎	结核性脑膜炎	真菌性脑膜炎	正常
开放压	正常/升高	升高	升高	升高或明显升高	100 ～ 200mm 水柱
颜色	清	浑浊	浑浊/黄	清/浑浊	清
细胞数（mm^3）	5 ～ 1000	100 ～ 50 000	25 ～ 500	0 ～ 1000	＜ 5
分类	淋巴细胞	中性粒细胞	淋巴细胞	淋巴细胞	淋巴细胞
脑脊液/血浆含糖量比值	正常	低	低、很低（＜ 30%）	正常-高	66%
蛋白（g/L）	0.5 ～ 1	＞ 1	1.0 ～ 5	0.2 ～ 5	＜ 0.45

4. 答案：C。正如题 3 解析所说，化脓性脑膜炎最可靠的诊断依据，即金标准是脑液检查涂片查到或培养出病原菌，则可做出确诊诊断，故选 C。A、B、D、E 选项仅能作为辅助诊断化脓性脑膜炎的指标，故不选择。

5. 答案：CD。婴儿化脓性脑膜炎的临床表现均不典型，颈部肌肉不发达，肌力弱和反应低下会使得其脑膜刺激征不明显，故选择 C；颅内压增高症状不明显是由于患儿骨缝或囟门未闭，头围的顺应性强，随着颅内压增高，其头围可增大以缓解压力所带来的呕吐等颅内压增高综合征的临床表现，故选择 D。婴儿的化脓性脑膜炎预后较年长儿差，病情重，炎症反应重，与神经系统发育不够完善或免疫系统发育不完善无关，故不选择 A、B 或 E。

6. 答案：ABCDE。细菌性脑膜炎的病原体与患儿的年龄、免疫功能和地区有关。我国儿童化脓性脑膜炎最常见的致病菌为肺炎链球菌、脑膜炎球菌及流感嗜血杆菌 B 型，其次为金黄色葡萄球菌、链球菌、大肠埃希菌、变形杆菌、厌氧杆菌、沙门菌及铜绿假单胞菌等，故选择 A、B、C、D、E。但随着疫苗的普及，脑膜炎球菌及流感嗜血杆菌所致脑膜炎发病率显著下降；肺炎链球菌性脑膜炎的发生率亦有所下降。

7. 答案：ABC。化脓性脑膜炎常见的病原体随年龄变化而不同：1 ～ 3 月龄，常见病原体为大肠埃希菌、B 族溶血性链球菌、肺炎链球菌；＞ 3 月龄，肺炎链球菌最为常见，且随年龄增大所占比例逐渐增高，其他病原体如流感嗜血杆菌和金黄色葡萄球菌常见于 3 ～ 6 岁组，脑膜炎球菌和李斯特菌则多见于 6 岁以上儿童。

8. 答案：A。对于儿童化脓性脑膜炎来说，最常见的途径是通过血行途径。当小儿免疫防御功能降低时，细菌穿过血脑屏障到达脑膜。致病菌大多由上呼吸道入侵血流，新生儿的皮肤、胃肠道黏膜或脐部也常是感染的侵入门户，故选 A。其次是通过邻近组织器官感染，如中耳炎、乳突炎等，扩散波及脑膜；以及与颅腔存在直接通道，如颅骨骨折、皮肤窦道或脑脊膜膨出，细菌可以由此直接进入蛛网膜下腔。

9. 答案：A。流感嗜血杆菌感染春、秋季多见，故选择 A。肺炎链球菌冬、春季多见，脑膜炎球菌以春、秋季发病多见，金黄色葡萄球菌感染和肠道革兰氏阴性杆菌感染无明显的发病时间规律，主要发生于 2 个月以下幼婴儿和新生儿以及原发或继发性免疫缺陷病者。

10. 答案：ABCD。化脓性脑膜炎典型临床表现如下：①感染后的一般症状；②脑膜刺激征；③颅内压增高；④脑功能障碍；⑤其他症状：部分患者有比较特殊的临床特征，如球菌脑膜炎（又称流行性脑脊髓膜炎）菌血症时出现的皮疹，开始为弥散性红色斑丘疹，迅速转变成皮肤瘀点，主要见于躯干、下肢、黏膜以及结膜，偶见于手掌及足底。E 选项中脑神经功能障碍、恶病质、昏迷多为结核性脑膜炎的三期典型表现。

11. 答案：BCDE。新生儿和婴儿化脓性脑膜炎表现多不典型，主要差异在：①体温可高可低，或不发热，甚至体温不升。②颅压增高表现可不明显。幼婴不会诉头痛，可能仅有吐奶、尖叫或颅缝开裂。③惊厥可不典型，如仅见面部、肢体局灶或多灶性抽动、局部或全身肌阵挛或各种不显性发作。④脑膜刺激征不明显，与婴幼儿肌肉不发达、肌力弱和反应低有关。答案 A：新生儿和婴儿无法主诉，因此，头痛、头晕、关节及肌肉疼痛答案不合适。

12. 答案：A。

13. 答案：A。脑室管膜炎主要发生于治疗被延误的婴儿。患儿在有效抗生素治疗下发热不退、惊厥、意识障碍不改善、进行性加重的颈项强直甚至角弓反张，脑脊液始终无法正常化，以及 CT 见脑室扩大时，需考虑本症，确诊依赖侧脑室穿刺，取脑室内脑脊液显示异常。治疗大多困难，病死率和致残率高。确诊脑室管膜炎后，抗菌药物疗程需延长至 6 ～ 8 周，必要时侧脑室穿刺引流可用于缓解症状。

14. 答案：ACDE。抗菌药物的选择要从患儿年龄、细菌入颅途径、颅外感染灶、该地区脑膜炎常见细菌谱几个方面综合判断可能的致病细菌，并考虑这些社区获得细菌的耐药情况，做出合理选择，经验性治疗阶段可联合应用抗菌药物。与性别无明显关联，故不选 B。

儿童细菌性脑膜炎经验性抗生素选择

年龄	常见病原体	抗生素
小于 1 个月	无乳链球菌（B 族链球菌）、大肠埃希菌、肺炎链球菌、单核李斯特菌	头孢噻肟（或头孢曲松）+氨苄西林（或阿莫西林、青霉素），氨苄西林（或阿莫西林）+氨基糖苷类
1 个月～ 18 岁	脑膜炎球菌、肺炎链球菌、B 型流感嗜血杆菌	头孢噻肟（或头孢曲松）+万古霉素（或利福平）

外伤和医疗相关性脑膜炎经验性抗生素选择

项目	常见病原体	抗生素
颅底骨折	肺炎链球菌、流感嗜血杆菌、A 群 β 溶血性链球菌	万古霉素+头孢噻肟（或头孢曲松）
开放性脑外伤、神经外科术后	金黄色葡萄球菌、凝固酶阴性葡萄球菌（尤其表皮葡萄球菌）、需氧革兰氏阴性杆菌（大肠埃希菌、肠杆菌、柠檬酸杆菌、沙雷菌属、铜绿假单胞菌）	万古霉素+抗铜绿假单胞 β 内酰胺类［抗铜绿假单胞 β 内酰胺类主要指：头孢吡肟、头孢他啶、美罗培南；对 β 内酰胺类过敏且有美罗培南禁忌者（如使用丙戊酸）可选择氨曲南或环丙沙星］
脑脊液引流或分流术后	凝固酶阴性葡萄球菌（尤其表皮葡萄球菌）、金黄色葡萄球菌、需氧革兰氏阴性杆菌（大肠埃希菌、肠杆菌、柠檬酸杆菌、沙雷菌属、铜绿假单胞菌）、痤疮丙酸杆菌	

15. 答案：A。对青霉素敏感的肺炎链球菌可选用青霉素；但由于当前半数以上的肺炎链球菌对青霉素耐药，可考虑使用三代头孢；对于头孢菌素不敏感的肺炎链球菌可选用万古霉素+三代头孢，最终需要根据药敏实验结果进行选择，故选 A。脑膜炎球菌与肺炎链球菌不同，目前该菌大多数对青霉素依然敏感，故首先选用，剂量同前。少数耐青霉素者需选用上述第三代头孢菌素。李斯特菌首选氨苄西林。革兰氏阴性杆菌者除考虑上述第三代头孢菌素外，可加用氨苄西林或美罗培南。金黄色葡萄球菌首选苯唑西林或万古霉素，具体看药敏情况。

儿童社区获得性细菌性脑膜炎的抗菌药物治疗方案

细菌类型	药敏结果	标准治疗	替代治疗	疗程（天）
肺炎链球菌	青霉素敏感	青霉素或阿莫西林	头孢曲松或头孢噻肟	10 ～ 14
	青霉素耐药			
	三代头孢菌素敏感	头孢曲松或头孢噻肟	美罗培南或头孢吡肟	10 ～ 14

续表

细菌类型	药敏结果	标准治疗	替代治疗	疗程（天）
肺炎链球菌	头孢菌素不敏感	万古霉素+头孢曲松和（或）头孢噻肟或利福平+头孢曲松和（或）头孢噻肟或万古霉素+头孢曲松和（或）头孢噻肟+利福平	利奈唑胺和（或）万古霉素+莫西沙星	10 ～ 14
脑膜炎球菌	青霉素敏感	青霉素或阿莫西林	头孢曲松或头孢噻肟	7
	青霉素耐药	头孢曲松或头孢噻肟	头孢吡肟或美罗培南或氯霉素或环丙沙星	7
李斯特菌	无	阿莫西林或氨苄西林	复方新诺明或莫西沙星或美罗培南或利奈唑胺	至少 21
流感嗜血杆菌	β-内酰胺酶阴性	阿莫西林或氨苄西林	头孢曲松或头孢噻肟	7 ～ 10
	β-内酰胺酶阴性且氨苄西林耐药	头孢曲松或头孢噻肟+美罗培南	环丙沙星	7 ～ 10
	β-内酰胺酸阳性	头孢曲松或头孢噻肟	头孢吡肟或氯霉素或环丙沙星	7 ～ 10
金黄色葡萄球菌	甲氧西林敏感	氟氯西林或萘夫西林或苯唑西林	万古霉素或利奈唑胺或利福平或磷霉素	至少 14
	甲氧西林耐药	万古霉素	复方新诺明或利奈唑胺或利福平或磷霉素	至少 14
	万古霉素耐药	利奈唑胺	利福平或磷霉素或达托霉素	至少 14
大肠埃希菌	三代头孢菌素敏感	头孢曲松或头孢噻肟	头孢吡肟或美罗培南或氨曲南或复方新诺明或阿米卡星	至少 21
	头孢菌素不敏感	美罗培南	阿米卡星或氨曲南或复方新诺明	至少 21
无乳链球菌	无	青霉素 G 或氨苄西林	头孢曲松或头孢噻肟或阿米卡星	14 ～ 21

16. 答案：A。脑膜炎球菌抗感染治疗 7 天。肺炎链球菌抗感染治疗 10 ～ 14 天，流感嗜血杆菌脑膜炎抗感染治疗 7 ～ 10 天，金黄色葡萄球菌抗感染治疗至少 14 天，革兰氏阴性杆菌抗感染治疗至少 21 天以上。若有并发症，还应适当延长。

17. 答案：AD。根据细菌性脑膜炎的病原菌和病情严重程度决定是否早期应用糖皮质激素。早期糖皮质激素的应用可以降低听力减退或丧失的发生率，对 B 型流感嗜血杆菌性脑膜炎有肯定疗效，对儿童肺炎链球菌脑膜炎可能有效，但并不能降低细菌性脑膜炎的总体病死率。由其他病原菌引起的脑膜炎、抗菌药物治疗后的脑膜炎、耐 β 内酰胺酶类抗菌药物的肺炎链球菌致细菌性脑膜炎及小于 6 周的患儿均不推荐常规使用糖皮质激素治疗。伴有液体复苏失败的脓毒性休克的脑膜炎，推荐使用激素。

18. 答案：ABCDE。

（甘　靖　高晓琳）

第 2 节　急性炎性脱髓鞘性多发性神经病

1. 答案：E。患儿呈急性临床经过，前驱期有上呼吸道感染、消化道症状，临床上表现为进行性上升性对称性麻痹、四肢软瘫，以及不同程度的感觉异常，二便障碍，吞咽呛咳，脑膜刺激征阳性，综合以上临床特征，患儿最有可能的诊断应为 GBS 中的急性感染性多发性神经根炎，故选择 E。GBS 是一类免疫介导的急性炎性周围神经病。临床特征为急性起病，临床症状多在 2 周左右达到高峰，表现为多发神经根及周围神经损害，常有脑脊液蛋白-细胞分离。急性炎性脱髓鞘性多发性神经病（AIDP）是 GBS 中最常见的类型，也称经典型 GBS，主要病变是多发神经根和周围神经的运动和感觉神经节段性脱髓鞘。脊髓灰质炎样综合征的瘫痪呈不对称性，常累及一侧下肢，无感觉障碍；急性横贯性脊髓炎儿童较少见；周期性瘫痪呈发作性，恢复快，且无感觉障碍；全身型重症肌无力伴“晨轻暮重”，故不选 A、B、C、D。

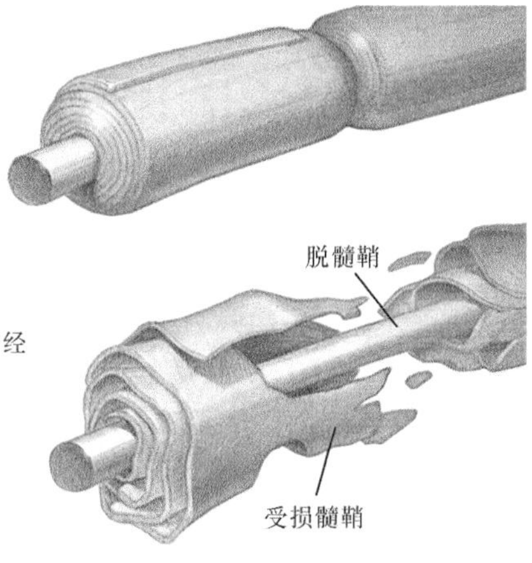

正常神经与 GBS 致脱髓鞘损伤的神经对比

2. 答案：C。脑脊液蛋白 - 细胞分离是 GBS 的特征之一，多数在发病几天内蛋白含量正常，2 ～ 4 周内脑脊液蛋白不同程度升高；葡萄糖和氯化物正常；白细胞数一般＜ 10×10^6/L。

3. 答案：AE。GBS 最主要的检查是神经传导速度检查和脑脊液。①脑脊液出现蛋白 - 细胞分离现象。②电生理检查提示运动神经传导远端潜伏期延长、传导速度减慢、F 波异常、传导阻滞、异常波形离散等周围神经脱髓鞘改变。此外，再结合常有前驱感染史，呈急性起病，进行性加重，多在 4 周内达高峰；对称性肢体和延髓支配肌肉、面部肌肉无力，重者有呼吸肌无力。四肢腱反射减低或消失；可伴有感觉异常和自主神经功能障碍；病程有自限性等特点即可诊断 GBS。

4. 答案：CD。GBS 发病率为（0.4 ～ 2.5）/10 万，集中于 16 ～ 25 岁和 45 ～ 60 岁两个高峰，以儿童和青壮年多见。我国 GBS 的发病似有地区和季节流行趋势，在我国河北与河南交界带的农村，多在夏、秋季节有数年一次的流行趋势。故选择 C、D。

5. 答案：ABCDEF。GBS 分为以下类型：①急性炎性脱髓鞘性多发性神经病（AIDP）；②急性运动轴突性神经病（acute motor axonal neuropathy，AMAN）；③急性运动感觉轴突性神经病（acute motor sensory axonal neuropathy，AMSAN）；④米勒-费希尔综合征（Miller-Fisher syndrome，MFS）；⑤急性全自主神经病（acute panantonomic neuropathy，APN）；⑥急性感觉神经病（acute sensory neuropathy，ASN）。而慢性炎性脱髓鞘性多发性神经根神经病（chronic inflammatory demyelinating polyradiculoneuropathy，CIDP）是一类由免疫介导的运动感觉周围神经病，其病程呈慢性进展或缓解复发，多伴有脑脊液蛋白-细胞分离，电生理表现为周围神经传导速度减慢、传导阻滞及异常波形离散；病理显示有髓纤维多灶性脱髓鞘、神经内膜水肿、炎细胞浸润等特点。

6. 答案：A。多数 AIDP 患者发病前有空肠弯曲菌、巨细胞病毒、EB 病毒、支原体、寨卡病毒等感染。空肠弯曲菌是 AMAN 最主要的致病因子，在我国和日本，42% ～ 76% 的 GBS 患者血清中有该菌特异性滴度增高，或有病前该菌腹泻史。感染后，血清中同时被激发抗 GM_1 和 GD1a 等抗神经节苷脂自身抗体，导致周围神经免疫性损伤。故选择 A。

7. 答案：ABCDE。脊髓灰质炎样综合征，我国已基本消灭野生型病毒脊髓灰质炎的发生，但仍有埃可病毒、柯萨奇病毒等其他肠道病毒或脊髓灰质炎疫苗突变株引起的急性弛缓性瘫痪。急性期粪便可分离得致病病毒。急性横贯性脊髓炎，表现为脊髓的炎症、脱髓鞘及坏死、肢体瘫痪，传导束性感觉丧失和持续性膀胱直肠功能障碍。周期性瘫痪表现为反复发作性的骨骼肌弛缓性瘫痪，发作时大多伴有血清钾的异常改变，呈发作性，起病急、恢复快，无感觉障碍，脑脊液正常。

全身型重症肌无力，临床主要表现为部分或全身骨骼肌无力和易疲劳，“晨轻暮重”。副肿瘤综合征易伴随副肿瘤性周围神经病。由此可见，上述五种疾病均与 GBS 有相似之处，确诊前均需一一排除。

8. 答案：A。启动免疫治疗的原则：GBS 发病后尽早采用免疫治疗，可有助于控制疾病进展，减少残疾。既往国际上有关 IVIg 和血浆交换治疗 GBS 的研究证据，主要来自发病 2 周以内且无法独立行走（或病情更加严重）的经典型 GBS 患者。鉴于目前尚缺乏早期精准判断 GBS 病情进展风险和残疾程度的指标，建议尽早启动免疫治疗，而 IVIg 为治疗 GBS 的首选，而且推荐 400mg/（kg•d），连用 3 ～ 5 天方案，而非 1g/（kg•d），连用 2 天方案。

9. 答案：BD。对于急性重症的 GBS 患者，在有条件的单位也可选择血浆置换治疗。对于免疫治疗后效果不佳或出现症状波动的患者，可考虑血浆置换，但在近期内不建议，因为会将近期 IVIg 清除。另外，可在第 1 次 IVIg 结束后 2 周再次使用 IVIg，但目前尚缺乏充分的循证证据支持，建议根据具体临床情况个体化选择。

10. 答案：C。A、B、D、E 几项均可能在 GBS 病程中出现。但最为致命的还是疾病累及呼吸肌，导致呼吸衰竭，可致死，故选择 C。

11. 答案：DE。患儿出现吞咽困难、声音嘶哑、饮水呛咳说明患儿第Ⅸ、Ⅹ脑神经受累；呼吸浅快，有“矛盾呼吸”现象，说明患儿呼吸肌受累，合并呼吸肌麻痹。

12. 答案：A。严重 GBS 患者，病情进展迅速，可在起病数小时或 1 ～ 2 天内出现肢体瘫痪、呼吸肌麻痹，甚至死亡。

13. 答案：C。下表详细列举了上/下运动神经元（中枢性/周围性）神经病变的鉴别要点。

上/下运动神经元（中枢性/周围性）神经病变的鉴别要点

临床特点	上运动神经元/中枢性瘫痪	下运动神经元/周围性瘫痪
病损部位	脑，脑干脑神经核团以上、脊髓前角以上	脑干脑神经核团、前角、前根、神经丛、神经干
瘫痪分布范围	较广，偏瘫、单瘫、截瘫和四肢瘫	多局限，个别肌群受累
肌张力	增高，呈痉挛性瘫痪	减低，呈弛缓性瘫痪
肌萎缩	无，可见轻度失用性萎缩	显著，早期出现
肌束震颤	无	可有
反射	腱反射亢进，浅反射消失	腱反射减弱或消失，浅反射消失
病理反射	阳性	阴性
肌电图	神经传导速度正常，无失神经电位	神经传导速度减低，有失神经电位

14. 答案：C。CIDP 的诊断目前仍为排除性诊断。符合以下条件的可考虑本病：①症状持续进展超过 8 周，慢性进展或缓解复发；②临床表现为不同程度的对称性肢体无力，少数为非对称性，近端和远端均可累及，四肢腱反射减低或消失，伴有深感觉、浅感觉异常；③脑脊液蛋白 - 细胞分离；④电生理检查提示周围神经传导速度减慢、传导阻滞或异常波形离散；⑤除外其他原因引起的周围神经病；⑥除伴 IgM 型 M 蛋白的远端获得性脱髓性对称性神经病（DADS）外，大多数患者使用激素治疗有效。

15. 答案：ABCDE。大部分 GBS 患者病情在 2 周内达到高峰，继而持续数天至数周后开始恢复，少数患者在病情恢复过程中出现波动。多数患者神经功能在数周至数月内基本恢复，少数遗留持久的神经功能障碍。GBS 病死率为 3% 左右，主要死于呼吸衰竭、感染、低血压、严重心律失常等并发症。

16. 答案：A。AIDP 电生理检查：远端运动神经传导潜伏期延长、传导速度减慢、F 波异常、传导阻滞、异常波形离散等。通常选择一侧正中神经、尺神经、胫神经和腓总神经进行测定。

AMAN 电生理检查突出特点是神经电生理检查提示近乎纯运动神经受累，并以运动神经轴索损害明显，故不选择 B。AMSAN 电生理检查突出特点是神经电生理检查提示感觉和运动神经轴索损害明显，故不选择 C。MFS 电生理检查提示运动神经传导和肌电图一般无异常。电生理检查非诊断 MFS 的必需条件，故不选择 D。ASN 电生理检查突出特点：感觉神经传导可见传导速度轻度减慢，感觉神经动作电位波幅明显下降或消失，故不选择 E。

（甘　靖　高晓琳）

第3节　癫　　痫

1. 答案：CE。患儿为学龄前期儿童，反复抽搐 3 次，2 次为无热抽搐，1 次为感冒后诱发，抽搐缓解后精神、反应如常，查体脑膜刺激征阴性，血糖、电解质检查均正常，头部 MRI 检查正常，脑电图异常，有癫痫家族史，符合癫痫诊断，C 选项正确。同时，2 天前有发热、咳嗽、流涕，查体咽部充血，肺部听诊无异常，故诊断急性上呼吸道感染，E 选项正确。患儿虽然有发热、抽搐，C-反应蛋白有轻度升高，但精神、反应正常，查体脑膜刺激征阴性，既往有多次无热抽搐史，白细胞总数及分类正常，故化脓性脑膜炎可能性很小。患儿无低血糖病史，无长时间禁食病史，血糖检查正常，故排除低血糖症。患儿多次明确抽搐病史，有癫痫家族史，脑电图异常，故不考虑癔症。

2. 答案：CD。热性惊厥的好发年龄是 6 月龄至 6 岁，临床表现为发热伴抽搐，神经系统查体正常，该患儿最后一次抽搐的表现符合这些特点。然而，热性惊厥是排除性诊断，需要首先排除其他引起抽搐的器质性疾病，如颅内感染、癫痫等。该患儿既往已有 2 次无热抽搐，且脑电图异常，有癫痫家族史，故诊断考虑癫痫。

3. 答案：ABCE。癫痫是一种慢性脑功能疾病，以反复、自发性出现癫痫发作为主要临床表现。临床上诊断癫痫的依据：间隔大于 24 小时出现 2 次非诱发性痫性发作，诊断癫痫。如果患者仅有 1 次非诱发性痫性发作，但未来痫性发作的风险性很高，也考虑癫痫诊断。如患者脑挫裂伤后出现脑软化灶，脑电图有明确异常放电，临床上出现首次癫痫发作，可以诊断癫痫。而 D 选项是对热性惊厥的定义，故错误。

4. 答案：ABCDE。癫痫的病因有很多，需仔细分析和鉴别。感染性病因，如病毒性脑炎；免疫性病因，如抗 NMDA 受体脑炎；遗传及代谢性病因，通常由基因异常导致；结构性病因，如局灶性皮层发育不良。其他病因包括中毒、肿瘤、脑外伤、脑血管疾病和变性疾病。

5. 答案：D。该患儿有癫痫家族史，头部 MRI 未发现出血、占位和先天性脑发育不良，病因考虑遗传性可能性大，可以进一步行基因检查。本次虽有发热，但精神状态正常，查体脑膜刺激征阴性，不支持颅内感染，考虑受凉感冒后再次诱发癫痫发作。患儿无免疫性脑炎相关的表现，如精神异常、语言和记忆力障碍、意识障碍等。患儿也无相关中毒史，血糖检查正常，故也排除中毒和低血糖等引起的癫痫发作。

6. 答案：ABC。癫痫的分类包括局灶性发作、全面性发作、局灶继发全面性发作以及不能分类的发作。在临床中应注意鉴别，以指导后续治疗。

7. 答案：D。该患儿的发作为全身性抽搐、伴有意识障碍和机体缺氧，抽搐时肌肉强直伴阵挛抽动，是典型的全面性强直阵挛发作，故选 D。失神发作表现为发作性意识障碍、愣神，不伴肢体抽搐，持续数秒至数十秒。局灶性运动性发作，如一侧面部、上肢或下肢的抽搐，伴或不伴意识障碍。肌阵挛发作通常累及双侧颈部、躯干、肩部及上肢近端肌肉，表现为点头、头后仰或双侧肩部及手臂抽动，持续约 1 秒缓解，可连续多次发作，可伴有持物掉地。失张力发作表现为全身肌张力突然减低或丧失，导致头下垂或突然跌倒，持续约 1 秒，而后迅速起来。

8. 答案：ABCDE。癫痫患儿的脑电图检查通常能够发现癫痫样放电：棘波、棘慢复合波、尖波、尖慢复合波。这些癫痫样放电可以是局灶性或全导广泛性。长程视频脑电图可以观察发作期癫痫样放电的演变过程。睡眠剥夺、闪光刺激和过度换气等诱发试验可以提高对癫痫样放电的检出率。

9. 答案：ABCDE。癫痫的诊断分为5步：第一，是否真正是癫痫发作，注意和多种非痫性发作鉴别，如癔症和屏气发作；第二，确定癫痫发作的类型，发作的类型见第6题的分析；第三，癫痫综合征的分类，明确是否满足某一种癫痫综合征的诊断；第四，确定癫痫的病因；第五，诊断存在的共患病。针对该患儿，发作类型为全面性强直阵挛发作，暂不符合某一种癫痫综合征，病因考虑遗传性，目前没有共患病。

10. 答案：CD。癫痫的治疗手段包括：抗癫痫药物、癫痫手术、生酮饮食和免疫治疗。癫痫手术主要用于有明确致痫灶的患者，生酮饮食主要用于难治性癫痫，免疫治疗的常用药物包括糖皮质激素和丙种球蛋白。服用钙剂不能治疗癫痫。诊断该患儿，目前应该选用抗癫痫药物进行治疗。

11. 答案：BCE。规范化治疗癫痫，明确治疗目标非常重要。癫痫的治疗目标包括：①控制发作；②保证患儿正常生长发育；③促进进行正常的学习和生活；④降低致残程度；⑤关注和治疗共患病，提高生活质量。故A、D选项错误。

12. 答案：ABDE。抗癫痫药物的使用原则包括：①根据年龄、性别、发作类型、癫痫综合征类型、共患病等进行个体化选药。②首选单药治疗，从小剂量开始，逐步增加剂量，使用能够控制发作的最低剂量长期维持；若单药不能控制，可以联用其他不同作用机制的抗癫痫药物。③坚持每天规则用药。④至少2年以上无发作、脑电图癫痫样放电消失，才能逐步减停抗癫痫药物，不能骤停药物。⑤注意监测药物不良反应。针对该患儿，应该选择对全面性强直阵挛发作有效的单药，规律长期服用，并定期复查脑电图。

13. 答案：BCE。抗癫痫药物主要通过作用于离子通道和调节神经递质发挥作用。多种药物通过阻断钠离子通道和钙离子通道发挥作用，故A选项错误。谷氨酸属于兴奋性神经递质，γ-氨基丁酸（GABA）属于抑制性神经递质，药物通过提高GABA介导的兴奋性抑制作用或降低谷氨酸介导的兴奋作用发挥抗癫痫作用，故D选项错误。

14. 答案：ABD。一般说来，抗癫痫治疗至少2年以上无发作、脑电图癫痫样放电消失，才能逐步减停药物。不同癫痫病因和癫痫综合征的疗程是不同的，如部分良性的儿童癫痫综合征，疗程一般为2～3年；而由基因异常导致的癫痫，需要长期服用抗癫痫药物。

15. 答案：BC。癫痫患者的生活管理对于控制发作非常重要，注意做好患者宣教工作。注意事项包括：注意休息，避免感染，适当的体育锻炼，避免闪光刺激。避免进食咖啡和酒类，保持情绪稳定，保证足够的睡眠。鼓励患儿参加正常的学习生活，家长提前和学校沟通患儿的病情和处理方法，促进老师和同学正确看待疾病。消除病耻感，避免意外伤害，提高生活质量。

（蔡浅云　高晓琳）

第4节　儿童抽动症

1. 答案：B。抽动是指突然、快速、刻板、无目的的肌肉收缩。该病例中患儿主要表现为频繁眨眼、扭动颈部和清嗓子，持续约1秒缓解，可反复发作，发作时意识清楚，清醒时出现，入睡后消失，为抽动症的表现，故诊断。患儿发作时无意识障碍、无面色改变、无倒地，持续时间短，不支持癫痫。癔症的表现通常具有表演色彩、持续时间长，可以表现为肢体瘫痪无力、肢体无节律性抽动、情感暴发、昏厥倒地、失明等，可以自行恢复，通常具有心理诱因，患儿的临床表现不符合。急性或慢性咽炎能够引起清嗓子症状，但是患儿无发热、咽痛，查体咽部无红肿、无淋巴滤泡增生，故排除。舞蹈症表现为肢体舞蹈样动作，持续时间长，查体发现肌张力降低，常见于风湿热等疾病，与该患儿的情况不符。

2. 答案：A。根据多项流行病学研究荟萃分析显示，中国抽动症患病率约为1%～2%，发病率相对较高，需要引起临床医生重视。

3. 答案：BDEFGHI。患儿完成脑电图的目的是排除癫痫发作。完善血常规、C-反应蛋白、血沉和抗链球菌溶血素O检查排除链球菌感染和风湿热造成的抽动症状，完善铜蓝蛋白检查排除肝豆状核变性。微量元素检查可以明确有无铅、汞等重金属中毒。而头部MRI和心电图对该例患儿是不必要做的。

4. 答案：ABCDE。这几类疾病都可能导致抽动或类抽动的临床症状，但又各有临床特点。肝豆状核变性主要表现为肢体震颤和精细动作困难。风湿热引起舞蹈症，表现为四肢动作增多且僵硬、书写困难、颜面部肌肉抽动，可以伴有风湿热的其他症状，如关节炎和心脏炎。哌甲酯、卡马西平、苯巴比妥、拉莫三嗪等药物可以引起抽动症状。汞中毒主要表现为肢体震颤，有相关中毒史，血清汞和尿汞升高。遗传综合征，如唐氏综合征、脆性X综合征、结节性硬化症，可以引起类抽动症状，这类疾病有其特征性的外观特征或皮肤改变。

5. 答案：ABEF。抽动分为运动抽动和发声抽动。运动抽动指手指、面部、颈、肩、躯干和四肢的快速收缩运动；发声抽动指口鼻、咽喉及呼吸肌群的收缩，通过鼻、口腔和咽喉的气流而发声。运动抽动和发声抽动进一步分为简单性抽动和复杂性抽动，简单性抽动包括单个肌肉或局部肌肉群的短暂收缩，表现为简单的运动或发声；复杂性抽动会激活更多的肌肉群，表现为目标导向的或类似有目的的运动或发音。而局灶性发作和全面性发作是对癫痫发作类型的划分。

6. 答案：AE。患儿的快速眨眼和颈部扭动属于简单性运动抽动，清嗓子属于简单性发声抽动。简单性运动抽动举例：张口、歪嘴、舔嘴唇、皱鼻子、转头、斜颈、耸肩、搓手、握拳、收腹、扭腰等。复杂性运动抽动举例：做鬼脸、旋扭手指、拍手、挥动手臂、刺戳动作、轻弹四肢、上下移动、踢腿、摸头发、绕圈走、向后走等。简单性发声抽动举例：吸气、清嗓子、咆哮、咳嗽、呼噜声、吐口水、吹口哨、吱吱叫等。复杂性发声抽动举例：单词、短语、句子，重复单个单词或短语、重复句子、淫秽语言等。

7. 答案：ABDE。抽动症的发病机制尚不完全清楚，目前研究显示与遗传、免疫、心理和环境等多种因素相关。病理生理学和临床症状之间的联系机制可能在于皮质-纹状体-丘脑-皮质环路去抑制。此外，抽动症与多种神经化学和神经递质异常有关，包括多巴胺能、肾上腺素能和组胺能通路等。抽动症不是单基因遗传病，目前研究显示该病可能是高度多基因遗传的，具体的致病基因尚需进一步研究。

8. 答案：ABCDE。同样是抽动症，每个患儿的严重程度是不同的，评估严重程度有助于制订个体化治疗方案。抽动的种类越多，抽动的频率越高，抽动的强度越大，抽动的复杂性越高，抽动对生活、学习和社交的干扰越大，均提示抽动症状越严重。临床上常使用《耶鲁综合抽动严重程度量表》评估抽动症的严重程度。

9. 答案：ABC。抽动症的严重程度分为轻度、中度和重度。轻度指轻微抽动症状，不影响正常生活、学习或社会活动；中度为经常性抽动症状，干扰儿童正常功能和社交活动；重度是指经常性抽动症状，严重影响儿童的生活、学习和社会活动。轻度可以采用非药物性干预措施，中度和重度必要时联合采用行为治疗和药物治疗。

10. 答案：ABCDEF。抽动症的治疗包括药物治疗和非药物干预措施。部分中成药对抽动症治疗有效。非药物干预措施包括认知行为治疗、心理支持、生活干预等。最常用的是抽动综合行为干预，训练患者意识到自己的抽动，并教他们具体的行为策略来减少抽动。脑电生物反馈和重复经颅磁刺激主要用于难治性抽动症。

11. 答案：ABCDE。硫必利、可乐定和阿立哌唑属于治疗抽动症的一线药物，氟哌啶醇和托吡酯属于二线治疗药物。地西泮不用于治疗抽动症。

12. 答案：C。患儿的临床表现考虑合并注意缺陷多动障碍（ADHD），也称为多动症。抽动症常合并ADHD。ADHD的核心症状包括注意力不集中、多动和冲动，诊断需符合DSM-Ⅴ关于

ADHD 的诊断标准，该病影响患儿的学习、社交活动和家庭关系，需要重视和干预。病史中没有提到学习障碍，如思维、言语、推理能力低，学习动机和意志水平低等，故排除 A。甲状腺功能亢进可以有躁动、话多、活动增加的表现，但其他甲状腺功能亢进的表现，如多食、多汗、体重减轻、颈部甲状腺肿大、突眼，该患儿不具备，故排除 B。焦虑症表现为过分地、广泛地担心自己的学业、社交，如担心考试成绩不好、交友受到拒绝，该患儿病史中没有相关表现，故 D 错误。品行障碍表现有攻击性行为、破坏性行为、说谎、偷窃、离家出走等，该患儿的临床表现不符合，故不选 E。

13. 答案：ABCDEF。抽动症共患其他精神或神经系统疾病非常常见。一半以上的抽动症患者有 2 种或 2 种以上共患病，如 ADHD、强迫障碍、学习困难、焦虑、抑郁、睡眠障碍、品行障碍、癫痫等。在治疗时需要综合考虑。有些情况下，共患病才是患儿的主要问题，此时共患病应该作为首要的治疗目标。

14. 答案：ACD。多数抽动症的病程具有波动性、反复性和迁延性的特点，其预后也是患者家庭关注的重点。研究显示，约 1/2 的患儿在青春期或成年期完全缓解，约 1/3 在成年期抽动症状减轻，约 1/5 的患儿的抽动症状会迁延到成年期或终生。

15. 答案：ABDEFH。抽动症的非药物性干预措施非常重要，有的患儿经过生活调理以后，抽动症状减轻。抽动症患儿应避免长时间玩电子游戏。家长反复提醒孩子不要抽动对病情没有帮助；家长提醒会造成孩子精神紧张，有时甚至加重抽动。除 C、G 两项外，其余干预措施是正确的。

（蔡浅云　高晓琳）

第 5 节　重症肌无力

1. 答案：C。患儿为幼儿，右侧上睑下垂呈波动性，晨轻暮重，新斯的明试验阳性，诊断考虑重症肌无力（眼肌型）。患儿无眼痛、眼球突出、视力障碍，排除眼眶肿瘤。患儿眼球活动正常，眼睑下垂在休息后能够部分恢复，不支持动眼神经麻痹。患儿 3 岁出现波动性眼睑下垂，排除先天性眼睑下垂。

2. 答案：ACE。重症肌无力的临床特点是症状呈波动性，运动后加重，休息后可减轻，晨轻暮重。

3. 答案：ABCDE。重症肌无力共分为 5 型：眼肌型、全身型、重度激进型、迟发重度型、肌萎缩型。儿童以眼肌型多见。

4. 答案：ACDE。重症肌无力是由于机体产生了神经肌肉接头受体的抗体，从而引发自身免疫性炎症，并导致神经肌肉接头传递障碍。乙酰胆碱受体（AChR）和肌肉特异性酪氨酸激酶（MuSK）都是位于神经肌肉接头部位的抗原，大多数患儿体内检测到 AChR 抗体，部分患者体内检测到 MuSK 抗体。

5. 答案：BCDE。重症肌无力的确诊检查包括神经电生理检查和相关抗体检查。新斯的明试验阳性、低频重复电刺激检查阳性、单纤维肌电图出现“颤抖增宽”、骨骼肌 AChR 抗体阳性都是确诊性检查。20% ～ 25% 的患者伴有胸腺瘤，但胸腺瘤的患者不一定都合并重症肌无力。

6. 答案：ABD。重症肌无力（眼肌型）需要和 Graves 眼病（即甲状腺相关性眼病）鉴别。Graves 眼病属于自身免疫性甲状腺病的眼部表现，表现为眼球活动障碍、眼睑退缩、突眼，不伴眼睑下垂。重症肌无力（眼肌型）眼眶 MRI 显示眼外肌肿胀，甲状腺功能亢进或减退，抗促甲状腺激素受体抗体阳性。重症肌无力可以表现为眼球活动障碍，并导致复视。

7. 答案：BD。重症肌无力（眼肌型）需要和 Miller-Fisher 综合征鉴别。Miller-Fisher 综合征属于 GBS 的变异型，其经典三联征表现：眼睑下垂、共济失调和腱反射消失。电生理检查提示神经传导速度减慢，脑脊液有蛋白-细胞分离现象，在部分患者可检测到抗人神经节苷脂抗体。Miller-

Fisher 综合征的病理征是阴性的，故 A 错误。而重症肌无力患儿神经传导速度正常，脑脊液检查正常，故 C、E 错误。

8. 答案：ABCDE。重症肌无力（全身型）需要和能够导致四肢无力的其他疾病鉴别，故 5 个选项均正确。这 5 种疾病均表现为弛缓性肢体无力，GBS 的运动神经传导速度减慢，脑脊液有蛋白-细胞分离现象。多发性肌炎有肌肉疼痛，肌电图示肌源性损害，肌酶显著升高，肌肉活检提示肌肉炎症、变性和坏死。代谢性肌病由肌肉代谢酶、线粒体功能障碍等所致，常伴有其他器官受损，基因检测有助于诊断。肉毒中毒有食物中毒史，表现为眼外肌麻痹、瞳孔扩大和对光反射迟钝、肢体弛缓性瘫痪；对食物可进行肉毒杆菌分离及毒素鉴定。Lambert-Eaton 综合征短暂用力后肌力增强，持续收缩后病态疲劳伴有自主神经症状（口干、直立性低血压、瞳孔扩大等）。肌电图示低频重复神经电刺激可见波幅递减，高频重复神经电刺激可见波幅明显递增。

9. 答案：ABCDE。重症肌无力属于自身免疫性炎性疾病，治疗药物主要有溴吡斯的明、糖皮质激素和免疫抑制剂。溴吡斯的明属于胆碱酯酶抑制剂，是一线治疗药物。醋酸泼尼松和甲泼尼龙均属于糖皮质激素，前者用于口服，后者用于静脉冲击治疗。硫唑嘌呤和吗替麦考酚酯属于免疫抑制剂，分别为一线和二线治疗药物。

10. 答案：CD。该患者属于新发眼肌型，病情相对稳定，临床上常选用溴吡斯的明和醋酸泼尼松联合治疗。口服醋酸泼尼松治疗新发的眼肌型患者，可显著改善眼部症状，并能预防向全身型的转化。甲泼尼龙主要用于病情危重患者和口服激素效果不好的患者，利妥昔单抗属于二线用药，适用于对糖皮质激素和传统免疫抑制药物治疗无效的患者。血浆置换用于病情急性进展和危重患者。

11. 答案：AC。重症肌无力眼肌型可以向全身型转化，该患儿没有正规治疗，出现四肢无力，考虑转化为全身型。同时，患儿有呼吸肌无力、呼吸困难、面色发绀、心动过速，提示存在机体缺氧，考虑肌无力危象，警惕进展为呼吸衰竭。患者没有过量服用胆碱酯酶抑制剂病史，查体瞳孔大小和对光反射正常，不支持胆碱能危象。

12. 答案：ABD。肌无力危象是指病情累及呼吸肌，导致严重呼吸困难和危及生命的情况。胆碱能危象是指过量服用胆碱酯酶抑制剂导致肌无力加重。如为肌无力危象，应酌情增加胆碱酯酶抑制剂剂量；如为胆碱能危象，应尽快减少或者停用胆碱酯酶抑制剂。二者的鉴别要点见下表。

肌无力危象和胆碱能危象的鉴别

鉴别点	肌无力危象	胆碱能危象
心率	心动过速	心动过缓
瞳孔	正常或变大	缩小
皮肤	苍白、发凉	潮红、温暖
腺体分泌	正常	汗液、唾液增多
肌肉	肌肉无力	肌肉无力和肌束震颤
新斯的明试验	肌无力改善	肌无力加重

13. 答案：CDE。丙种球蛋白主要用于肌无力危象、胸腺摘除手术前准备和激素治疗效果不好或减量后复发者。使用后 5 ～ 10 天左右起效，作用可持续 2 个月左右。

14. 答案：ABCDE。重症肌无力使用激素时间较长，部分患者需要长期治疗。因此，注意监测激素的不良反应。题目中 5 个选项均为激素的不良反应，其他的不良反应包括腹痛、消化道出血、精神症状、股骨头坏死、青光眼、白内障等。

15. 答案：ACDE。重症肌无力患者禁用加重神经肌肉接头传递障碍的药物，包括氨基糖苷类抗生素、喹诺酮类抗生素、利多卡因、奎尼丁、β受体阻滞剂、氯丙嗪、地西泮、氯硝西泮、哌替啶、青霉胺等。在临床中做好患者宣教工作。

（蔡浅云　高晓琳）

第 17 章　内分泌系统疾病思考题参考答案与解析

第1节　身材矮小症

1. 答案：ABCDE。身高影响因素较多，应仔细询问患儿母亲的妊娠情况、患儿的出生史、出生身长和体重、生长发育史、父母亲的青春发育和家族中矮身材等，这些因素均和矮身材相关。故选 ABCDE。

2. 答案：A。身材矮小症是指在相似生活环境下，同种族、同性别和年龄的个体身高低于正常人群平均身高 2 个标准差者（–2SD），或低于第 3 个百分位者（P_3）。故选 A。

3. 答案：ABCD。围生期损伤、小于胎龄儿、营养不良、慢性系统性疾病（肝肾疾病、心脏疾病、血液系统疾病等）、颅脑损伤、生长激素缺乏等均可导致身材矮小。身高和热带地区无关，故选 ABCD。

4. 答案：E。身材矮小症所做检查包括血常规、尿常规、肝功能、肾功能、甲状腺功能、骨龄，以及生长激素-胰岛素样生长因子 1 轴（GH-IGF-1 轴）功能测定等。生长激素系脉冲式分泌，夜间分泌达高峰，随机生长激素测定不能反映体内生长激素水平。了解生长激素分泌功能需采用药物刺激试验。故选 E。

5. 答案：C。身材矮小症可为特纳综合征女性患儿青春期前唯一的临床表现，故青春期前身材矮小症女孩常规行染色体核型分析以排除特纳综合征，特纳综合征典型体征包括肘外翻，面部多痣，盾状胸，乳距宽，后发际线低，颈蹼，第 4、5 掌骨短等。故选 C。

6. 答案：B。特纳综合征典型体征包括肘外翻，面部多痣，盾状胸，乳距宽，后发际线低，颈蹼，第 4、5 掌骨短等，染色体核型复杂多变，可表现为 X 单体、嵌合型、X 染色体短臂或长臂缺失、X 染色体长臂或短臂等臂、环状 X 染色体、标记染色体等。故选 B。

7. 答案：ABCDE。生长激素缺乏症诊断依据包括：①身高落后于同年龄、同性别正常健康儿童身高的第 3 个百分位（P_3）或 2 个标准差（–2SD）以下；②年生长速率下降＜ 5cm/年（儿童期）；③匀称性矮小、面容幼稚；④智力发育正常；⑤骨龄落后于实际年龄；⑥两项 GH 药物激发试验 GH 峰值均＜ 10μg/L；⑦血清胰岛素样生长因子 1（IGF-1）水平低于正常。故选 ABCDE。

8. 答案：A。患儿生长速度减慢、IGF-1 降低、骨龄落后，首先考虑生长激素缺乏症可能。患儿精神反应好，身材匀称，腹部皮褶厚度 1cm，不考虑营养不良；患儿父亲身高＞ 170cm，母亲身高＞ 160cm，不考虑家族性矮身材；患儿出生体重及身长正常，不考虑小于胎龄儿。故选 A。

9. 答案：C。常用生长激素激发试验药物包括胰岛素、精氨酸、可乐定、左旋多巴。故选 C。

10. 答案：D。人体生长激素是由腺垂体生长激素细胞分泌，191 个氨基酸组成的非糖多肽，是腺垂体中含量最多的激素，约占腺垂体激素的 50%。生长激素分泌呈以下特点：①脉冲式分泌；②昼夜节律；③运动影响，剧烈运动后可引起生长激素明显升高；④应激状态影响：大多数应激状态可引起生长激素分泌。故选 D。

11. 答案：E。目前可用基因重组人生长激素治疗各种因素导致的身材矮小疾病，包括：生长激素缺乏症、慢性肾功能不全肾移植前、特纳综合征、Prader-Willi 综合征、小于胎龄儿、特发性矮小症、短肠综合征、SHOX 基因缺乏、Noonan 综合征等。故选 E。

12. 答案：B。目前报道基因重组人生长激素治疗的相关不良反应包括良性颅高压、对糖代谢的影响、甲状腺功能低下、股骨头滑脱、脊柱侧弯等。故选 B。

13. 答案：C。基因重组人生长激素治疗可有效提高身材矮小症患儿的生长速率，改善最终成人身高，不同病因起始剂量有所不同。基因重组人生长激素治疗应采用个体化治疗，宜从小剂量开始，最大剂量不超过 0.2U/（kg•d），儿童期生长激素缺乏症治疗剂量推荐 0.075 ～ 0.15U/（kg•d）。故选 C。

14. 答案：A。腺垂体主要分泌生长激素、促甲状腺素、促肾上腺皮质激素、促性腺激素（黄体生成素和卵泡刺激素）。促性腺激素释放激素由下丘脑分泌。故选 A。

15. 答案：BCDE。垂体发育异常（如垂体柄阻断综合征）、垂体占位性病变、颅脑外伤、颅内感染等均可能影响生长激素分泌，单纯性肥胖和生长激素分泌无关。故选 BCDE。

（袁传杰　孙小妹　高晓琳）

第 2 节　儿童 1 型糖尿病

1. 答案：BDE。患儿以多饮多尿、体重下降为主要症状，近日出现恶心、精神差，院外血糖明显升高、血气分析示代谢性酸中毒，入院后查体见呼吸深大，脱水貌，故首先考虑糖尿病酮症酸中毒（DKA）、糖尿病，同时患儿有口唇干燥，眼眶凹陷，四肢末端凉，毛细血管充盈时间＞ 3 秒，意识清醒，血压正常，故考虑合并中度脱水。

2. 答案：ABCD。患儿考虑糖尿病酮症酸中毒，须急诊检测血气分析、血酮、血糖及电解质，判断糖尿病酮症酸中毒程度，了解血糖及电解质情况，制订补液方案。

3. 答案：AB。糖尿病酮症酸中毒由于渗透性利尿引起严重脱水、电解质丢失、组织微循环灌注不良，胰岛素只有在组织恢复有效灌注后才可以发挥作用，用生理盐水快速扩容是关键，胰岛素一般在补液后 1 小时开始应用。目前没有证据说明使用碳酸氢钠有任何明确的益处，反而碳酸氢盐的使用可加重中枢神经系统酸中毒和组织缺氧，因此补碱应慎用。故选 AB。

4. 答案：ABCE。糖尿病酮症酸中毒的抢救首先予生理盐水 10 ～ 20ml/kg 在 30 ～ 60 分钟内输入，可重复直至循环重建。补液量总量包括累积丢失量和维持量，48 小时均衡补液法（目前国际上推荐采用）和 24 小时传统补液疗法均可使用。中度脱水表现为唇舌干燥，皮肤弹性差，眼窝凹陷，按体重的 5% ～ 7% 计算累积丢失量。糖尿病酮症酸中毒患儿体内钾丢失明显，因此在糖尿病酮症酸中毒的液体疗法中应注意及时补钾，以防止低钾血症的发生。若无高钾的证据，则尽早使用含钾液体。

5. 答案：B。补液贯穿整个糖尿病酮症酸中毒的治疗，胰岛素只有在组织恢复有效灌注后才可以发挥作用，特别是对有休克的患儿，只有当休克恢复、含钾盐水补液开始后，胰岛素才可应用，这样可以避免钾突然从血浆进入细胞内导致心律失常。补碱更应慎用。因此，补液是糖尿病酮症酸中毒最为首要和关键的治疗措施。

6. 答案：C。在使用胰岛素后应该注意低血糖的情况，防止血糖的大幅波动，血糖降低速度以 2 ～ 5mmol/L 为宜；血糖降速＞ 5mmol/L 或降至 14 ～ 17mmol/L 时，在液体中加入葡萄糖输注，将血糖维持在 8 ～ 12mmol/L。当动脉血气 pH ＜ 6.9，休克持续不好转，心脏收缩力下降时方考虑使用碱性液。故选 C。

7. 答案：ABCDE。糖尿病酮症酸中毒患儿症状性脑水肿常发生在开始治疗的 4 ～ 12 小时。脑水肿发生的警示信号如下：头痛、血压升高和心率减慢，氧饱和度下降，以及躁动、激惹、嗜睡、大小便失禁或特异的神经征象，如脑神经麻痹和瞳孔反应异常。一旦考虑脑水肿则应限制液量，予甘露醇 0.25 ～ 1.0g/kg 静脉滴注。

8. 答案：A。约 2% ～ 5% 的 1 型糖尿病患者有家族史；约 80% 的 2 型糖尿病患者有家族史；家族多代（三代以上）有高血糖或糖尿病病史需警惕单基因糖尿病的可能，因此家族史的询问对糖尿病分型有非常重要的意义。

9. 答案：ABCE。世界卫生组织发布的糖尿病诊断标准：①空腹血糖≥ 7.0mmol/L。②口服糖耐量负荷后 2 小时血糖≥ 11.1mmol/L。③ HbA1c ≥ 6.5%（HbA1c 测定方法需美国糖化血红蛋白标准化计划认证）。④随机血糖≥ 11.1mmol/L 且伴糖尿病症状体征；符合上述标准但对于无症状者建议在随后的 1 天重复检测以确认诊断。糖化血红蛋白（HbA1c）可反映过去 8 ～ 12 周血糖的平均水平，故 D 是错误的。糖尿病患者血糖＜ 3.9mmol/L 为临床干预的阈值，血糖＜ 3.9mmol/L 且意识清醒，给予葡萄糖 10 ～ 15g 或其他含等量葡萄糖碳水化合物。

10. 答案：ABCDE。胰岛素治疗、饮食管理、运动、血糖监测和健康教育是糖尿病治疗的“五驾马车”，是治疗的基石。故选 ABCDE。

11. 答案：C。短效胰岛素皮下注射后的作用起效时间为 0.5 ～ 1 小时，高峰时间 2 ～ 4 小时，整个作用时间 5 ～ 8 小时。故选 C。

12. 答案：B。胰岛素常见的不良反应包括：低血糖、过敏反应、胰岛素性水肿、视物模糊（屈光失常）、注射局部皮肤红肿、注射部位皮下脂肪萎缩或增生等。低血糖为胰岛素最常见的不良反应。故选 B。

13. 答案：ABCDE。1 型糖尿病的特点包括：多数起病急，可伴酮症酸中毒；病初 C 肽低于正常或检测下限；抗谷氨酸脱羧酶（GAD65）、胰岛抗原-2（IA-2）、锌转运体 8（ZnT8）或胰岛素抗体阳性；无黑棘皮病；家族史 2% ～ 4%；可伴其他自身免疫性疾病，如 Graves 病（即毒性弥散性甲状腺肿）、桥本甲状腺炎等。故选 ABCDE。

14. 答案：E。2 型糖尿病的特点包括：起病偏慢，酮症酸中毒少见；病初 C 肽正常或增高；自身抗体通常阴性；超重或肥胖，常伴黑棘皮病；家族史＞ 80%。故选 E。

15. 答案：ABCDE。血糖控制目标需差异化、个体化。国际青少年糖尿病联盟建议 1 型糖尿病患儿血糖控制理想目标：餐前血糖 4.0 ～ 7.0mmol/L；餐后血糖 5.0 ～ 10.0mmol/L；糖化血红蛋白＜ 7.0%。对于不能准确识别低血糖及较频繁低血糖、既往有严重低血糖或医疗资源落后地区的患儿，建议糖化血红蛋白控制目标值＜ 7.5%。

（孙小妹　高晓琳）

第 18 章　儿童急救思考题参考答案与解析

第 1 节　婴幼儿心搏、呼吸骤停

1. 答案：B。导致心搏呼吸骤停的原因包含心脏疾病，各种意外，中毒，严重高钾血症、酸中毒等内环境紊乱，其中导致成人心搏呼吸骤停最常见的原因是心脏疾病，尤其是冠心病。而导致婴幼儿心搏呼吸骤停的最常见原因是呼吸衰竭等导致的低氧血症。

2. 答案：A。心搏骤停后 10 秒就可以出现意识丧失，60 秒可出现瞳孔散大，4 分钟开始出现脑水肿，因此心搏骤停后的 4 分钟作为心肺复苏的“黄金时间”。恢复循环灌注的时间是心肺复苏是否成功，也是避免中枢神经系统不可逆损害的关键因素。

3. 答案：B。判断是否存在心搏呼吸骤停最主要是通过以下症状及体征：突然意识丧失即昏迷；大动脉如颈动脉或肱动脉的搏动消失；没有自主呼吸或仅为叹气样呼吸。

4. 答案：C。心搏骤停的心电图可以表现为等电位的无心电活动，或无脉性室性心动过速或心室颤动，此时都没有有效的心肌收缩。

5. 答案：E。儿童心肺复苏按压部位选择胸骨下 1/2（乳头连线中点）；按压方法：婴儿用双指按压法、双手环抱，儿童可使用单手或双手按压法。按压深度为胸廓前后径的 1/3，按压频率为 100 ～ 120 次/分。

6. 答案：E。儿童心肺复苏胸外心脏按压频率为 100 ～ 120 次/分。

7. 答案：B。有效的人工呼吸判断标准是可见胸廓随通气而起伏。

8. 答案：D。行气管插管建立高级气道时的气管导管管径=4+年龄（岁）/4。

9. 答案：B。判断高质量的心肺复苏的标准是按压频率 100 ～ 120 次/分。按压深度胸廓前后径的 1/3。每次按压后保证胸廓充分回弹。胸外按压时尽可能减少中断：每次更换按压者应在 5 秒内完成，在实施保持气道通畅措施时中断时间应不超过 10 秒。避免过度通气。

10. 答案：D。心肺复苏有效的表现是患儿自主呼吸及心搏恢复：可听到心音，触及大动脉搏动，心电图示窦性、房性（心房颤动、心房扑动）或交界性心律。瞳孔变化：散大的瞳孔回缩变小，对光反射恢复。循环恢复：发绀的面色、口唇、指甲转红润。脑功能好转：肌张力增高、自主呼吸、吞咽动作、昏迷变浅及开始挣扎。

11. 答案：D。利用外源性电流电击心脏，以终止心房颤动、心房扑动、室上性心动过速、室性心动过速和心室颤动等快速型心律失常，恢复正常心律的方法，称为电复律和电除颤。用于转复各种快速心律时称为电复律，用于消除心室颤动时称为电除颤。在心肺复苏时，通常为无脉性心室颤动，进行第一次除颤后立即开始心肺复苏，2 分钟或 5 个循环后再次评估是否需要进行第 2 次除颤。

12. 答案：B。循环复苏后改善表现为组织器官灌注恢复，所以可以出现血压回升，血氧饱和度恢复，毛细血管充盈时间缩短，二氧化碳潴留改善及肾脏灌注恢复后尿量增多等表现。心率异常增快通常提示循环灌注欠佳。

13. 答案：C。为了提高心肺复苏后的生存率及减少并发症，心肺复苏后管理包含血流动力学管理，亚低温治疗在内的神经系统保护及其他脏器功能维护。在心肺复苏后出现血压下降，肢端凉，毛细血管充盈时间大于 3 秒的休克表现时，应立即给予生理盐水扩容。

14. 答案：D。进行气管插管有创呼吸机辅助通气时，如出现气管导管插入过深，通常易进入右侧主支气管，可能出现气胸，表现为双侧呼吸音不对称，右侧胸腔饱满，随着病情进展出现氧饱和度下降，严重张力性气胸时可出现纵隔移位甚至梗阻性休克。

15. 答案：ABCD。心肺复苏后出现惊厥性癫痫持续状态需保持气道通畅，继续气管插管呼吸机辅助通气，给予咪达唑仑抗惊厥治疗，甘露醇及浓氯化钠减轻脑水肿，以及使用亚低温进行脑保护治疗。而无创呼吸机辅助通气不能保证有效通气，在惊厥性癫痫持续状态时可能出现反流窒息，不能选择。

16. 答案：ABCDE。为了提高心肺复苏后的生存率及减少并发症，心肺复苏后管理包含血流动力学管理，亚低温治疗在内的神经系统保护及其他脏器功能维护。预防感染等二次并发症，在血流动力学稳定后开始肠内和（或）肠外营养支持治疗等综合治疗。

（卢国艳　罗黎力　高晓琳　乔莉娜）

第 2 节　儿童危急重症与急救

1. 答案：B。要充分治疗休克患者，早期识别是关键。如果不及早识别和治疗，休克可能发展为不可逆性休克和死亡，早期积极的治疗方法将尽可能减少终末器官功能障碍。儿科患者的临床症状和休克体征可能很不典型。呼吸急促和心动过速是新生儿和儿童休克的早期预警信号，必须及时处理。低血压是儿科休克的晚期，有时是终末期。

2. 答案：D。微循环是指微动脉和微静脉之间的血液循环，一般由微动脉、后微动脉、毛细血管前括约肌、真毛细血管、通血毛细血管、动-静脉吻合支和微静脉组成，功能是进行血液和组织之间的物质交换，因此可以通过皮肤、肾脏来观察微循环情况。而动脉血压反映的是大循环压力。

3. 答案：A。休克分类包含了心源性休克、分布性休克（最常见的原因是脓毒性休克及神经源性休克）、低血容量性休克及梗阻性休克。该患儿由肺部感染导致了脓毒症、脓毒性休克。

4. 答案：C。根据病理生理变化特点，休克可分为 3 期，即代偿期、失代偿期和不可逆期。代偿期也就是休克早期，表现为血压正常，但已经出现组织低灌注，可有过度兴奋、烦躁不安，或面色及皮肤苍白湿冷等。失代偿期也就是休克中期，除早期表现外，患者血压下降至同年龄儿童血压的 2 倍标准差以下。不可逆期为休克晚期。长期组织灌注不足导致细胞功能损害，微循环及重要器官功能衰竭。该患儿全身脏器低灌注表现，血压下降，意识障碍，四肢湿冷，毛细血管再充盈时间＞3 秒，考虑失代偿时期。

5. 答案：A。在初始扩容时可以选择等渗液体包括生理盐水及乳酸林格液，需要大量使用生理盐水时，可能会发生高氯血症性酸中毒。当预期进行大容量复苏时，最好使用乳酸林格液。5%白蛋白可安全用于复苏目的。对于已知贫血的儿童，红细胞是液体复苏的首选。10% 葡萄糖注射液因输入后很快分解没有张力，不能用来扩容。

6. 答案：E。休克治疗主要包括扩容、应用血管活性药物、纠正酸中毒等。扩容液体包括晶体液及胶体液体；血管活性药物包含多巴胺、肾上腺素、去甲肾上腺素。甘露醇属于渗透性利尿剂，会进一步导致血容量减少加重休克。

7. 答案：ABCDE。抗休克治疗目标是维持正常的心肺功能，恢复组织器官正常灌注及血压，评估指标包括大循环及微循环。

8. 答案：E。儿童，尤其是婴儿和成人之间存在一些重要的生理差异。婴儿和儿童的基线心率往往较高，限制了他们增加心输出量的能力。心动过缓通常发生在迷走神经刺激继发于气道固定或鼻胃管放置期间。由于新生儿和婴儿的心输出量依赖于心率，且迷走神经张力相对较高，因此进行可能刺激迷走神经的操作前可准备阿托品。即使患儿血压正常但出现窦性心动过速，仍然需要寻找病因进行干预。

9. 答案：ABCDE。儿童年龄越小，呼吸频率越快，不同年龄的儿童呼吸频率不一致，但儿童随着生长发育，呼吸频率逐渐减慢至成人水平，任何年龄阶段呼吸频率＞60 次/分，都提示有呼吸急促或呼吸窘迫。婴幼儿以腹式呼吸为主，呼吸节律异常通常提示存在呼吸衰竭，最终需结合血气分析动脉血氧分压及二氧化碳分压确定是否存在呼吸衰竭。

10. 答案：ABCD。脓毒性休克处理的一般原则是，如果患儿情况允许，在气管插管前给予等渗液体，至少 40 ml/kg。抗生素必须尽早给予，最好是在就诊的第 1 个小时内给予抗生素，并进行血液和尿液培养检查，腰椎穿刺可以在病情稳定后进行，不应等待检查而延误抗生素的使用。延迟液体复苏和出现后一小时内缺乏抗生素治疗是导致预后极差的独立危险因素。血管活性药物输注应根据临床情况进行个体化，热休克首选去甲肾上腺素，冷休克首选去甲肾上腺素或肾上腺素。气管插管呼吸机辅助通气减少了呼吸功，利于脓毒性休克的纠正。

11. 答案：ABCDE。气管插管的指征包含：气道保护性反射不足或消失，神经肌肉无力，呼吸衰竭以及减少呼吸功等治疗目的，颅内高压综合征，病情需要深度镇静，严重代谢性酸中毒。

12. 答案：ABCD。该患儿考虑肺部感染，脓毒症，脓毒性休克，进行液体复苏及呼吸机辅助通气后，生命体征平稳，需完善胸片检查了解肺部感染情况及有无气管插管并发症；需复查血气分析及肝肾功评估内环境、脏器功能及进一步呼吸机参数设置是否合理；患儿病程中有精神反应差，意识障碍及病理征阳性，需警惕颅内感染或脓毒症相关性脑病，需完善腰椎穿刺检查。

13. 答案：E。呼吸机辅助通气指征包含：①通气异常。呼吸肌功能障碍，呼吸肌疲劳，胸壁异常，神经肌肉疾病，通气驱动力降低，气道阻力增加和（或）阻塞。②氧合异常。难治性低氧血症，需要呼气末正压（PEEP），如肺水肿或肺出血，过度增加的呼吸功。③其他目的。允许中至深度镇静和（或）神经肌肉阻滞；降低全身和心肌耗氧量，允许短暂过度通气用于严重颅内高压，促进肺复张并预防肺不张，在氧供/氧不足状态下（休克，脓毒症，心肺骤停）改善氧输送，防止呼吸道保护反射异常患者发生误吸。呼吸机辅助通气对呼吸机循环均有支持作用，而大量胸腔积液需要进行胸腔闭式引流。

14. 答案：B。进行呼吸机辅助通气患儿在突然出现血氧饱和度下降时，常见原因可按照

DOPE原则进行分析。D（displacement）气管导管移位，O（obstruction）气管导管阻塞，P（pneumothorax）气胸，E（equipment）设备故障。患儿突然出现血氧饱和度下降，需警惕气管导管移位或阻塞，以及气胸及呼吸机管路设备故障。

15. 答案：BCDE。呼吸机撤机条件包含：原发疾病好转或治愈，自主呼吸测试通过，较低的呼吸机参数。

（卢国艳　罗黎力　高晓琳　乔莉娜）

参考文献

陈克正. 2001. 新生儿肺出血的诊断与治疗方案 [J]. 中华儿科杂志 , 39(4): 248.

儿童社区获得性肺炎诊疗规范 (2019 年版) 编写审定专家组. 2019. 儿童社区获得性肺炎诊疗规范 (2019 年版)[J]. 全科医学临床与教育, 17(9): 771-777.

桂永浩, 薛辛东. 2015. 儿科学 [M]. 3 版. 北京: 人民卫生出版社 .

国家基本药物临床应用指南和处方集编委会. 2018. 国家基本药物处方集 [M]. 北京: 人民卫生出版社.

国家卫生健康委办公厅. 2019. 儿童再生障碍性贫血诊疗规范 (2019 年版)[J]. 全科医学临床与教育, 17(11): 965-969.

黄亮, 罗蓉. 2019. 儿童细菌性脑膜炎抗生素的规范治疗 [J]. 中华实用儿科临床杂志, 34(12): 898-902.

江载芳, 申昆玲, 沈颖. 2015. 褚福堂实用儿科学 [M]. 8 版. 北京: 人民卫生出版社.

上海市疾病预防控制中心, 杭州市疾病预防控制中心, 苏州市疾病预防控制中心, 等. 2019. 特殊健康状态儿童预防接种专家共识之四——食物过敏与预防接种 [J]. 中国实用儿科杂志, 34(1): 1-2.

邵肖梅, 叶鸿瑁, 丘小汕. 2011. 实用新生儿学 [M]. 4 版. 北京: 人民卫生出版社.

万学红, 卢雪峰. 2018. 诊断学 [M]. 9 版. 北京: 人民卫生出版社 .

王卫平, 孙锟, 常立文. 2018. 儿科学 [M]. 9 版. 北京: 人民卫生出版社 .

卫生部新生儿疾病重点实验室, 复旦大学附属儿科医院. 2011. 亚低温治疗新生儿缺氧缺血性脑病方案 (2011)[J]. 中国循证儿科杂志, 6(5): 337-339.

卫生部新生儿疾病重点实验室, 复旦大学附属儿科医院, 中国循证儿科杂志编辑部, 等. 2011. 足月儿缺氧缺血性脑病循证治疗指南 (2011- 标准版）[J]. 中国循证儿科杂志, 6(5): 327-335.

伍新春. 1998. 高等教育心理学 [M]. 北京: 高等教育出版社.

薛新东, 杜立中, 毛萌. 2010. 儿科学 [M]. 2 版. 北京: 人民卫生出版社 .

颜纯, 王慕荻. 2006. 小儿内分泌学 [M]. 2 版. 北京: 人民卫生出版社 .

张伶俐. 2018. 高风险用药人群循证用药手册: 儿童分册 [M]. 北京: 人民卫生出版社.

张雪峰, 池里群, 杨杰. 2021. 儿童合理用药 [M]. 北京: 北京大学医学出版社.

中国儿童原发性免疫性血小板减少症诊断与治疗指南改编工作组, 中华医学会儿科学分会血液学组, 中华儿科杂志编辑委员会. 2021. 中国儿童原发性免疫性血小板减少症诊断与治疗改编指南 (2021 版)[J]. 中华儿科杂志, 59(10): 810-819.

《中国高血压防治指南》修订委员会. 2019. 中国高血压防治指南 2018 年修订版 [J]. 心脑血管病防治, 19(1): 1-44.

中国新生儿复苏项目专家组. 2016. 中国新生儿复苏指南 (2016 年北京修订）[J]. 中华围产医学杂志, 19(7): 481-486.

中国医师协会新生儿科医师分会. 2017. 新生儿缺氧缺血性脑病磁共振诊断与损伤类型的分类建议 [J]. 中国当代儿科杂志, 19(12): 1225-1233.

中国医师协会新生儿专业委员会. 2013. 新生儿窒息诊断和分度标准建议 [J]. 中国当代儿科杂志, 15(1): 1.

中国医师协会新生儿专业委员会神经专家委员会. 2012. 新生儿缺氧缺血性脑病超声诊断建议 [J]. 中华神经医学杂志, 11(4): 413-415.

中华儿科杂志编辑委员会, 中华医学会儿科学分会. 2019. 儿童过敏性疾病诊断及治疗专家共识 [J]. 中华儿科杂志, 57(3): 164-171.

中华儿科杂志编辑委员会, 中华医学会儿科学分会呼吸学组. 2015. 毛细支气管炎诊断 、治疗与预防专家共识 (2014 年版)[J]. 中华儿科杂志, 53(3): 168-171.

中华儿科杂志编辑委员会 ， 中华医学会儿科学分会呼吸学组, 中国医师协会儿科医师分会儿童呼吸专业委员会 . 2020. 儿童支气管哮喘规范化诊治建议 (2020 年版)[J]. 中华儿科杂志, 58(9): 708-717.

中华儿科杂志编辑委员会, 中华医学会儿科学分会血液学组, 中华医学会儿科学分会儿童保健学组. 2008. 儿童缺铁和缺铁性贫血防治建议 [J]. 中华儿科杂志. 46(7): 502-504.

中华医学会儿科学分会感染学组, 全国儿童 EB 病毒感染协作组. 2021. 儿童 EB 病毒感染相关疾病的诊断和治疗原则专家共识 [J]. 中华儿科杂志, 59(11): 905-911.

中华医学会儿科学分会呼吸学组, 中华儿科杂志编辑委员会. 2013. 儿童社区获得性肺炎管理指南 (2013 修订)(下)[J]. 中华儿科杂志, 51(11): 856-862.

中华医学会儿科学分会呼吸学组, 中华儿科杂志编辑委员会. 2016. 儿童支气管哮喘诊断与防治指南 (2016 版)[J]. 中华儿科杂志, 54(3): 167-181.

中华医学会儿科学分会呼吸学组, 中华实用儿科临床杂志编辑委员会. 2015. 儿童肺炎支原体肺炎诊治专家共识 (2015 年版)[J]. 中华实用儿科临床杂志, 30(17): 1304-1308.

中华医学会儿科学分会呼吸学组肺功能协作组, 中华实用儿科临床杂志编辑委员会. 2016. 儿童肺功能系列指南 (二): 肺容积和通气功能 [J]. 中华实用儿科临床杂志, 31(10): 744-750.

中华医学会儿科学分会呼吸学组肺功能协作组, 中华实用儿科临床杂志编辑委员会. 2017. 儿童肺功能系列指南(五): 支气管舒张试验[J]. 中华实用儿科临床杂志, 32(1): 17-21.

中华医学会儿科学分会呼吸学组肺功能协作组，中华实用儿科临床杂志编辑委员会. 2017. 儿童肺功能系列指南(六): 支气管激发试验[J]. 中华实用儿科临床杂志, 32(2): 263-269.

中华医学会儿科学分会急救学组, 中华医学会急诊医学分会儿科学组, 中国医师协会儿童重症医师分会. 2015. 儿童脓毒性休克(感染性休克)诊治专家共识(2015版)[J]. 中华实用儿科临床杂志, 30(22): 1687-1691.

中华医学会儿科学分会内分泌遗传代谢学组, 中华儿科杂志编辑委员会, 梁雁. 2013. 基因重组人生长激素儿科临床规范应用的建议[J]. 中华儿科杂志, 51(6): 426-432.

中华医学会儿科学分会内分泌遗传代谢学组, 中华儿科杂志编辑委员会. 2009. 儿童糖尿病酮症酸中毒诊疗指南(2009年版)[J]. 中华儿科杂志, 47(6): 421-425.

中华医学会儿科学分会内分泌遗传代谢学组, 中华儿科杂志编辑委员会. 2020. 中国儿童1型糖尿病标准化诊断与治疗专家共识(2020版)[J]. 中华儿科杂志, 58(6): 447-454.

中华医学会儿科学分会内分泌遗传代谢学组. 2008. 矮身材儿童诊治指南[J]. 中华儿科杂志, 46(6): 428-430.

中华医学会儿科学分会神经学组. 2019. 儿童社区获得性细菌性脑膜炎诊断与治疗专家共识[J]. 中华儿科杂志, 57(8): 584-591.

中华医学会儿科学分会消化学组. 2017. 食物过敏相关消化道疾病诊断与管理专家共识[J]. 中华儿科杂志, 55(7): 487-492.

中华医学会儿科学分会新生儿学组. 2005. 新生儿缺氧缺血性脑病诊断标准[J]. 中华儿科杂志, 43(8): 584.

中华医学会儿科学分会新生儿学组, 中华儿科杂志编辑委员会. 2014. 新生儿高胆红素血症诊断和治疗专家共识[J]. 中华儿科杂志, 52(10): 745-748.

中华医学会儿科学分会血液学组, 中华儿科杂志编辑委员会. 2013. 儿童原发性免疫性血小板减少症诊疗建议[J]. 中华儿科杂志, 51(5): 382-384.

中华医学会儿科学分会血液学组, 中华儿科杂志编辑委员会. 2014. 儿童急性淋巴细胞白血病诊疗建议[J]. 中华儿科杂志, 52(9): 641-644.

中华医学会儿科学分会血液学组, 中国抗癌协会儿科专业委员会. 2014. 儿童霍奇金淋巴瘤的诊疗建议[J]. 中华儿科杂志, 52(8): 586-589.

中华医学会结核病学分会儿童结核病专业委员会, 国家儿童医学中心, 首都医科大学附属北京儿童医院, 等. 2020. 儿童结核分枝杆菌潜伏感染筛查和预防性治疗专家共识[J]. 中华结核和呼吸杂志, 43(4): 345-349.

中华医学会儿科学分会新生儿学组，中国医师协会新生儿科医师分会感染专业委员会. 2019. 新生儿败血症诊断及治疗专家共识（2019年版）[J]. 中华儿科杂志, 57(4): 252-257.

Abu-El-Haija M, Kumar S, Quiros J A, et al. 2018. Management of acute pancreatitis in the pediatric population: a clinical report from the North American Society for Pediatric Gastroenterology, Hepatology and Nutrition Pancreas Committee[J]. J Pediatr Gastroenterol Nutr, 66(1): 159-176.

American Academy of Pediatrics Subcommittee on Hyperbilirubinemia. 2004. Management of hyperbilirubinemia in the newborn infant 35 or more weeks of gestation[J]. Pediatrics, 114(1): 297-316.

Brouwer M C, Thwaites G E, Tunkel A R, et al. 2012. Dilemmas in the diagnosis of acute community-acquired bacterial meningitis[J]. Lancet, 380(9854): 1684-1692.

Burgess A, van Diggele C, Roberts C, et al. 2020. Team-based learning: design, facilitation and participation[J]. BMC Medical Education, 20(Suppl 2): 461.

Burgess A W, McGregor D M, Mellis C M. 2014. Applying established guidelines to team based learning programs in medical schools: a systematic review[J]. Acad Med, 89(4): 678-688.

Davis D A, Mazmanian P E, Fordis M, et al. 2016. Accuracy of physician self-assessment compared with observed measures of competence: a systematic review[J]. JAMA, 296(9): 1094-1102

Kibble J D, Bellew C, Asmar A, et al. 2016. Team-based learning in large enrollment classes[J]. Adv Physiol Educ, 40(4): 435-442.

Le Saux N, Canadian Paediatric Society, Infectious Diseases and Immunization Committee. 2014. Guidelines for the management of suspected and confirmed bacterial meningitis in Canadian children older than one month of age[J]. Paediatr Child Health, 19(3): 141-152.

Liu H, Mi X F, Huang Z Z, et al. 2020. Challenges and strategies in developing team-based learning in Chinese medical education[J]. Med Teach, 42(11): 1243-1249.

Parmelee D, Michaelsen L K, Cook S, et al. 2012. Team-based learning: a practical guide: AMEE guide No. 65[J]. Med Teach, 34(5): e275-287.

Párniczky A, Abu-El-Haija M, Husain S, et al. 2018. EPC/HPSG evidence-based guidelines for the management of pediatric pancreatitis[J]. Pancreatology, 18(2): 146-160.

Reimschisel T, Herring A L, Huang J, et al. 2017 .A systematic review of the published literature on team-based learning in health professions education[J]. Med Teach, 39(12): 1227-1237.

Schmidt H G, Mamede S. 2020. How cognitive psychology changed the face of medical education research[J]. Adv Health Sci Educ Theory Pract, 25(5): 1025-1043.

Sweet D G, Carnielli V, Greisen G, et al. 2013. European consensus guidelines on the management of neonatal respiratory distress syndrome in preterm infants-2013 update[J]. Neonatology, 103(4): 353-368.

Tai B C, Koh W P. 2008. Does team learning motivate students' engagement in an evidence-based medicine course?[J]. Ann Acad Med Singap, 37(12): 1019-1023.

Taylor D C M, Hamdy H. 2013. Adult learning theories: implications for learning and teaching in medical education: AMEE Guide No. 83[J]. Med Teach, 35(11): e1561-e1572.

Thompson B M, Schneider V F, Haidet P, et al. 2007. Team-based learning at ten medical schools: two years later[J]. Med Educ, 41(3): 250-257.

Tunkel A R, Hartman B J, Kaplan S L,et al. 2004. Practice guidelines for the management of bacterial meningitis[J]. Clin Infect Dis, 39(9): 1267-1284.

Vasan N S, DeFouw D O, Holland B K. 2008. Modified use of team-based learning for effective delivery of medical gross anatomy and embryology[J]. Anat Sci Educ, 1(1): 3-9.